全国普通高等医学院校药学类专业"十三五"规划教材

中医药学概要

（供药学类专业用）

主　编　周　晔　张金莲

副主编　张凤瑞　许利平　高　建

编　者　（以姓氏笔画为序）

许利平（首都医科大学）　　　　　　李　敏（陕西中医药大学）

吴云霞（华中科技大学同济医学院）　张　晗（天津中医药大学）

张凤瑞（长春中医药大学）　　　　　张金莲（江西中医药大学）

陈再兴（中国医科大学）　　　　　　周　晔（天津医科大学）

高　建（大连医科大学）　　　　　　梁　琦（山西中医学院）

戴水平（海南医学院）

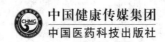
中国健康传媒集团
中国医药科技出版社

内 容 提 要

《中医药学概要》为全国普通高等医学院校药学类专业"十三五"规划教材之一。本教材是一本综合性教材，全书分绪论和上、中、下三篇。绪论介绍中医药学发展概况；上篇介绍中医学基础理论，包括中医学的基本特点、阴阳五行、脏腑经络等相关内容；中篇介绍中药的常识与基础理论，常用中药的来源、性能、功效应用等内容；下篇介绍方剂学的基础理论和常用方剂的组成、功效、应用等。全书内容体现了中医药学"理法方药"的基本思想。本教材中药的来源、功效等内容与《中国药典》2015 年版相统一，从而提高了教材的科学性、适用性和准确性。本教材灵活穿插了"学习导引"、"实例解析"等模块，起到了反馈学习效果、强化学习内容、培养学生理论联系实际的能力作用。同时，为丰富教学资源，增强教学互动，更好地满足教学需要，本教材免费配套在线学习平台（含电子教材、教学课件、图片、视频和习题集）。

本教材可供全国普通高等医学院校药学类专业以及相关专业师生使用。

图书在版编目（CIP）数据

中医药学概要/周晔，张金莲主编．—北京：中国医药科技出版社，2016.1
全国普通高等医学院校药学类专业"十三五"规划教材
ISBN 978 - 7 - 5067 - 7883 - 1

Ⅰ.①中…　Ⅱ.①周…②张…　Ⅲ.①中国医药学—医学院校—教材
Ⅳ.①R2

中国版本图书馆 CIP 数据核字（2015）第 315088 号

美术编辑　陈君杞
版式设计　郭小平

出版　**中国健康传媒集团** | 中国医药科技出版社
地址　北京市海淀区文慧园北路甲 22 号
邮编　100082
电话　发行：010 - 62227427　邮购：010 - 62236938
网址　www.cmstp.com
规格　787×1092mm $\frac{1}{16}$
印张　22 $\frac{1}{2}$
字数　518 千字
版次　2016 年 1 月第 1 版
印次　2019 年 1 月第 2 次印刷
印刷　三河市双峰印刷装订有限公司
经销　全国各地新华书店
书号　ISBN 978 - 7 - 5067 - 7883 - 1
定价　**48.00 元**

全国普通高等医学院校药学类专业"十三五"规划教材
出 版 说 明

全国普通高等医学院校药学类专业"十三五"规划教材，是在深入贯彻教育部有关教育教学改革和我国医药卫生体制改革新精神，进一步落实《国家中长期教育改革和发展规划纲要》（2010－2020 年）的形势下，结合教育部的专业培养目标和全国医学院校培养应用型、创新型药学专门人才的教学实际，在教育部、国家卫生和计划生育委员会、国家食品药品监督管理总局的支持下，由中国医药科技出版社组织全国近 100 所高等医学院校约 400 位具有丰富教学经验和较高学术水平的专家教授悉心编撰而成。本套教材的编写，注重理论知识与实践应用相结合、药学与医学知识相结合，强化培养学生的实践能力和创新能力，满足行业发展的需要。

本套教材主要特点如下：

1. 强化理论与实践相结合，满足培养应用型人才需求

针对培养医药卫生行业应用型药学人才的需求，本套教材克服以往教材重理论轻实践、重化工轻医学的不足，在介绍理论知识的同时，注重引入与药品生产、质检、使用、流通等相关的"实例分析/案例解析"内容，以培养学生理论联系实际的应用能力和分析问题、解决问题的能力，并做到理论知识深入浅出、难度适宜。

2. 切合医学院校教学实际，突显教材内容的针对性和适应性

本套教材的编者分别来自全国近 100 所高等医学院校教学、科研、医疗一线实践经验丰富、学术水平较高的专家教授，在编写教材过程中，编者们始终坚持从全国各医学院校药学教学和人才培养需求以及药学专业就业岗位的实际要求出发，从而保证教材内容具有较强的针对性、适应性和权威性。

3. 紧跟学科发展、适应行业规范要求，具有先进性和行业特色

教材内容既紧跟学科发展，及时吸收新知识，又体现国家药品标准［《中国药典》（2015年版）］、药品管理相关法律法规及行业规范和 2015 年版《国家执业药师资格考试》（《大纲》《指南》）的要求，同时做到专业课程教材内容与就业岗位的知识和能力要求相对接，满足药学教育教学适应医药卫生事业发展要求。

4. 创新编写模式，提升学习能力

在遵循"三基、五性、三特定"教材建设规律的基础上，在必设"实例分析/案例解析"

模块的同时，还引入"学习导引""知识链接""知识拓展""练习题"（"思考题"）等编写模块，以增强教材内容的指导性、可读性和趣味性，培养学生学习的自觉性和主动性，提升学生学习能力。

5. 搭建在线学习平台，丰富教学资源、促进信息化教学

本套教材在编写出版纸质教材的同时，均免费为师生搭建与纸质教材相配套的"医药大学堂"在线学习平台（含数字教材、教学课件、图片、视频、动画及练习题等），使教学资源更加丰富和多样化、立体化，更好地满足在线教学信息发布、师生答疑互动及学生在线测试等教学需求，提升教学管理水平，促进学生自主学习，为提高教育教学水平和质量提供支撑。

本套教材共计29门理论课程的主干教材和9门配套的实验指导教材，将于2016年1月由中国医药科技出版社出版发行。主要供全国普通高等医学院校药学类专业教学使用，也可供医药行业从业人员学习参考。

编写出版本套高质量的教材，得到了全国知名药学专家的精心指导，以及各有关院校领导和编者的大力支持，在此一并表示衷心感谢。希望本套教材的出版，将会受到广大师生的欢迎，对促进我国普通高等医学院校药学类专业教育教学改革和药学类专业人才培养作出积极贡献。希望广大师生在教学中积极使用本套教材，并提出宝贵意见，以便修订完善，共同打造精品教材。

中国医药科技出版社
2016 年 1 月

全国普通高等医学院校药学类专业"十三五"规划教材

书　目

序号	教材名称	主编	ISBN
1	高等数学	艾国平　李宗学	978 - 7 - 5067 - 7894 - 7
2	物理学	章新友　白翠珍	978 - 7 - 5067 - 7902 - 9
3	物理化学	高　静　马丽英	978 - 7 - 5067 - 7903 - 6
4	无机化学	刘　君　张爱平	978 - 7 - 5067 - 7904 - 3
5	分析化学	高金波　吴　红	978 - 7 - 5067 - 7905 - 0
6	仪器分析	吕玉光	978 - 7 - 5067 - 7890 - 9
7	有机化学	赵正保　项光亚	978 - 7 - 5067 - 7906 - 7
8	人体解剖生理学	李富德　梅仁彪	978 - 7 - 5067 - 7895 - 4
9	微生物学与免疫学	张雄鹰	978 - 7 - 5067 - 7897 - 8
10	临床医学概论	高明奇　尹忠诚	978 - 7 - 5067 - 7898 - 5
11	生物化学	杨　红　郑晓珂	978 - 7 - 5067 - 7899 - 2
12	药理学	魏敏杰　周　红	978 - 7 - 5067 - 7900 - 5
13	临床药物治疗学	曹　霞　陈美娟	978 - 7 - 5067 - 7901 - 2
14	临床药理学	印晓星　张庆柱	978 - 7 - 5067 - 7889 - 3
15	药物毒理学	宋丽华	978 - 7 - 5067 - 7891 - 6
16	天然药物化学	阮汉利　张　宇	978 - 7 - 5067 - 7908 - 1
17	药物化学	孟繁浩　李柱来	978 - 7 - 5067 - 7907 - 4
18	药物分析	张振秋　马　宁	978 - 7 - 5067 - 7896 - 1
19	药用植物学	董诚明　王丽红	978 - 7 - 5067 - 7860 - 2
20	生药学	张东方　税丕先	978 - 7 - 5067 - 7861 - 9
21	药剂学	孟胜男　胡容峰	978 - 7 - 5067 - 7881 - 7
22	生物药剂学与药物动力学	张淑秋　王建新	978 - 7 - 5067 - 7882 - 4
23	药物制剂设备	王　沛	978 - 7 - 5067 - 7893 - 0
24	中医药学概要	周　晔　张金莲	978 - 7 - 5067 - 7883 - 1
25	药事管理学	田　侃　吕雄文	978 - 7 - 5067 - 7884 - 8
26	药物设计学	姜凤超	978 - 7 - 5067 - 7885 - 5
27	生物技术制药	冯美卿	978 - 7 - 5067 - 7886 - 2
28	波谱解析技术的应用	冯卫生	978 - 7 - 5067 - 7887 - 9
29	药学服务实务	许杜娟	978 - 7 - 5067 - 7888 - 6

注：29 门主干教材均配套有中国医药科技出版社"医药大学堂"在线学习平台。

全国普通高等医学院校药学类专业"十三五"规划教材
配套教材书目

序号	教材名称	主编	ISBN
1	物理化学实验指导	高 静 马丽英	978 – 7 – 5067 – 8006 – 3
2	分析化学实验指导	高金波 吴 红	978 – 7 – 5067 – 7933 – 3
3	生物化学实验指导	杨 红	978 – 7 – 5067 – 7929 – 6
4	药理学实验指导	周 红 魏敏杰	978 – 7 – 5067 – 7931 – 9
5	药物化学实验指导	李柱来 孟繁浩	978 – 7 – 5067 – 7928 – 9
6	药物分析实验指导	张振秋 马 宁	978 – 7 – 5067 – 7927 – 2
7	仪器分析实验指导	余邦良	978 – 7 – 5067 – 7932 – 6
8	生药学实验指导	张东方 税丕先	978 – 7 – 5067 – 7930 – 2
9	药剂学实验指导	孟胜男 胡容峰	978 – 7 – 5067 – 7934 – 0

　　《中医药学概要》教材为全国普通高等医学院校药学类专业"十三五"规划教材之一。系编者们根据目前全国普通高等医学院校药学类专业的培养目标和教学实际，按照整套教材编写的总体思路和原则要求，紧密结合全国卫生专业（药学）技术资格考试、国家执业药师资格考试等有关最新精神和发展方向精心编撰而成。教材的编写注重理论知识与实践应用相结合，从学科发展和我国国情出发，贯彻少而精的原则，突出基本理论、基本知识和技能，注重药学与医学知识相结合等编写思路和原则，努力达到理论知识、实践应用共同提高的教育目标，以适应培养应用型人才的需求。

　　本教材分绪论和上、中、下三篇。绪论介绍中医药学发展概况；上篇介绍中医学基础理论，包括中医学的基本特点、阴阳五行、脏腑经络、病因病机等相关内容；中篇介绍中药的常识与基础理论，以及常用中药的来源、性能、功效应用等知识；下篇介绍方剂学的基础理论和常用方剂的组成、功效、应用及现代研究等内容。全书内容体现了中医药学"理法方药"的基本思想。为更好地突出基础知识、新知识、实用性知识的有效结合，本版教材精心设计"实例解析""知识拓展"编写模块；将药学与医学知识相结合的案例，以上述模块方式加以体现。每章前加"学习导引"，分为知识要求和能力要求，主要让学生了解所要学习的知识、接受训练的技能，以增强学生学习的目的性和主动性。每章末尾有总结和思考题，能够反馈学习效果，强化学习内容，有利于学生自主检测掌握知识情况，能够充分体现对学习过程的层次控制，培养学生联系实际、分析综合、灵活应用的能力。结合国家执业药师资格考试高频考点，提高学生对重点、考点内容的实际应用。本教材将知识传承与实际应用紧密结合，使学生既能解决面临的实际问题，又能为进一步深造奠定基础。本教材中药的来源、功效应用等内容与《中国药典》2015年版相统一，从而提高了教材的科学性、适用性和准确性。为丰富教学资源，增强教学互动，更好地满足教学需要，本教材免费配套在线学习平台（含电子教材、教学课件、图片、视频和习题集）。本教材可供全国医学院校药学及相关专业师生以及广大自学者使用。

本教材由全国择优遴选 11 所高等院校的专家联合编写。具体分工是：许利平撰写绪论第一、三部分及第二十二章、第二十三章；周晔撰写绪论第二部分及第十一章第一节、第二十章、第二十一章；吴云霞撰写第一章至第五章；张凤瑞撰写第六章至第十章；张金莲撰写第十一章第二节、第三节，第十二章、第十三章；陈再兴撰写第十四章至第十七章、第二十六章；李敏撰写第十八章、第十九章、第二十四章、第二十五章、第二十七章；高建撰写第二十八章至第三十章；戴水平撰写第三十一章至第三十五章、第三十九章、第四十一章、第四十二章；张晗撰写第三十六章、第四十四章、第四十五章；梁琦撰写第三十七章、第三十八章、第四十章、第四十三章、第四十六章至第四十八章。全书由主编周晔和张金莲负责统稿和定稿，并负责通篇总校工作。

在编写本教材过程中，得到了各参编院校的大力支持，在此深表谢意。尽管我们为了保证教材的质量竭尽全力，但由于水平所限，教材中难免存在疏漏和不妥，敬请同仁、读者提出宝贵意见，以便使之不断更新和完善。

编者

2015 年 11 月

目 录
CONTENTS

上篇 中医学基础

中篇 中药学基础

下篇　方剂学基础

绪论　中医药学发展概况

一、中医学理论体系的形成和发展

中医学理论体系以整体观念、辨证论治为主要特点，在古代朴素唯物论和自然辩证法的哲学思想影响下，通过几千年的生活、生产实践，逐步形成了独特的理论体系，并发展完善成为具有民族特色的东方医学。

1. 先秦、秦汉时期　自殷商时期，医师专业的分化，中医药学理论体系便开始孕育。《周礼·天官》记载了"食医（营养医）、疾医（内科）、疡医（外科）、兽医"的医学分科，并有"以五味、五谷、五药养其病，以五气、五声、五色眡（视）其死生"的记述。

秦汉时期，著名的"四大经典"——《黄帝内经》《难经》《伤寒杂病论》《神农本草经》问世，形成了中医学理论体系的雏形。大约成书于春秋战国时期的《黄帝内经》（包括《素问》《灵枢》），总结了春秋战国以前的医疗成就和治疗经验，系统阐述了人体生理、病理以及疾病的诊断、治疗和预防等问题。从自然界到人体，构成了独特的理论体系，为中医学的发展奠定了坚实的基础，标志着中医学独特的理论体系基本形成。大约战国时期秦越人（扁鹊）所著的《难经》是另一部重要医学典籍，在阐明《内经》某些理论的同时，又有创新发挥，如"独取寸口"的诊脉方法，"左为肾，右为命门"，三焦"有名而无形"等问题，使中医理论有了新的发展，故而备受后世医家推崇。

东汉末年张仲景继承《内经》《难经》义旨，进一步总结了前人的经验，并结合自己的临床实践，著临床专书《伤寒杂病论》（即后世所见《伤寒论》和《金匮要略》两书），确立了辨证论治的理论体系，以六经、脏腑和阴阳、表里、寒热、虚实为辨证纲领，并创立了许多治疗方剂，使外感和内伤病证的医疗水平大大提高了一步，为临床医学及方剂学的形成和发展奠定了基础。其理法方药极为严谨，制方而为后世奉为经方，尊仲景为医圣。同时代的《神农本草经》，是我国现存最早的药物学专著，记载了中药基本理论的主要内容，为中药学的发展奠定了基础。

2. 晋、隋、唐时期　晋唐时期，学科分化日趋成熟，临床各科迅速发展。西晋王叔和的《脉经》，是我国现存最早的脉学专著，该书集汉以前脉学之大成，对脉学的形成发展起了极为重要的推动作用，并对世界医学的发展也有一定的影响；东晋葛洪所著《肘后方》，为早期的方剂学专书，所载方药价廉效著，治法简便易行；晋代皇甫谧所著《针灸甲乙经》是现存最早的针灸学专著，确定了349个腧穴的部位、主治和刺治方法；隋代巢元方编著的《诸病源候论》是我国第一部病因病机证候学专书，总结了隋以前的医学成就，内容十分丰富。

唐代孙思邈的《千金方》及王焘的《外台秘要》等，不仅论述了大量的医学内容，而且还汇集历代名方和一些海外传来的方剂，使汉至唐代的诸多名家方剂得以传世。

3. 宋、金、元时期 宋金元时期，科学文化的发展迅猛（如火药、指南针、活字印刷的发明等），带来了中医药文化蓬勃发展和学术流派涌现的局面。宋代陈无择著《三因极一病证方论》，详细阐述了"三因致病说"，把复杂的致病因素概括为外因、内因、不内外因三类，使中医的病因学理论更加系统化。

金元时期出现了以刘完素、张从正、李杲、朱丹溪为代表的"金元四大家"，活跃了医学论坛，注重理论研究之风。寒凉派代表刘完素，倡"六气皆从火化"，治法多用寒凉，所创方剂凉膈散、防风通圣散、天水散、双解散等，都是效验颇佳的著名方剂，对后世温病学说有所启发；攻下派代表张从正，认为病由邪生，对于汗、吐、下三法的运用见解独到，形成了攻邪治病的独特治疗风格，为祖国医学的病机理论和治疗方法做出贡献；补土派代表李东垣，提出了"内伤脾胃，百病由生"的论点，治疗注重调理脾胃；滋阴派代表朱丹溪，认为"阳常有余，阴常不足"，创阴虚相火病机学说，善用滋阴降火的方药。在这一时期以张元素、李东垣、王好古为代表的医家，还发展并完善了中药的升降浮沉和归经等药性理论，促进了中药理论的发展。

4. 明清时期 明清时期，中医药学日臻完善，温病学派的兴起，引发了寒温之争的学术争鸣。明代吴又可著《温疫论》，提出"疠气"致病之学说，创我国传染病学研究之先河。清代叶天士的《外感温热篇》创卫气营气辨证；薛生白著《湿热病篇》，重视舌诊，使湿热病的辨治体系更臻完善；吴鞠通《温病条辨》创三焦辨证；王孟英著《温热经纬》，提出"新感"、"伏邪"两大辨证纲领，重视审同察异，灵活施治，充实并发挥了温病的发病机制和辨证施治理论。以上诸多医家在温病学上的贡献，推动了温病学理论的形成和发展，完善了中医对外感疾病的诊治方法。

此外，清代医家王清任重视解剖，著《医林改错》，纠正了古代医书在人体解剖方面的某些错误，并发展了瘀血致病的理论，倡导"补气活血"和"逐瘀活血"两大法则，创诸多逐瘀类名方，对中医基础理论的发展产生了积极的影响。

中医学基础理论历代相承，日渐丰富与成熟，发展到今天已经形成了完整的理论体系和独特的诊疗手段，在国内外医学体系中影响深远。其成果体现在教材、专著和相关研究资料中，尤其是近年来结合现代科技研究手段，对脏腑经络实质的研究、中医诊疗和治则的深层次探索、中药和复方的物质基础和作用机制的高水平研究，使中医现代化的进程更加坚实而科学，未来中医药事业的发展必将更加璀璨夺目。

二、中药的起源和发展

中药是中医防治疾病重要的手段之一，是中华民族智慧的结晶，具有丰富的科学内涵。第三次全国中药资源普查统计数据显示，中药资源已达 12807 种，其中植物药约占 87%，动物药约占 12%，矿物药不足 1%。

（一）中药及其相关概念

中药是收载于我国历代本草中，依据中医药理论和临床经验，用于防治疾病和医疗保健的药物，包括中药材、饮片和中成药。

中药材是指未经精制加工或未制成成品的原生药材（生药），是生产中药饮片的原料，可供药厂生产中成药或提取有效成分的原料药，简称为"药材"。

中药饮片是经净制、切制等加工、炮制处理的中药材，可直接用于制剂和调剂，也称咀片。

中成药是以中药饮片为原料，在中医药理论的指导下，按规定的处方、标准制成的具有一定的规格，用于防治疾病的制剂。

草药是指局部地区用以治病或地区性口碑相传的民间药，绝大多数是历代本草无记载的药物。随着研究的不断深入，一些如穿心莲等疗效较好的草药逐渐被中医所应用，将中药和草药统称为中草药，也将我国少数民族聚居地使用的民间药物称为民族药。

（二）中药的发展史

药物知识的来源，可追溯至远古时代，是人类长期与疾病作斗争的实践中产生并发展起来的。古书有神农氏（公元前约 2700 年）尝百草之滋味……，一日而遇七十毒的记载，足以说明我们祖先在寻找食物的同时，通过长期的医疗实践，积累了医药知识和经验。学会了运用眼、耳、鼻、舌等器官识别植物、动物、矿物，鉴别出哪些具有特殊作用，可以用来防治疾病，逐渐形成了"药"的感性认识。但太古时期文字未兴，这些知识只能依靠师承口授。随着文字的创造和使用，药物知识的逐渐积累和发展，出现了医药书籍。由于药物中植物占大多数，所以记载药物的书籍便称为"本草"。本草著作记载的内容是祖国医药学的宝贵财富，并在国际上产生了重大影响。

1. 秦汉南北朝时期 秦汉之际，药学已经初具规模，现知我国最早的本草著作为《神农本草经》，成书于东汉末年，作者不详。全书分三卷，其中植物药 252 种、动物药 67 种、矿物药 46 种，共收载药物 365 种。按医疗作用及有毒无毒分为上、中、下三品。各药的记述，以药性和功效为主。该书还对药物的产地、采集时间、方法等，有一些说明。该书总结了我国汉代以前的药物知识，被尊为药学经典之著。

南北朝时期，梁代陶弘景以《神农本草经》和《名医别录》为基础，著成《本草经集注》，增加了汉魏以来名医所用药物 365 种，共载药 730 种。该书按药物的自然属性分类，分为玉石、草木、虫兽、果、菜、米食、有名未用七类。该书丰富了《神农本草经》的内容，反映了魏晋南北朝时期的主要药学成就。

2. 隋唐宋元时期 隋唐时期医药教育开始兴盛，唐显庆四年（公元 659 年），由官府颁行了苏敬等 23 人集体编撰的《新修本草》（又称"唐本草"），该书有本草 20 卷、目录 2 卷、图经 7 卷、药图 25 卷，共收载药物 844 种。此书可算是我国也是世界上最早的一部药典，比欧美各国认为最早的纽伦堡药典（公元 1542 年）要早 883 年。该书开创了我国本草著作图文对照的先例，并流传国外，为我国乃至世界医药的发展作出了贡献。

唐开元 27 年（公元 739），陈藏器著成《本草拾遗》，包括序列 1 卷，拾遗 6 卷，解纷 3 卷。新增药物有海马、石松等 692 种。该书重视性味功能、生长环境、产地、形态描述、混淆品种考证等。

宋代应用了雕刻印刷技术，苏颂等撰著的《图经本草》、全书 20 卷，目录 1 卷，载药 780 条，附图 933 幅，共二十一卷。对药物的产地、形态、用途等均有说明。对指导采集、辨别药材真伪发挥了重要的作用。

宋嘉祐 2～6 年（1057～1061）年间，掌禹锡、林亿等编辑《嘉祐本草》、新增药物 99 种。蜀医唐慎微以《嘉祐本草》、《图经本草》为基础，撰写成本草、图经合一的《经史证类备急本草》（简称《证类本草》，首刊于 1108 年）。新增药物 500 余种，收集了医家和民间大量的单方验方，补充了许多药物资料，内容丰富，图文并茂。曾由政府派人修订三次，加上了"大观"、"政和"、"绍兴"的年号，是我国现存最早、最完整的本草著作。

元代忽思慧所著《饮膳正要》是饮食疗法的专门著作，记录了不少回、蒙民族的食疗方药和有关膳食的烹饪方法，至今仍有较高的参考价值。

3. 明清时期　明朝医药学不断发展，药学技术进一步积累。明代伟大医药学家李时珍，参阅了经史百家著作和历代本草 800 多种，编成巨著《本草纲目》。全书五十二卷，载药 1892 种，新增药物 374 种，附方 11000 余条。此书按药物自然属性分类，分十六纲、六十类，每药之下，分释名、集解、修治、主治、发明、附方及有关药物等项，体例详明，用字严谨。该书被译成多种文字，成为世界性的重要药学文摘之一。

清代本草著作达 400 多种，赵学敏于 1765 年出版《本草纲目拾遗》，对《本草纲目》作了正误和补充，载药 716 种，附 205 种。凡纲目未载之重要药物如西洋参、冬虫夏草、西红花等皆收录之，是清代新增中药材品种最多的一部本草著作。

清代道光 28 年，吴其濬的两部专论植物著作《植物名实图考》和《植物名实图考长编》问世。对植物的形色、性味、用途和产地叙述颇详，并附精确插图，是考证药用植物的重要典籍。

4. 近现代　民国时期随着中医学校的建立，编撰了适应教学和临床需要的中药学讲义、药学词典等工具书。如陈存仁主编的《中国药学大词典》，于 1935 年出版，收录词目约 4300 条，汇集古今论述和研究成果，是具有重要影响的大型药学著作。

新中国成立后，党和国家非常重视中药的研究和人才培养，先后出版了一大批专业学术著作，如《中药志》《中华本草》《中药大辞典》《中国中药资源》《中国道地药材》《常用中药材品种整理和质量研究》《中国民族药志》等。创办了中药研究论文的期刊，如：《中国中药杂志》《中草药》等。为了保证用药的安全、有效，国家药典委员会组织编写了《中华人民共和国药典》（简称《中国药典》）（1953、1965、1977、1985、1990、1995、2000、2005、2010、2015 年版）、并于 1998 年起相继出版了《中国药典》英文版。为加快中药的研究步伐，建立了中医药文献数据库。2002 年国家药品监督管理局颁布了《中药材生产质量管理规范（试行）》（GAP），使中药的种植和加工更加规范；采用指纹图谱等先进技术对药材和中药制剂进行质量控制，上述工作必将加速中药现代化、标准化和国际化的进程。

三、方剂的起源和发展

方剂的起源是从"神农尝百草"到"伊尹制汤液"的过程。最早有"柴胡退热"、"麻黄平喘"、"黄连治痢"、"常山截疟"等的记载，从单味药物的使用，随着时代的进步，人们的实践探索，特别是酿酒技术的发明和烹调技术的发展，逐步到多味药物组合成方的发展过程。

1. 秦汉两晋时期　我国现存最早的医书典籍是先秦时期的《黄帝内经》，书中载方 13 首方剂，剂型有汤、丸、酒、膏等，同时书中已有君、臣、佐、使和七方（大、小、缓、急、奇、偶、复）的组方原则，为方剂学的发展奠定了理论基础。

方剂成熟于汉代。东汉张仲景著《伤寒杂病论》，融理、法、方、药为一体，开辟证论治之先河，该书记载经方 300 多首，配伍严谨，临床疗效卓著，被后世尊为"经方"，以之为"众法之宗，群方之祖"。

两晋南北朝时期，医学发展迅速，记载医方的书籍大量涌现。如葛洪《肘后方》、刘涓子《鬼遗方》、陈延之《小品方》、释僧深《深师方》、谢士泰《删繁方》、姚僧垣《集验方》（后四书原著早佚，散见于《外台秘要》、《医心方》、《证类本草》等书中）等方书专著陆续出现，使方剂学的发展形成了一定规模。

2. 唐宋时期　唐代陈藏器著《本草拾遗》，创中药"十剂"分类，把药物归纳为宣、通、补、泻、轻、重、滑、涩、燥、湿十种，乃方剂"十剂"之滥觞，为方剂学以治法分类打下了良好的基础。唐代孙思邈的《千金要方》是当时时方的大汇集，该书搜集了唐以前，特别是东汉以来的许多医方，这些方剂大抵都是《伤寒杂病论》以后历代医家的经验方剂，其中还包括了许多民间流传的偏方和验方。《外台秘要》是唐代又一部规模巨大的综合性医学著作，全书载方4500首，主要是集东汉至唐的许多方书而成，其中医论部分以巢源方《诸病源候论》为主，医方部分则选《千金方》者最多，其余所选各书均阐明书名卷第，借此可以窥见晋唐间许多已经佚失方书的基本内容。

宋代方书中方剂收载众多。如《太平圣惠方》载方一万多首，《圣济总录》载方二万多首。至明代的《普济方》载方六万多首，可以说达到了高峰。而陈言的《三因极一病证方论》，选方1500余首，按"三因"和症证归类，并强调了按因施治；严用和的《济生方》，选录作者试用有效方剂450首，按病证进行分类；许叔微的《普济本事方》选方30余首，也颇为简要。这个时期国家设立了"太医局熟药所"，并颁布了作为处方标准的《太平惠民和剂局方》，所载成药都是从广泛的实践经验中总结出来的有效方剂，如牛黄清心丸、至宝丹、藿香正气散等，疗效确实，给后世带来了很大影响。这一时期成药的盛行，促进了方剂的丸、散、膏、丹等各种成药剂型的发展。

3. 金元时期　金代成无己的《药方论》详析《伤寒论》方的制方分类，在陈藏器"药有宣、通、补、泄、轻、重、涩、滑、燥、湿"的基础上，明确提出"十剂"概念，而且宗《内经》、《本经》之说，提出了"七方"之名，认为"制方之用，大、小、缓、急、奇、偶、复七方是也。是以制方之体，欲成七方之用者，必本于气味生成，而制方成焉"，为后世方剂分类起到了较大的影响。

金元时期，医学流派的产生促进了方剂学的发展。寒凉学派开山刘完素，在大小承气和调胃承气汤的基础上创制三一承气汤，并善用仲景白虎汤。在运气学说指导下，能突破经方"详于寒而略于温"，自制双解散、通圣散等名方，倡"六气皆从火化"，用药力主寒凉，由此掀开金元四大家争鸣的帷幕，故后人有"外感宗仲景，热病用河间"之说（《明医杂著·医论》），为温病脱离伤寒，启迪后学起到重大推动作用；同时期攻下学派张子和创制三圣散、禹功散等攻邪治病的方剂；补土学派李东垣创制补中益气汤、升阳益胃汤等调理脾胃的方剂；滋阴学派朱丹溪创制大补阴丸、虎潜丸等滋养阴液的方剂，为后世留下了宝贵的财富。

4. 明清时期　明代吴又可温疫学说的提出，在经方伤寒学派的基础上诞生了温病学派，使清代叶、薛、吴、王四大温病学家大扬温病医理，创治温病诸多有效方剂，如升降散、清瘟败毒饮、银翘散、桑菊饮等，把时方应用推向高峰，在祖国医学中伤寒经方与温病时方的方剂占了主导地位。

此外，也有不少临床医家临证独到之处，对方剂学同样带来很大影响。如元代葛可久《十药神书》中创制治疗病的十种方剂；清代王清任《医林改错》中创制的各种"逐瘀汤"擅治各种瘀血病证；近代张锡纯《医学衷中参西录》中创制的镇肝息风汤等多种方剂治疗内风等，使方剂的发展在临床治疗日趋完善。

自明清以来，出现了注释医方的专著，使方剂学科臻于健全。医方的注释工作，始于宋金时期成无己的《伤寒明理论》，该书卷四"药性论"，选常用方20首加以论述。到清代多种注释方剂的专书则陆续出现，如罗美的《古今名医方论》、王子接的《绛雪园古方选注》、汪昂的《医方集解》、吴仪洛的《成方切用》、张秉成的《成方便读》等。这些方书，对各方的证治机理和组方原则都作了详细的阐明。在方剂的分类上，尤其《医方集解》参考了"十剂"

按功效分类法，并加以扩充，使方剂的分类学更趋完善，促进方剂学逐渐成为一门具有较为完整理论体系的学科。

在方剂发展史上，儿科大家钱乙著有《小儿药证直诀》，创制的六味地黄丸为壮水之主以制阳光的方剂，适合小儿阴常不足、阳常有余的特点，此方也给后世倡导养阴者起到一定的启发作用。妇科大家陈自明著《妇人良方大全》，在妇产科学上占有重要地位，创制阿胶散、安胎散、黄芪汤、芎归补中汤等多首作为防治堕胎的方剂。外治大家吴师机著《理瀹骈文》，擅用膏药，兼以其他外治法治疗一切内外疾病，是中医学术发展史上一位卓有成就的外治专家，其外治之理颇能启迪后学。

方剂学是中医药理论体系中重要的组成部分，也是中医药现代化研究最为活跃的领域之一。继承和发扬方剂学的学术内涵，促进我国医疗卫生事业的发展，为人类的健康做出应有的贡献，是我们义不容辞的责任。

上篇

中医学基础

第一章 中医学的基本特点

中医学理论体系的形成受到中国古代的唯物论和辩证法思想的深刻影响，即通过对事物的观察和分析，多以"取类比象"思维的整体性观察方法，通过对外在现象的分析，以探求其内在机理。古代医家以精、气、阴阳、五行学说为哲学基础，以整体观念为指导思想，以脏腑经络的生理病理为理论基础，以辨证论治为诊疗方法，来实现对人体的生理现象、病理变化的观察和临床实践。故中医学理论体系贯穿着整体观念，而中医诊治疾病则贯穿着辨证论治精神，所以整体观念和辨证论治被认为是中医学的两个最基本的特点。

第一节 整体观念

整体观念对中医学认识人体的生理、病理，指导诊治疾病以及在康复保健等方面都具有重要意义。

一、整体观念的概念

所谓整体就是统一性和完整性，中医学非常重视人体本身的统一性和完整性，及其与自然界、社会的相互关系，认为人体是一个有机的整体，人体与外界环境也是一个密切相关的整体。这种机体自身整体性，内外环境统一性思想，称为整体观念。

二、整体观念的内容及其指导意义

人体是由若干脏腑、组织和器官所组成的。人体是以五脏为中心，通过经络系统"内属于腑脏，外络于肢节"的作用而实现的。

（一）人体是一个不可分割的有机整体

1. 人的整体性观念体现在对人体结构的认识上　五脏是代表着整个人体的五个系统，人体所有器官都可以包括在这个系统之中。人体以五脏为中心，通过经络系统，把六腑、五体、五官、九窍、四肢百骸等全身组织器官联系成为一个有机的整体。机体由若干脏器、组织器官及各种体液所组成，各个脏器组织器官及各种体液，都有各自不同的功能，而这些功能又都是整体活动的组成部分，从而决定了机体的整体统一性。

2. 人的整体性观念体现在对人体生理功能的认识上　中医学在整体观念指导下，认为人体的生理活动通过精、气、血、津液的作用表现出来，既要依靠各脏腑组织发挥各自不同的功能，又要依靠脏腑组织之间相辅相成的协同作用和相反相成的制约作用，也就是说每个脏腑在整体活动下的分工合作、有机配合，才形成了人体局部与整体的统一，以维持其生理活动中的协调平衡。同时，中医学认为形体与精神也是统一的整体，形体是构成人体的脏腑、经络、五体和官窍及精气血津液等；神指人体生命活动的总体主宰，又指人的精神意识思维活动，包括情绪、思想、性格等一系列心理活动，形体与精神的结合与统一的观点被称为"形神一体观"。

3. 人的整体性观念体现在对病理的认识上　在认识和分析疾病的病理状况时，中医学也是首先从整体出发，将重点放在局部病变引起的整体病理变化上，并把局部病理变化与整体病理反应统一起来。一般来说，人体某一局部的病理变化，往往与全身的脏腑、气血、阴阳的盛衰有关，而在疾病过程中一个部位和组织器官发生异常现象，就会影响到其他组织和器官，甚至于全身。

4. 人的整体性观念体现在诊治疾病上　通过对患者面色、形体、舌象、脉象等外在的变化，来了解和判断其内在的病变，以作出正确的诊断。在治疗局部病变时，也必须从整体出发，采取适当的措施。如心开窍于舌，心与小肠相表里，所以可用清心热泻小肠火的方法治疗口舌糜烂。其他如"从阴引阳，从阳引阴，以右治左，以左治右"（《素问·阴阳应象大论》）；"病在上者下取之，病在下者高取之"（《灵枢·终始》）等，都是在整体观念的指导下确定的治疗原则。

（二）人与自然界环境的统一性

人类生活在自然界中，人与自然环境息息相关。自然界存在着人类赖以生存的必要条件，同时自然界的运动变化又常常直接或间接地影响着人体，使机体相应地发生生理和病理上的反映。这种人与自然相统一的特点被称为"天人合一"、或称"天人相应"。中医学在病因、病理、诊断、治疗和养生等各个领域中，都十分重视自然环境对人体的影响。

在生理状态下，人体能够适应自然界的变化，如在一年四季中，春、夏季节气候温热，腠理疏松，身体通过多出汗的方式来调整体温；秋、冬季节气候寒凉，腠理致密，出汗少或不出汗，人体就通过排小便的方式来调整体液。这种适应性的生理变化，既维持了人体体温恒定，也反映了自然界不同气温下人体气血运行和津液代谢的状况。人体的脉象也有春弦、夏洪、秋浮、冬沉的不同。

许多疾病的发病时间、加剧及引起死亡的时间也是有一定规律的。如许多慢性病（中风、哮喘、痹证等）的加剧或发作大多和气候的急剧变化或季节交换有关。在大节气（阴阳变化较剧烈的季节）冬至、清明前后，死亡病例增多，这就是四季气候对疾病影响的结果。根据中医运气学说，气候有着十二年和六十年的周期性变化，因而人体的发病也会受其影响。

人与天地相应，自然界对人体的生理、病理会产生影响，人类不能消极被动，而是要积极主动地适应自然、改造自然，从而提高健康水平，减少疾病的发生。如保护自然环境、加强自身锻炼等。

（三）人与社会环境的统一性

人生活在社会群体之中，是社会的组成部分，人能影响和改造社会，社会的变化对人体的身心健康也会产生影响。其中，社会的进步，社会的治或乱，以及人的社会地位变动，对人的身体和心理的影响更大。

社会的进步，有利于健康。人类的寿命随着社会的进步而越来越延长。但是，社会进步也会给人类带来一些不利于健康的因素，例如机动车辆带来噪音；工业的发展带来水、土壤和大气的污染；过度紧张的生活节奏，各方面激烈的竞争，给人带来精神上的过分压力，就有可能出现身心疾患，常见焦虑、头痛、头晕等症状，甚至精神错乱。

社会的稳定与否，对人体的影响也非常大。社会安定，人的生活有规律，抵抗力强，患病较少，寿命也较长；社会动乱，人的生活不规律，精神紧张，抵抗力下降，各种疾病皆易发生，死亡率也高。

此外，社会中的许多因素可以带来个人物质和精神上的变化，如不能正确认识和处理，也会对健康产生不利的影响。中医诊治疾病和养生，十分注意结合社会和心理上的影响，正确地处理各方面的关系，调整心理，增进健康。

总之，中医学认为人体本身的统一性及人与自然界、社会之间存在着既对立又统一的关系，这就是中医学的重要特点即整体观念。整体观念主要是从宏观上揭示人体生理、病理现象和对疾病的诊治上，贯穿中医的各个方面。

第二节　辨证论治

辨证论治是中医认识疾病和治疗疾病的基本原则，是中医学对疾病的一种特殊的研究和处理方法，是中医诊治疾病的特色。

一、辨证论治的含义

症、证和病的概念。所谓症，就是症状与体征，是指疾病的具体表现，主观性的自我感觉即为症状，如头痛、恶寒、腹痛等；客观性的表现即为体征，如面红、眼睛发黄、体温升高等。症只是疾病的个别的、表面的现象，很难反映疾病的本质，因为同患一种病，可以见到不同的症状，如同为感冒，或鼻塞流涕，或咽喉肿痛；而且疾病处于不同的阶段，症状也会发生变化。所谓证，即证候。是机体在疾病发展过程中的某一阶段的病理概括。由于其包括了病变的部位、原因、性质，以及邪正关系，反映出疾病发展过程中某一阶段的病理变化的本质，因而证候能更全面、更深刻、更正确地揭示疾病的本质。所谓病，是指有特定病因、发病形式、病机、发病规律和转归的一种完整的过程。比如感冒、中风、痢疾等。"辨证"就是将四诊所收集的资料（症状和体征），通过分析、综合，辨清疾病的病因、性质、部位，以及邪正之间的关系，概括、判断为某种性质的证。"论治"，又称为"施治"，即根据辨证的结果，确定相应的治疗方法。

二、辨证论治的运用

中医认为，同一疾病在不同的发展阶段，可以出现不同的证候；而不同的疾病在其发过程中又可能出现同样的证候。因此在治疗疾病时就可以分别采取"同病异治"或"异病同治"的原则。这是辨证论治原则的具体应用典范。

所谓"同病异治",是指同一疾病出现了不同证候,所采用治法不同。以感冒为例,不同季节、不同体质的人,表现的证不同,治法也不同,如夏季可出现暑湿外感,应用解表兼芳香化湿的方法治疗;平素体质虚弱的病人,可出现气虚或阳虚感冒,分别要用补气解表或助阳解表的方法治疗。

所谓"异病同治",是指不同的疾病在发展过程中出现性质相同的证候,因而可以采用同样的治疗方法。比如,心律失常与闭经是两种完全不同的疾病,但均可能出现血瘀的证候,故治疗上均可采用活血化瘀的方法治疗。胃下垂、子宫脱垂、脱肛三种不同的病,其具体的病因病机均为脾气虚弱、中气下陷,所以均可用补中益气、升阳举陷的方法治疗。从以上的分析可见,中医的辨证论治,是着眼于"证",而并不在于病的异同。这种对疾病发展过程中不同性质的矛盾用不同的方法去解决的法则,也就是"证同(则)治亦同,证异(则)治亦异",这就是辨证论治的精神实质。

实例解析

实例:患者吴某,感冒 4 天,症见恶寒重,无汗,发热轻,口不渴,鼻塞流清涕,给服麻黄汤;侯某感冒 3 天,症见发热重恶寒轻,咽痛口渴,流黄浊涕,给服银翘散。吴某、侯某均患感冒,为何用药不同?

解析:感冒在中医属外感表证,辨证吴某属风寒表证,治宜辛温解表,取麻黄汤发汗解表,疏散风寒;侯某属风热感冒,治宜辛凉解表,取银翘散解表清热宣肺。同为感冒,在临床上由于根据中医辨证不同而采取同病异治。

三、辨证论治的特点

中医临床认识和治疗疾病,是将重点放在"证"的区别上,通过辨证而进一步认识疾病。临床运用中要注意区别清楚症、证和病的不同。辨证和论治是诊治疾病过程中相互联系、不可分割的两个方面,辨证是认识疾病,确立证候;论治是依据辨证的结果,确立治法和处方遣药,是理法方药在临床上的具体运用,是指导中医临床的基本原则。掌握了这个原则就可避免诸如见痰治痰、见血治血、头痛医头、脚痛医脚的局部治疗的局限。

此外,现代中西医结合诊治疾病,也常采用辨证与辨病相结合。如治疗糖尿病,病人出现口干多饮、多食、多尿、五心烦热、盗汗、腰膝酸软、舌红少苔、脉细数等,既用辨证论治的方法诊断为肾阴不足证(肾消),用滋阴补肾法,也结合该病为胰岛素抵抗所致而加活血化瘀药物治疗。

本章小结

中医学的两个最基本特点是整体观念和辨证论治。

中医学认为人体是一个有机的整体,人体与外界环境也是一个密切相关的整体,这种机体自身整体性，内外环境统一性思想，称为整体观念。

辨证论治是指导中医临床的基本原则，指在临床实践中，医者将四诊所收集的资料通过分析、综合后辨析病因、性质、部位，以及邪正之间的关系，概括、判断为某种性质的证。然后根据辨证的结果，确定相应的治疗方法，是中医理法方药在临床上的具体运用。

在整体观念的思想指导下，中医学形成自己独特的对人体的生理现象、病理变化的观察和临床实践，而在中医诊治疾病的过程中则始终贯穿着辨证论治精神。故中医学理论体系贯穿着整体观念，而中医诊治疾病过程则始终贯穿着辨证论治精神，故整体观念和辨证论治被认为是中医学最重要的基本特点。

思考题

1. 思考人体内哪些组织器官间有联系，自然环境和社会对人体有何影响？
2. 辨证论治在中医临床运用中有哪些实例，了解中医和西医诊疗思路的异同？

第二章 阴阳五行学说

阴阳学说和五行学说，同属中国古代哲学的范畴，是中华民族在长期的生产生活实践中逐步形成的独特思想，分别从不同角度来说明事物的性质以及各事物之间的相互关系。将阴阳学说和五行学说引入中医学，使之成为中医学最重要的指导思想和说理工具，用以解释人体的生理功能、病理变化，并贯穿在中医理论体系中，成为中医基础理论的重要组成部分。

第一节 阴阳学说

一、阴阳的基本概念

阴阳是对自然界相互关联的事物和现象对立双方属性的概括。既可以代表两个相互对立的事物，又可以代表一个事物内部相互对立的两个方面。阴阳最初的含义是指日光的向背，向日为阳，背日为阴，后引申到天、上、外、左、升、动、轻、热、明等属阳；地、下、内、右、降、静、重、冷、暗等属阴，宇宙万事万物都可以分为阴与阳两类，且每一事物均具有阴和阳两个方面。阴阳是自然界的根本法则，可以用来解释自然界一切事物和现象的发生、发展变化规律。

二、阴阳学说的基本内容

阴阳的基本内容可概括为对立制约、互根互用、消长平衡、相互转化四个方面。

（一）阴阳的对立制约

阴阳的对立制约，就是指阴阳双方属性对立，并且存在着相互制约的关系。

阴阳学说认为，自然界一切事物或现象都存在着相互对立的阴阳两个方面。阴阳的相互对立表现于他们之间是相互斗争的。

（二）阴阳的互根互用

阴阳互根互用，就是指阴阳双方互为基础，其中一方的存在是以另一方的存在为前提，并且双方有着相互依存、相互滋生的关系。阴阳相互依存，表现在阴以阳的存在为前提，阳以阴的存在为前提，任何一方都不能脱离另外一方而单独存在，即无阴就无所谓阳，无阳也就无所谓阴。阴阳互根互用，又是阴阳消长的基本条件，同时也是阴阳转化的内在根据。

（三）阴阳的消长平衡

阴阳消长是阴阳运动变化的形式，阴和阳之间的对立制约、互根互用，并不是处于静止的和不变的状态，而是始终处于"阳消阴长"、"阴消阳长"或"阴阳同消同长"的不断运动变化之中，事物就是在这种绝对的消长运动和相对静止平衡之中生化不息，不断地发生、发展。

（四）阴阳的相互转化

阴阳转化，是指事物的阴阳对立双方在一定条件下可以向其各自相反的方向转化。事物的阴阳两个方面，当其发展到一定阶段，各自可向其相反方向转化，阴可以转化为阳，阳可以转化为阴。

三、阴阳学说在中医学中的运用

（一）说明人体的组织结构

人体是一个有机整体，人体内部的一切组织结构存在着有机的联系，但又可以划分为相互对立的阴、阳两部分。就大体部位来分，人体体表为阳，内部脏腑为阴；背为阳，腹为阴；四肢外侧为阳，内侧为阴；上部为阳，下部为阴。以脏腑来分，五脏藏精气而不泻为阴，六腑传化物而不藏为阳。五脏之中又有阴阳，心、肺属阳，肝、脾、肾属阴。每一脏腑又有阴阳，如心有心阴、心阳，肾有肾阴、肾阳等。气、血、津、液、精，是构成人体和维持人体生命活动的基本物质。其阴阳的划分，无形之气属阳，有形之血、津、液、精属阴。

（二）说明人体的生理功能

中医学认为，人体正常的生理活动，是阴阳双方保持着对立统一的协调关系的结果。如以功能与物质相对而言，功能属阳，物质属阴。就功能而言，兴奋、亢进属阳，抑制、衰退属阴。功能与物质之间的关系就是这种对立统一关系的体现，功能活动以物质为基础，没有阴精就无以产生阳气；物质的新陈代谢则以功能活动为动力，而阳气又推动脏腑的机能活动，不断化生阴精。功能活动的进行要消耗一定的物质，而物质的产生也需要功能活动的作用。正由于功能与物质的对立制约、互根互用、消长平衡、相互转化，才能保持人体机能活动的动态平衡，即《素问·生气通天论》所说："阴平阳秘，精神乃治，阴阳离决，精气乃绝"。

（三）说明人体的病理变化

阴阳学说认为疾病的发生及其病理过程，是由于某种原因而使阴阳失去相对的协调平衡，出现偏盛或偏衰的结果。疾病的发生发展关乎正气和邪气两个方面。正气是指整个机体的结构与功能，包括人体对疾病的抵抗力。邪气泛指各种致病因素。正气包括阴精与阳气两部分，邪气有阴邪与阳邪两部分。疾病的发生过程多为邪正斗争的过程，其结果则引起机体的阴阳某一方面的偏盛或偏衰。病证有表里、寒热、虚实之分，凡病在表、属热、属实的为阳证；凡病在里、属寒、属虚的为阴证。尽管疾病的病理变化复杂多端，但均可用"阴阳失调"来概括说明。

（四）用于疾病的诊断

阴阳学说认为疾病的发生、发展变化的根本原因是阴阳偏盛偏衰，所以临床任何错综复杂的疾病，都可用阴证或阳证来加以概括。正如《素问·阴阳应象大论》提出："善诊者，察色按脉，先别阴阳"。运用阴阳的理论对临床疾病进行诊断，主要是辨别症状的阴阳和证候的阴阳。在对疾病的辨证中，首先要分清阴阳，才能掌握疾病的本质，做到执简驭繁。

（五）用于疾病的治疗

疾病的发生、发展与变化的根本原因在于阴阳的偏盛偏衰。因此，治疗疾病的基本原则是调整阴阳，即采用补其不足，损其有余等治则以恢复阴阳的相对平衡。所以，调整阴阳是治疗疾病的总原则。

（六）用于确立养生原则

中医学认为，防病重在养生，这就是"圣人不治已病治未病"的预防思想。调理阴阳是养生防病的总原则，具体法则主要有适时调阴阳，护正气防邪气，调理精神。四时的阴阳变化，对人体的阴阳有着极大的影响。春时，自然界阳气初升，人体的阳气开始从内向外生发，最忌抑遏，故凡有助于人体阳气生发的为顺，抑遏则为逆。夏时，自然界阳气最盛，人体的阳气趋于体表，最易外散，故护阳气为顺，耗散阳气为逆。秋时，自然界阳气初降，人体阳气趋于体内；冬时，自然界阳气大降，人体阳气盛于内。故秋冬之时，人体阴精易耗，保养阴精最重要。因此，《素问·四气调神大论》提出"春夏养阳，秋冬养阴"的法则。

第二节　五行学说

一、五行的基本概念

1. 五行的含义　五行是指构成自然界的基本物质木、火、土、金、水及其运动变化。古人最初认为木、火、土、金、水是自然界不可缺少的五种基本物质，五行的哲学概念，是从木、火、土、金、水五种具体物质抽象出来的理性认识，古代哲学家们运用这种概念，去认识自然界、解释自然界的运动变化规律。

2. 五行的特性　五行的特性基本上已不是木、火、土、金、水五种物质的本身，是在其朴素认识的基础上，抽象地概括出不同事物的属性。因此，五行的特性，虽然来自木、火、土、金、水这五种基本物质，但实际上已超越了木、火、土、金、水具体物质本身，而具有更广泛的涵义。

（1）木的特性　"木曰曲直"。"曲直"即弯曲、伸直之意，是指树木自然的向上向外舒展的生长形态，树木的枝条具有生长、柔和、能屈能伸的特性。引申为凡具有生长、升发、条达舒畅、能屈能伸等作用或性质的事物和现象，均归属于木。

（2）火的特性　"火曰炎上"。"炎上"即炎热、上升之意，是指火具有温热、上升的特性。引申为凡是具有温热、升腾、明亮等作用或性质的事物和现象，均归属于火。

（3）土的特性　"土爰稼穑"。"爰"通"曰"；"稼"，播种之意；"穑"，收获之意。

"稼穑"，是指土具有播种和收获农作物的作用，故土具有长养万物的特性。引申为凡是具有生长、承载、受纳作用或性质的事物和现象，均归属于土。

（4）金的特性　"金曰从革"。从，顺从之意；革，改变之意。"从革"，是指"变革"的意思。引申为凡是具有清洁、肃降、收敛等作用或性质的事物和现象，均归属于金。

（5）水的特性　"水曰润下"。"润下"即滋润、向下之意，是指水具有滋润和向下的特性。引申为凡是具有寒凉、滋润、闭藏、向下运行等作用或性质的事物和现象，均归属于水。

3. 事物、现象的五行归类　事物、现象的五行属性划分是以五行的特性为依据，运用取象比类、归纳分类和演绎推理的方法，将自然界各种具有相同或相似特征的事物或现象，分别归属于木、火、土、金、水五类之中，从而形成了人们认识自然界的五大系统。

以五脏为中心，联络六腑、五官、形体、情志等，奠定了中医整体观念的基础，说明人与自然环境相统一。现将自然界和人体的五行属性，列简表 2－1。

表 2－1　事物、现象按照五行属性归类表

自然界							五行	人体						
五音	五味	五色	五化	五气	五方	五季		五藏	五腑	五官	五体	五志	五液	五脉
角	酸	青	生	风	东	春	木	肝	胆	目	筋	怒	泪	弦
徵	苦	赤	长	暑	南	夏	火	心	小肠	舌	脉	喜	汗	洪
宫	甘	黄	化	湿	中	长夏	土	脾	胃	口	肉	思	涎	缓
商	辛	白	收	燥	西	秋	金	肺	大肠	鼻	皮	悲	涕	浮
羽	咸	黑	藏	寒	北	冬	水	肾	膀胱	耳	骨	恐	唾	沉

二、五行学说的基本内容

五行学说的内容，包括五行的相生、相克、相乘、相侮等。

1. 五行相生　生，即滋生、助长、促进之意。五行相生，是指木、火、土、金、水之间存在着有序的依次滋生、助长、促进的关系。五行之间递次滋生的次序是：木生火，火生土，土生金，金生水，水生木。

2. 五行相克　克，即克制、制约之意。五行相克，是指木、火、土、金、水之间存在着有序的相互克制、相互制约的关系。五行相克的次序是：木克土，土克水，水克火，火克金，金克木。

3. 五行相乘　乘，以强凌弱、克之太过之意。五行相乘，是五行相克太过的异常现象，即一行对其"所胜者"过度的克制和制约。五行相乘的次序与五行相克的次序相同，即木乘土，土乘水，水乘火，火乘金，金乘木。在人体相克是生理，相乘是病理。发生相乘的情况有三种：①克者过强；②被克者过弱；③克者过强与被克者过弱同时存在。

4. 五行相侮　侮，是欺侮，反克之意。五行相侮，又称"反克"或"反侮"，即某行反被其"所胜者"克制和制约。五行相侮的顺序与五行相克顺序相反，即木侮金，金侮火，火侮水，水侮土，土侮木。发生相侮的情况也有三种：①克者过弱；②被克者过强；③克者过弱与被克者过强同时存在。

三、五行学说在中医学中的运用

五行学说作为一种方法论，贯穿于整个中医理论之中。五行学说在中医学中的应用，首

先是将五脏归属于五行，建立了以五脏为中心，联系所属的五体、五官、五志以及五色、五气、五季等等，从而把机体和自然界联结在一起，体现了人体的整体观及人体与外在环境之间相互联系的统一性，并运用五行生克乘侮规律来阐述生理、病理、诊断、治疗等，五行学说在中医学中对于指导临床亦具有重要意义。

实例解析

实例：患者薛某，28岁，在结婚当天喜极而疯，出现不断傻笑，精神异常，后寻用中医治疗，医生告诉家人多讲恐惧的事情和看恐怖电影，不久，病人即恢复正常。

解析：患上精神病的薛某，何以看几场电影就得以愈合，这是因为中医学里，五行当中有水克火之故，肾水与五志的恐相应，心火与五志的喜相应，因而"恐胜喜"，用使病人恐惧惊吓的办法告知恐惧之事，使其产生惊恐的方法就可以治疗喜伤心的疾病。

本章小结

阴阳和五行属中国古代哲学的范畴，将阴阳和五行学说引入中医学，它们成为了中医学最重要的指导思想和说理工具。

阴阳学说认为，宇宙的万事万物和人体，是由于阴阳二气的相互作用而产生，也是由于阴阳二气的相互作用而不断发展、不断变化的。

五行学说认为，宇宙万物和人体是由木火土金水五种最基本的物质所构成；五行各有特性，五行之间存在着生克乘侮的关系，五行的运动变化和相互作用，推动了宇宙万物和人体的发生发展运动变化。

阴阳和五行学说分别从不同角度来说明事物的性质以及各事物之间的相互关系，应用于中医学领域，以解释人体的生理功能、病理变化，并贯穿在中医理论体系中，成为中医基础理论的重要组成部分。阴阳和五行这两种学说各有特点。阴阳学说认为相关事物或同一事物内部存在着阴阳对立统一的两个方面，这两个方面存在着对立制约、互根互用、消长平衡和相互转化的关系。五行学说认为不同的事物可以有机地联系起来，整个宇宙是由木、火、土、金、水五种基本物质相互滋生、相互制约所形成的统一体。两种学说用以解释人体和自然界的复杂现象时，必须结合起来运用。

思考题

1. 运用阴阳的概念对人体各组织结构进行分类，思考如何分类更具合理性。

2. 运用五行的概念对人体五脏器官进行分类，思考五脏之间可能存在的功能和联系。

第三章 生命活动的基本物质

学习导引

知识要求

1. **掌握** 气、血、津液的概念和主要生理功能。
2. **熟悉** 气、血、津液的生成。
3. **了解** 气、血、津液的分类，气、血和津液的关系。

能力要求

具备区别中西医对气血津液不同内涵的辨识能力，为从中医角度认识生命活动打下基础。

气、血、津液是构成人体和维持人体生命活动的基本物质。脏腑、经络等组织器官功能活动不断产生气、血、津液，同时气、血、津液又是构成人体组织器官的重要物质。因此气、血、津液和精与脏腑、经络等组织器官在生理上存在着密切联系，在病理上相互影响，人体病理变化最终反映在不同层次的气、血、津液等异常变化。

第一节 气

一、气的概念和分类

气，是古代人们对自然现象的一种朴素认识。古人认为，宇宙间的一切事物，都是气的运动变化的结果，即气是构成世界的最基本物质。中医学理论以气的运动变化来阐释人体的生命活动，一方面指极细微的、活动力很强，且不断活动着的物质，如呼吸之气、水谷精气等；另一方面指人体脏腑、经络等组织的生理功能，如心气、肺气、胃气、经脉之气等。人体的气由先天之气和后天之气组成，先天之气即肾中精气，是与生俱来的，禀受于父母的肾气与不断汲取母体的水谷之气而生；后天之气即脾胃运化饮食物生成的水谷精气和肺吸入的清气。人体之气，由于其生成、分布、功能特点的不同，大致可分为元气、宗气、营气、卫气。

（一）元气

又称"原气"、"真气"，是人体最重要、最根本之气，人体生命活动的原动力。元气来源于肾中精气，需后天之精气的不断补充和滋养，并以三焦为通道，布散到全身、五脏六腑、经络等组织器官，无处不到。元气能激发各脏腑等组织器官的生理活动；推动人体的生长、发育和生殖；固摄尿液、精液及肺吸入之气。因此元气是维持人体生命活动最重要的物质。

元气的盛衰，与肾、脾、胃的功能密切相关。元气充盛，则脏腑活力旺盛，机体健康少病；若先天禀赋不足，或后天失养，或久病耗损，则可导致元气虚衰，可使人生长发育迟缓，脏腑组织功能低下，进而发生各种疾病。

（二）宗气

宗气是由肺吸入的清气与脾运化的水谷精气结合而成，积于胸中，灌注于心肺。宗气能维持肺的呼吸，推动血液的运行，同时对心脉、肺及呼吸道均有营养作用，与人体的视觉、听觉、语言、声音等机能有一定的关系。

宗气的盛衰与肺、脾、胃的功能密切相关。若宗气不足，可出现气短、喘促、呼吸急迫、气息低微、肢体活动不便，心脏搏动无力或节律失常等症状。

（三）营气

营气是脉道中具有营养作用之气，因富于营养，又称"荣气"。营气由水谷精气所化生，循行于血脉而运行至全身。由于其与血同行于脉中，又能化生血液，两者密不可分，故常以"营血"并称。相对于卫气，营气属阴，故又称"营阴"。其主要功能是化生血液和营养全身。

营气主要由脾胃运化的水谷精气所化生，因此，营气的盛衰与脾胃的功能密切相关。若营气生成不足，或大量损耗等原因导致营气亏虚，常出现头晕目眩，唇淡无华，妇女月经量少或经闭等症。

（四）卫气

卫气为水谷精微中慓疾滑利之气，循行于脉外，是人体阳气的一部分，故又称"卫阳"。在外则循行于皮肤之中，分肉之间；在内则散于胸膜。气的功能一是护卫肌表，抵御外邪入侵；二是温养脏腑、肌肉、皮毛等；三是调节腠理的开合和汗液的排泄。

此外，还有脏腑之气等。脏腑之气与经络之气是元气分布于某一脏腑或某一经络的气，是人体元气的一部分，具体即为肾气、心气等。

二、气的运行

气的运动称为"气机"。人体的气处于不断运动状态中，运行于全身各脏腑、经络和形体官窍，推动、激发人体各种生理活动。气的运动停止，人的生命活动就会终止。升、降、出、入是气运动的四种基本形式。气的升降出入是通过脏腑的功能活动实现的。人体各脏腑组织之间的气机升降运动的动态平衡，是维持正常生命活动的关键。一方面保证生命活动的物质基础之气的不断自我更新，即不断地从外界摄取食物，并通过气化作用，升清降浊，摄取精微而充养自身；另一方面又将代谢废物排出体外，从而维持机体的物质代谢和能量转换的动态平衡。气的升降出入正常协调，称为"气机调畅"。只有气机调畅，才能维持正常的生理活动。气的升降出入异常称为"气机失调"，就会产生病变。

三、气的功能

（一）推动作用

气的推动作用主要是指激发人体生理功能的作用。气可以推动人体生长发育，脏腑、经络等器官的生理活动。如气能推动饮食物的消化吸收、血液的生成运行、津液的生成与输布、各种代谢废物的排泄等。某些脏腑气虚而推动作用不足，就使脏腑、经络等器官生理活动减弱，从而影响到人体生长发育与生殖、消化吸收、血液生成与运行、津液生成与输布。

（二）温煦作用

气的温煦作用是指气能温煦人体全身各脏腑、经络等组织器官，以维持其正常的生理活动。人体正常而恒定体温的维持、人体新陈代谢的正常进行等，都是气温煦作用的具体表现。气虚则其温煦作用就会减弱，即出现畏寒肢冷，甚至体温偏低。若卫气不足则四肢、肌表寒冷；脏气虚弱则脏腑寒冷。

（三）防御作用

气的防御作用主要是指抵抗病邪功能。正气的防御作用一则护卫人体肌表，防御外邪入侵；二则当人体受外邪入侵后，正气奋起与邪气进行斗争，以消灭邪气或驱邪出外，防止邪气对机体的进一步损害。若正气虚弱，防御作用减弱，则抵抗力下降，人体易感受外邪而发病，或疾病进行过程中，正不敌邪，则病位由浅入深，病情由轻转重，甚至恶化。

（四）固摄作用

气的固摄作用主要是指能防止血、津液等异常流失的功能。一则固摄血液，使血液在脉管中正常运行，防止血液溢出脉外；二则固摄水液、体液、津液（如汗液、尿液、唾液、胃液、肠液）等，控制其分泌量、排泄量，防止水液、体液过度地丢失；三则固摄精液，防止妄泄，若气虚而固摄作用减弱，则可使体内液态物质异常流失而发生病变。如气不摄血，可导致便血、咳血等多种出血症状；气不摄精，男子可出现遗精、滑精等症状；气不摄津，可导致多汗、多尿、小便失禁等；气虚肛肠失固，可出现久泻、脱肛等。

（五）气化作用

人体精、气、血、津液等物质新陈代谢及其相互转化，都是气化作用的结果。如饮食物转化为水谷精微与糟粕、水谷精微化生血和津液、津液转化成汗液及尿等，都是气化作用的结果。如果气化作用失常，就会影响到饮食物的消化吸收、糟粕的排泄、精气血津液的新陈代谢和相互转化，影响到汗、尿液的生成与排泄，从而产生各种疾病。

（六）营养作用

主要是指食物经脾胃运化作用而化生水谷精微，从而为全身组织器官提供营养的作用。水谷精微通过血液运行，输布到全身，一方面营养人体脏腑、经络、形体、官窍；另一方面，通过新陈代谢，产生人体生命活动所需的能量。

第二节 血

一、血的概念

血，即血液，是循行于脉中的富有营养的红色液体，是构成人体和维持人体生命活动的基本物质之一。血液必须在脉中正常运行，才能发挥其生理功能。

二、血的生成及运行

（一）血的生成

血主要由脾胃运化的水谷精微所化生。"精血同源"是指精和血之间可以相互转化，故精可以化为血。概括地说，血液的生成是以水谷精微、肾精以及自然之清气为物质基础，通过脾、肺、心、肝、肾五脏的一系列功能活动而完成的。如果某一脏器功能低下，影响血液生成物质的来源或气化过程，则可导致血液生成不足，而产生血虚的病理变化。

（二）血的运行

血循行于脉中，依靠气的推动和固摄作用的协调平衡在循环无端的密闭脉道内运行不息。心主血脉，心气可推动血液循环；"肺朝百脉"，肺气可使血液布散全身；脾主统血，脾气可固摄血液在脉道内循行；肝主藏血，主疏泄以调节血液。以上任何一个脏器的功能发生病理变化，都可引起血液运行的失常。

三、血的功能

血液中的营气和津液是人体生命活动必需的养料，血液的生理功能主要是濡养脏腑、经络、形体官窍等组织器官，是机体精神活动的主要物质基础。

（一）濡养滋润脏腑组织

人体无论脏腑经络，还是形体官窍，都必须获得血液的濡养滋润，才能发挥其各自的正常生理功能。如果血液供应不充足或血液亏虚，不能濡养滋润脏腑经络、形体官窍，必然导致相应的组织器官功能发挥失常或严重障碍，从而导致疾病的发生。如肝脏不能得到血液的滋润，导致"疏通气机"功能失常，可出现眩晕，视力减退，肢体麻木，关节拘急不利，妇女常见月经量少、色淡，甚则经闭等症状。

（二）神志活动的物质基础

心主神明，即心与人的精神神志活动相关。心血供应正常，才能保证心"主神明"的功能；若心血不足，可导致心神不安，出现心悸、失眠、多梦等症。脑是直接产生精神活动的器官，若脑的血液供应不足，会直接导致脑"产生精神活动"功能的发挥。所以，人体神志活动的正常发挥，有赖于血液这一物质基础的正常供应。

第三节　津　液

一、津液的概念

津液是机体内一切正常水液的总称，包括各脏腑器官的内在体液及其正常的分泌物，如汗、涕、泪、涎、唾。津液同气血一样，是构成人体和维持生命活动的物质基础。

一般将质地较清稀、流动性较大者称为津，分散于皮肤、肌肉和孔窍之中，起滋润作用；而将质地较稠厚，流动性较小者称为液，灌注于骨节、脏腑、脑髓之中，起濡养作用。津和液可以相互补充、相互转化，故并称津液。

二、津液的生成、输布、排泄

（一）津液的生成

津液取之于外而成之于内，源自饮食水谷，经过脾、胃、小肠和大肠的消化吸收而生成。

（二）津液的输布

津液的输布主要依靠脾、肺、肾脏腑的综合作用而完成的。

1. 脾气散精 脾主运化水谷精微，通过脾的转输作用，一方面将津液上输于肺，由肺的宣发和肃降，使津液输布全身而灌溉脏腑、形体和官窍。另一方面，又可以直接将津液向四周布散至全身。

2. 肺主行水 肺主行水，通调水道，为水之上源。肺接受从脾转输来的津液之后，一方面通过宣发作用将津液输布至人体上部和体表，另一方面，通过肃降作用，将津液输布至肾和膀胱以及人体下部。

3. 肾主津液 肾对津液输布起着主宰的作用。主要表现在两个方面，一方面肾中精气的蒸腾气化作用，是胃的"游溢精气"、脾的散精、肺的通调水道，以及小肠的分别清浊等作用的动力，推动着津液的输布；另一方面由肺下输至肾的津液，在肾的气化作用下，清者蒸腾，经三焦上输于肺而布散至全身，浊者化为尿液注入膀胱。

（三）津液的排泄

津液的排泄与津液的输布一样，主要依靠肺、肾等脏腑的综合作用。肺气宣发，将津液输布至体表皮毛，被阳气蒸腾而形成汗液，由汗孔排出体外。肺主呼吸，肺在呼气时也带走部分津液（水分）。尿液为津液代谢的最终产物，其形成虽与肺、脾、肾等脏腑密切相关，但尤以肾为最。肾之气化作用与膀胱的气化作用相配合，共同形成尿液并排出体外。大肠排出的水谷糟粕所形成的粪便中也带走一些津液。

综上所述，津液代谢的生理过程，需要多个脏腑的综合调节，其中尤以肺、脾、肾三脏最重要。若三脏中任何一脏或几脏功能失调，则可影响津液的生成、输布和排泄过程，破坏津液代谢的平衡，从而导致津液生成不足，或环流障碍，水液停滞，或津液大量丢失等病理改变。

三、津液的功能

津液主要功能是滋润、濡养作用。津液的代谢平衡有赖于脏腑的生理功能和协调平衡，其中脾、肺、肾三脏最为重要，他们发生病变则影响水液的代谢平衡，如形成伤津、脱液；或形成水、湿、痰、饮；或发生水液的停滞积聚等病症。

第四节　气血津液之间的关系

一、气与血的关系

气和血在性能上完全不同，气属阳，性动，主煦之；血属阴，性静，主濡之。气和血的关系，可以概括为"气为血之帅，血为之气母"。

（一）气为血之帅

1. 气生血 一方面，气化是血液生成的动力，从摄入的饮食物转化成水谷精微到化成血液，其中每一个转化过程都离不开气化。另一方面，气为化生血液的原料，所谓气旺则血充，气虚则血少，人体吸入的外界清气，经过肺的交换作用，构成人体血液的重要组成成分。

2. 气行血　气行血是指气的推动作用能够促进血液循环，血液的运行有赖于气的推动。如心气是血液运行的原动力，肺气能辅心行血，肝气疏泄能促进血液循环。气的正常运动，对保证血液的运行有着重要的意义，气行则血行，气止则血止。若气虚推动无力，或气滞血行不利，均可导致血行不畅，甚至形成血瘀。

3. 气摄血　气摄血是指气对血的统摄作用，使血液正常循环于脉管之中而不逸于脉外，是气的固摄作用的具体体现之一。统摄血液之气主要是指脾气，因而称"脾统血"。若脾虚不能摄血，则血无所主，因而脱失妄行。

（二）血为气之母

1. 血载气　是指血液有运载水谷之精气和自然之清气的功能。气存于血中，赖血之运载而达全身。否则，血不载气，则气将易于流散，无以所归。

2. 血养气　血生气是指血不断地为脏腑经络之气的生成和功能活动提供水谷精微，使其不断得到补充，而保持气的充足，维持正常生理活动。水谷精微是各种脏腑和经络之气的生成和维持其生理功能的主要物质基础，而水谷精微又赖血以运之，借脏腑的功能活动不断地供给营养。所以血盛则气旺，血少则气衰。

二、气与津液的关系

气与津液的关系与气与血的关系相似。

1. 气生津　津液源于水谷精气，而水谷精气赖脾胃之运化而生成，所以"气生津液"实质上是指脾胃之气能化生津液。脾胃之气充足，消化吸收功能健旺，则津液生成充足；脾胃之气虚衰，则津液化生不足。所以，津液的生成离不开气的作用，气是津液生成的物质基础和动力。

2. 气行津　气行津液是指气的运动变化是津液输布和排泄的动力。气的升降出入的运动作用于脏腑，表现为脏腑升降出入运动，而脾、肺、心、肾、膀胱之气的协同作用完成了津液在体内的输布、排泄过程。所以气行水亦行，气滞则水滞。

3. 气摄津　气摄津液是指气的固摄作用可控制津液的排泄，这一过程不仅依赖于气的推动和气化作用，还必须依赖于气的固摄作用，才能维持津液代谢的正常平衡。若气的固摄作用减弱，则体内津液过多地经汗、尿等途径外流，出现多汗、多尿、遗尿等病理现象，临床治疗时应注意补气固津。

4. 津载气　津液是气的载体之一，气依附于津液而输布到全身。津液载气有两方面含义，一方面，脉内津液可化生血液，能运载营气；另一方面，脉外津液贯注全身，能运载卫气。因此，津液的丢失，必导致气的损耗，所谓"吐下之余，定无完气"。

三、血与津液的关系

血与津液均是液态的物质，均有滋养和濡养作用，与气相对而言，二者均属于阴，在生理上相互补充、相互转化，病理上相互影响。

（一）血对津液的关系

运行于脉中的血液，渗于脉外变化为具有濡润作用的津液。当血液不足时，可导致津液的病变。如血液瘀结，无以渗入脉外为津液以养皮肤、肌肉，则肌肤干燥粗糙甚至甲错。失血过多时，脉外之津液，渗入脉中以补偿血容量的不足，因而导致脉外的津液不足，出现口渴、尿少、皮肤干燥等表现。所以大出血病人不能用发汗药物治疗。

（二）津液对血的关系

津液和血液均来源于水谷精微，而且津液不断地渗入孙络，成为血液的组成部分，所以有"津血同源"之说。汗为津液所化，汗出过多则耗津，津耗则血少，故又有"血汗同源"之说。如果津液大量损耗，不仅渗入脉内之津液不足，甚至脉内之津液亦渗出于脉外，形成血脉空虚，津枯血燥的病变。所以，对于多汗夺津或津液大量丢失的患者，不可以再用活血的方法治疗。

实例解析

实例：患者方某，剖腹产后第2天感冒，症见恶寒重鼻塞，无汗，给桂枝汤加减。这里恶寒重，无汗属于麻黄汤证，为何不用麻黄汤？

解析：感冒辨证虽属风寒表证无汗，治宜取麻黄汤发汗散风寒，但《伤寒论》麻黄汤证中述失血家和疮家不可发汗，由于产妇产后气血虚弱，血汗同源，津血同源，重发汗将加重气血虚弱，故仅给桂枝汤加减，而不宜麻黄汤治疗。

本章小结

气、血、津液是构成人体和维持人体生命活动的基本物质。

气是构成世界的最基本物质，一方面指极细微的、活动力很强，且不断活动着的物质；另一方面指人体脏腑、经络等组织的生理功能，如心气、肺气、胃气、经脉之气等。根据气的来源、分布部位和功能特点的不同，分为元气、宗气、营气、卫气。气的运动，称为"气机"；气的运动而产生的变化，称为"气化"。气的运动形式主要有升、降、出、入四种。气的功能主要有推动、温煦、防御、固摄、营养和气化等六个方面。

血，即血液，是循行于脉中的富有营养的红色液体，是构成人体和维持人体生命活动的基本物质之一。血液的功能一方面具有营养和滋润作用；另外血液是神志活动的物质基础。

津液是机体内一切正常水液的总称，是构成人体和维持生命活动的物质基础。津液主要功能是滋润、濡养作用。津液的代谢平衡有赖于脏腑的生理功能和协调平衡，其中脾、肺、肾三脏最为重要。

气和血的关系，可以概括为"气为血之帅，血为之气母"。前者是指气对血的作用，主要包括气生血、气行血、气摄血三个方面；后者是指血对气的作用，主要包括血载气、血养气两个方面。气和津的关系与气和血的关系相似，主要包括气生津、气行津、气摄津和津能载气。血和津同属阴，二者可以互相转化。

思考题

1. 什么是气？气的功能有哪些？
2. 津液的输布和排泄与哪些脏腑直接相关？
3. 气血津液之间的关系如何？

第四章 脏腑经络

学习导引

知识要求

1. **掌握** 脏腑的概念；五脏的生理功能和生理特性；经络的概念、生理功能，经络系统的组成。
2. **熟悉** 六腑的生理功能和生理特性；脑和女子胞的生理功能。
3. **了解** 脏与脏、脏与腑之间的关系；经络的循行分布规律。

能力要求

具备辨识中医的脏腑是一个体系，并能用抽象思维的方式认识中医脏腑的内涵。通过对经络的了解，达到认识人体气血流通体系的目的。

脏腑，是内脏的总称。根据脏腑的部位、形态、功能特点的不同，将脏腑系统分为五脏、六腑和奇恒之腑三类。中医对脏腑生理、病理的认识，古称藏象，是指隐藏于躯体内的脏腑组织器官及表现于外部的生理、病理现象。藏象学说认为人体以五脏为中心，通过经络系统，联络六腑、奇恒之腑，以及其他组织器官，归纳其相应组织的外在反映及精神情志与脏腑的对应关系，就构成了人体五脏生理活动系统，而且系统与系统之间，在生理上是相互联系、在病理上也是相互影响。中医在论述脏腑生理功能及病理变化时，多详于脏而略于腑。此外，中医各脏器名称，虽然与西医的脏器名称相同，但在生理、病理方面的含义却全然有别，两者不能等同理解。脏腑在中医学中不单纯是一个解剖学概念，更重要的是一个生理学或病理学方面的概念。

经络是运行全身气血，联系脏腑肢节官窍，沟通人体上下内外的通路，是人体结构的重要组成部分。经络学说是研究人体经络的循行分布、生理功能、病理变化及其与脏腑相互关系的学说，是古人在长期同疾病做斗争的医疗实践中逐渐积累和发展起来的，不仅是针灸、推拿与气功的理论基础，而且对指导中医临床各科均有重要意义。

第一节 五 脏

五脏，即心、肺、脾、肝、肾。五脏的共同生理功能是化生和贮藏精气以及产生和调节人体的神志活动。《素问·五脏别论》说："所谓五藏者，藏精气而不泻也，故满而不能实"。中医学认为，贮藏于五脏的精、气、血、津液等精微物质应经常保持充满而不能过度耗散，故称藏而不泻；并且五脏内充满精气，不同于六腑传化水谷那样虚实更替，故称"满而不能实"。

一、心

心位于胸腔偏左，横膈之上，肺之下，外有心包络。心在五行中属火，阴阳属性为"阳中之阳"，乃君主之官，与夏气相应。

（一）心的生理功能

1. 主血脉　心主血脉，指心脏推动血液在经脉内运行的生理功能。即心能推动心脏搏动、血液运行和脉管的收缩，使脉道通利，血流通畅，将营养物质输送于全身脏腑形体官窍。心气充沛，心脏搏动有力，推动和调节血液正常输布，营养全身，而呈现面色红润光泽。若心气不足，血运无力，导致心脏血液瘀阻，可见心悸，心前区憋闷疼痛，面色灰暗，口唇青紫，脉搏节律不整等；若心血亏虚，脉道不充，则可见心悸，面色口唇苍白，脉细无力等。另外，心主血尚有生血之意。

2. 主神志　神为人体生命活动的总称，有广义与狭义之分。广义的神是指人体生命活动的外在表现；狭义的神是指人的精神、意识和思维活动。中医认为人的精神意识思维活动这一功能归属于五脏，尤其是心。心神正常，表现为精神振奋，意识清晰，睡眠正常，思维活跃。反之则出现心烦心悸、失眠健忘，甚至狂躁昏迷等。

（二）志液体华窍

1. 在志为喜　指心的生理功能与精神活动的"喜"有关。若喜乐过度，可使心神受伤、神志涣散。

2. 在液为汗　由于汗为津液所化生，血与津液又同出一源，因此又有"血汗同源"之说，而心主血，故又有"汗为心之液"的说法。心气虚损，则可见自汗；心的阳气暴脱，可见大汗淋漓等。反之，汗出过多，也可损伤心脏阳气，而见心悸心慌、体倦乏力等，重则出现昏迷、表情淡漠以及"大汗亡阳"的证候。

3. 开窍于舌　舌的味觉功能和正确的表达语言，有赖于心主血脉和心主神志的生理功能。心的功能正常，则舌体红活荣润，柔软灵活，味觉灵敏，语言流利。如果心的生理功能异常，则可导致味觉的改变和语言表达障碍。

4. 在体合脉　指全身的血脉统属于心，心脏不停的搏动，推动血液在经脉内循行。心在体为脉的临床意义主要在于体察脉搏的跳动，诊断心及全身的病变。

5. 其华在面　心的生理功能正常与否，可以反映于面部。心气旺盛，血脉充盈，则面部红润有泽，奕奕有神。心血虚少，则可见面色苍白无华；心血瘀阻，则可见面色青紫等；血脉瘀阻，则面色青紫；心气不足，则可见面色㿠白甚或滞暗；若心阳暴脱则可见面色苍白，全身冷汗，脉微欲绝等；心经有热，则可见面色红赤。

二、肺

肺位于胸腔之内，膈膜之上，左右各一，通过气道口鼻与外界直接相通。肺在五脏中位置最高，居于诸脏之上，故有"华盖"之称。肺在五行中属金，阴阳属性为"阳中之阴"，肺为娇脏，喜润恶燥，不耐寒热，与秋气相应。

（一）生理功能

1. 主气，司呼吸　肺主气，指肺有主持、调节各脏腑经络之气的功能。

（1）主呼吸之气　肺的呼吸，不断地呼出体内的浊气，吸入自然界的清气，吐故纳新，完成体内外气体的正常交换，并促进气的生成，调节气的升降出入运动，从而维持着人体的新陈代谢和生命活动。

（2）主一身之气　肺主一身之气主要体现在两个方面，一是气的生成，肺参与宗气的生成，而人体的各种功能活动都与宗气有关；二是气机的调节，肺有节律的一呼一吸，对全身气的升降出入运动起着重要的调节作用。

2. 主宣发肃降

（1）肺主宣发　指肺气具有向上、向外升宣布散的生理功能。肺主宣发的生理功能主要体现于三个方面：一是宣发卫气，调节腠理之开合。二是宣散水谷精微和津液。三是排出浊气，完成气体交换。

（2）肺主肃降　指肺气具有向下通降和使呼吸道保持洁净的生理功能。

肺主肃降的生理功能体现在三个方面：一是吸入自然界的清气，由肾来摄纳之，保持呼吸的平稳和深沉。二是向下布散水谷精微和津液，摄入到人体内的水谷精微和津液还要通过肺的肃降向下布散，通过肺的肃降还可把代谢后的废水下输到膀胱生成尿液排出到体外，肃降作用还有利于大肠传导糟粕。三是肃清呼吸道，通过肺的肃降，可肃清呼吸道的痰浊等异物，保持呼吸的通畅。

3. 通调水道　指肺的宣发肃降功能对人体水液代谢具有疏通和调节作用。肺主通调水道的功能，主要体现在两个方面，一是通过肺的宣发，将水液布散于皮毛和周身，发挥其滋养作用。二是通过肺的肃降，将上焦水液向下布散，其中部分水液经肾的气化作用下输到肾和膀胱，生成尿液排泄出人体外部。此外，肺的肃降，推动大肠的传导，通过粪便也可带走部分水液。

4. 朝百脉、主治节

（1）朝百脉　指全身的气血均通过经脉朝会于肺。肺气虚损，清气吸入减少，宗气生成不足，助心行血功能减退，可导致心血瘀阻而见心前区憋闷刺痛。

（2）主治节　指肺对全身有治理调节的作用。主要体现在三个方面，一是治理和调节呼吸运动，使呼吸节律均匀，平稳深沉，有利于气体交换。二是治理和调节全身气机。三是治理和调节气血之运行。四是治理和调节水液代谢。肺为水之上源，肺主行水，肺气的宣发与肃降，对人体的水液代谢具有重要的调节作用。

（二）志液体华窍

1. 在志为忧（悲）　悲忧易于伤肺；肺虚时，则易于产生悲忧的情绪变化。

2. 在窍为鼻　鼻的通气和嗅觉功能均需依赖于肺气的作用。肺的功能失常，可见鼻塞流涕、喷嚏、喉痒喉痛、音哑或失音等。

3. 在液为涕　在临床上观察涕的变化，常有助于对肺病的诊断。风寒犯肺，则鼻流清涕；风热犯肺，则鼻流黄稠涕；燥邪伤肺，则干而无涕。

4. 在体合皮　肺气宣散卫气于体表，使皮肤红润光泽，正常开合和发挥防御外邪的作用。

5. 其华在毛　肺气宣发，将脾胃运化的精微物质输送到毛发，以营养之，使其光泽黑亮。

三、脾

脾位于上腹部，横膈之下，胃的左侧。脾在五行中属土，阴阳属性为"阴中之至阴"。脾喜升，喜燥恶湿，与长夏之气相应。

（一）生理功能

1. 主运化 脾主运化，包括运化水谷和运化水液两方面。

（1）运化水谷 指脾对饮食物的消化、吸收、布散、转化等作用，包括对饮食物的消化吸收、精微物质的转运输布及其向气血津液的转化等一系列生命过程。所以中医有"脾胃为后天之本"，"气血生化之源"之说。脾气虚损，运化水谷的功能减退，则机体的消化吸收功能失常，即可出现腹胀便溏、食欲不振，甚至面黄肌瘦、倦怠乏力等病变。

（2）运化水液 指脾对水液的吸收、转输和布散功能。脾运化水液的功能包括两个方面，一是摄入到人体内的水液，需经过脾的运化转输，气化成津液，通过心肺而到达周身脏腑组织器官，发挥其濡养、滋润作用；二是代谢后的水液及废物，需要经过脾转输至肺、肾，通过肺、肾的气化作用，化为汗、尿等排出体外，以维持人体水液代谢的协调平衡。脾气健运，水液运化正常。脾气虚，可产生痰饮、湿浊、水肿等病变。

2. 主升清 指脾气具有把轻清的精微物质上输于头目、心、肺，以及维持人体脏器位置恒定的生理功能。脾不升清，则清窍失于水谷精微的滋养，可见面色无华、头目眩晕，清阳不升，水谷并走大肠，则可见腹胀、泄泻等症。脾气的上升作用，还可以对内脏起升托作用，使其恒定在相应位置，脾气虚损，中气下陷，即可导致内脏下垂，如胃下垂、肾下垂，子宫脱垂，直肠脱垂等。

3. 主统血 脾气固摄血液，令其在脉管内运行，而不逸出脉外。脾气虚损，统血功能失常，临床可见尿血、便血、崩漏、肌肤发斑等出血症状。

（二）志液体华窍

1. 在志为思 思虑过度，多影响脾的运化功能，导致脾胃呆滞，运化失常，消化吸收功能障碍，而出现脘腹胀闷、食欲不振、头目眩晕等症。

2. 开窍于口 脾和则知五味，如果脾失健运，则不仅可见食欲不振，还可见到口味异常，如口淡无味、口腻、口甜等。

3. 在液为涎 若脾胃不和，则往往可导致涎液分泌增加，发生流涎等。

4. 在体合肉 人体的四肢、肌肉，均需要脾胃运化来的水谷精微的充养。脾气健运，肌肉丰满，健壮有力。若脾失健运，气血化源不足，肌肉失养，则可致肌肉瘦削无力，甚至痿软不用。

5. 其华在唇 口唇色泽是脾胃运化水谷精微功能状态的反应。

四、肝

肝脏位于横膈之下，腹腔之右上方。肝的生理功能特点为肝为刚脏，体阴而用阳，性喜条达而恶抑郁，主升发，与春气相应。

（一）肝的生理功能

1. 主疏泄 疏，即疏通；泄，即发泄、升发。所谓肝主疏泄，泛指肝脏疏通、条达、升发的生理功能，是指肝脏对全身阴阳气血的重要调节作用。

（1）调畅气机 气机，泛指气的升、降、出、入运动。人体的各种生理活动，都依赖于气的推动，受肝主疏泄功能的调节，肝对精神情志、饮食消化、津血代谢、生殖功能的影响，均建立在调畅气机的基础之上。

（2）调畅情志 情志与肝的疏泄功能密切相关。肝主疏泄功能正常，气血调畅，人的精

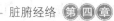

神情志正常。肝的疏泄功能太过，临床可见头胀头痛，急躁易怒等。肝的疏泄功能减退，气血不畅，肝气郁结，临床可见抑郁寡欢，多疑善虑等。

（3）促进消化　饮食物的消化吸收，主要依赖于脾胃的运化功能，但脾胃之间的纳运升降是否协调平衡，则又要依赖于肝的疏泄功能。肝气的疏泄异常，影响到脾的运化与升清功能，在上可见头目眩晕，两胁胀闷，在下可见腹胀腹泻等，中医称之为"肝脾不和"。若肝气疏泄异常影响到胃的受纳与腐熟功能，则在上可见呕逆、嗳气、纳呆，在中可见脘腹胀满疼痛，在下可见便秘，中医称之为"肝气犯胃"，又称"木旺乘土"。另一方面肝调节胆汁分泌，以助消化。如果肝气郁结、疏泄功能失常，则胆汁生成排泄障碍，出现胁肋胀满疼痛，口苦，纳食不化等症，胆汁外溢于皮肤，则可见黄疸等病症。

（4）调节血液的运行和津液的输布代谢　血液的运行和津液的输布代谢，亦有赖于气的升降出入运动。肝主疏泄的生理功能正常，气机调畅，则血津运行通利。如果肝气疏泄失常，气机阻滞，则可导致痰饮、水肿、瘀血等。

（5）调节生殖机能　肝可影响男女生殖功能，肝调节生殖功能异常，女子可见月经不调，周期紊乱、痛经、闭经、不孕等；男子则可见遗精、早泄等。

2. 主藏血　肝主藏血，是指肝脏具有贮藏血液、调节血量和防止出血的生理功能。肝脏贮藏血液可以濡养自身肝体，制约肝阳，避免肝升腾太过，亢逆为害。肝调节血量的分配，当活动剧烈时，肝贮藏的血液向外输布，安静时则归藏于肝。肝血虚少，血不养目可见眼目昏花、干涩、夜盲；血不养筋，可见筋脉拘急，麻木、屈伸不利甚至抽搐；血海空虚，还可见妇女月经量少，甚至经闭。肝藏血还可以防止出血，肝不藏血，则可见出血，如呕血、衄血等，女子则可见月经量多或崩漏。

（二）志液体华窍

1. 在志为怒　大怒伤肝，肝失疏泄，也可致情志失常，表现为心烦易怒。

2. 开窍于目　双目是肝的外在反应。若肝阴血不足，则可见两目干涩，视物昏花或夜盲；肝火上炎，则可见两目红肿热痛；肝阴虚而阳亢，可见头目眩晕；肝风内动，可见目睛上吊等。

3. 在液为泪　肝有异常，则可见泪液的分泌异常。肝阴血不足，则两目干涩；肝经风热，可见目赤、羞光流泪；肝经湿热，则可见目眵增多、迎风流泪等症。

4. 在体合筋　筋膜有赖于肝血滋养，才能强健有力，活动自如。如果肝血虚少，血不养筋，则可见肢体麻木，屈伸不利，甚则拘挛震颤；若热邪燔灼肝经，劫夺肝阴，筋膜失养，则可见四肢抽搐，颈项强直，角弓反张等动风之象。

5. 其华在爪　爪甲的荣枯，可反映肝血的盛衰。肝血充足，爪甲坚韧明亮，红润光泽；若肝阴血不足，爪甲失养，则爪甲脆薄，颜色而枯槁，甚则变形脆裂。

五、肾

肾位于人体腰部，脊柱两旁，左右各一。肾在五行中属水，阴阳属性为"阴中之阴"，肾为封藏之本，与冬气相应。

（一）生理功能

1. 肾藏精，主生长发育与生殖　肾藏精是指肾藏有构成人体和维持人体生长发育及各种功能活动的基本物质。中医学的精有广义和狭义之分。广义之精泛指人体内的一切精微物质；狭义之精指禀受于父母的生殖之精，人出生后，这种精藏于肾，成为繁衍下一代的物质基础，称为"先天之精"、"生殖之精"。肾所藏的精，包括"先天之精"和"后天之精"两部分。肾所藏的精可以转化为气，称为肾气。肾中精气能促进机体的生长、发育和生殖，机体生、长、壮、老、已的规律与肾中精气盛衰密切相关，而齿、骨、发的生长状况是了解肾中精气的标志，亦是判断机体生长发育和衰老的标志，所以称肾为"先天之本"。肾与生殖的关系极为密切，是通过"天癸"来完成的，所谓"天癸"，是指肾中精气充盛到一定程度所产生的一种具有促进人体生殖功能成熟并维持人体生殖功能的物质。

肾中精气充足，人的生长、发育和生殖功能正常。肾气虚衰，则影响人体的生长、发育和生殖，而出现生长、发育迟缓，智力低下，在小儿可见的五迟（立迟、行迟、语迟、齿迟、发迟）、五软（手软、足软、口软、颈软、肌肉软）。在成年人，可见早衰如发齿脱落、耳聋目花、记忆力减退、身体衰弱等，或可致生殖功能异常，出现性器官发育不良，性功能减退，月经迟发，闭经，不孕等。

2. 主水 指肾中精气的气化功能，对于体内津液的输布和排泄，维持体内津液代谢平衡起着极为重要的调节作用。肾主水的功能失常，可形成痰饮、水肿；肾的气化失常，导致膀胱气化不利，尿液生成排泄障碍，出现小便不利，甚或癃闭；肾的精气不足，封藏不固，导致膀胱失约，则可见尿频，小便清长，遗尿甚或尿失禁。

3. 主纳气 指肾有摄纳肺所吸入的清气，防止呼吸表浅的生理功能。肾的纳气功能正常，则呼吸均匀和调。肾的纳气功能减退，摄纳无权，可出现呼吸表浅，动则气喘，呼多吸少或呼吸困难。

（二）志液体华窍

1. 在志为恐 惊与恐相似，但惊为不自知，事出突然而受惊吓；恐为自知，俗称胆怯。恐伤肾，肾虚易恐。

2. 开窍于耳和二阴 肾精充足，耳有所养，听力正常。肾精不足，髓海空虚，不能充养于耳，则可见耳鸣、听力减退，甚或耳聋。尿液的生成与排泄虽由膀胱所主，但要依赖于肾的气化才能完成，肾主水，司膀胱开合，故排尿与肾关系十分密切。粪便的排泄，本为大肠传导功能，但亦与肾的功能有关。肾阳可以温脾阳，有利于水谷的运化，如肾阳虚不能温脾阳，导致脾运化失常，水谷并走大肠，可见五更泄泻；肾的阴精可濡润大肠，防止大便干结不通，肾阴虚，大肠失润，可见大便秘结不通；肾虚，封藏不固，可见久泄滑脱等。

3. 在液为唾 唾为肾精所化，有滋养肾中精气的作用。若唾多或久唾，则易耗伤肾中精气。

4. 在体合骨 骨的生长发育与肾精关系密切。齿与骨同出一源，亦由肾精充养，故称"齿为骨之余"，故牙齿的生长与脱落，与肾中精气的盛衰密切相关。

5. 其华在发 "发为血之余"，指肾精能生血，血能生发。发的营养虽来源于血，但生机根本在肾。肾精不足，在幼年可见发迟，在成人可见头发早白早落。

第二节 六 腑

六腑，即胆、胃、大肠、小肠、膀胱、三焦。六腑主传化水谷，泻而不藏。《素问·五脏别论》说："六腑者，传化物而不藏，故实而不能满也"。摄入到胃肠道的饮食物，精微物质被机体吸收后，其糟粕必须及时排泄到体外，故称为泻而不藏；并且六腑在进食后充满水谷，但应及时传化，虚实交替，故称"实而不能满"。由于六腑以传化饮食物为其生理特点，故有

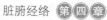

六腑以降为顺、以通为用之说。一旦"通"和"降"出现了异常，就会出现病态。

一、胆

胆位于右胁腹腔内，与肝紧密相连，肝与胆通过经脉相互络属，互为表里。

1. 贮藏和排泄胆汁 胆汁在肝内生成后，在肝的疏泄作用下，流入胆囊贮藏起来，在进食时贮存于胆囊的胆汁流入肠腔，以助消化。肝胆对消化的影响，不仅表现在胆汁的生成及排泄上，还表现为肝胆的疏泄功能对脾胃升降的促进作用，只有肝胆的疏泄功能正常、胆汁的生成和排泄无虞、脾胃升降有序，饮食物消化吸收才能得以正常进行。反之，则会引起相应的病理变化，肝胆的疏泄功能失常，胆汁不能得以正常生成和排泄，脾胃升降紊乱，可见胁痛、腹胀、食欲不振、恶心呕吐；胆汁上逆则可见口苦、呕吐黄绿苦水等；若胆汁外溢肌肤，则出现身、小便、目俱黄。

2. 主决断 胆主决断，是指胆在精神意识思维活动中，具有判断事物、作出决定的作用。胆的这一功能对于防御和消除某些不良精神刺激的影响，以维持精气血津液的正常运行和代谢，确保脏腑之间的协调关系，有着极为重要的作用。胆气豪壮之人，剧烈的精神刺激对其所造成的影响较小，且恢复也较快；胆气虚怯之人，在受到不良精神刺激的影响时，则易于形成疾病，出现胆怯易惊、善恐、失眠多梦等精神情志异常的病变。

二、胃

胃位于腹腔上部，上连食管，下通小肠。胃腔称为胃脘，分为上、中、下三部。与足太阴脾经相互络属，构成表里关系。胃的主要生理功能是主受纳和腐熟水谷，主通降，胃生理特性是喜润恶燥。

1. 主受纳、腐熟水谷 胃主受纳、腐熟水谷，是指胃气具有接受和容纳饮食水谷并将饮食物初步消化而形成食糜的作用，经过胃气的磨化和腐熟作用后，精微物质被吸收，并由脾气转输而营养全身，未被消化的食糜则下传于小肠以进一步消化。脾胃对饮食物的消化功能通常被称为"胃气"。饮食入口，经过食管达胃中，由胃接受和容纳，暂存于其中，故胃有"太仓"之称。机体精气血津液的化生，都依赖于饮食物中的营养物质，故胃又有"水谷之海"之称，胃气的受纳功能对人体的生命活动十分重要，故有"人以胃气为本"、"有胃气则生，无胃气则死"之说。胃气受纳水谷功能的强弱，可以通过食欲和饮食多少反映出来。

2. 主通降 胃气的通降作用，主要体现于饮食物消化和糟粕的排泄过程中。饮食物入胃，经胃气的腐熟作用而形成的食糜，下传小肠以进一步消化；小肠将食物残渣下移大肠，燥化后形成粪便；粪便有节制地排出体外。脾宜升则健，胃宜降则和，脾升胃降协调，共同促进饮食物的消化吸收。胃主通降是降浊，降浊是受纳的前提条件，胃失通降，则出现纳呆脘闷、胃脘胀满或疼痛、大便秘结等胃失和降之症。胃气不降反而上逆，则出现恶心、呕吐、呃逆、嗳气等胃气上逆之候。

三、小肠

小肠位于腹腔，其上端接幽门与胃相通，下端接阑门与大肠相连。心与小肠互为表里。

1. 主受盛与化物 受盛化物是指经过胃初步腐熟的饮食物下降到小肠，并在小肠内进一步充分消化和吸收，将水谷化为精微物质，经脾运化转输，以营养周身。小肠的受盛功能失常，则可见腹部胀闷疼痛；化物功能失常，可致消化、吸收障碍，出现消化不良、腹泻便溏，甚或完谷不化。

2. 主泌别清浊 小肠泌别清浊的功能是指将由胃下降到小肠的饮食物，分为水谷精微和食物残渣两部分；通过脾的运化功能，将吸收的水谷精微和津液，转输于心肺，并布散于周身，以维持人体正常的生理功能；泌别清浊后的糟粕，分为食物残渣及废水两部分，食物残渣下降到大肠，形成粪便而排出体外，多余的水分则可气化生成尿液排出体外。小肠的生理功能正常，则饮食物得以充分的消化吸收，清浊各走其道。小肠生理功能失常，不仅引起消化吸收功能失常，可出现腹胀腹痛、消化不良，还可导致二便排泄的异常，如小肠泌别清浊失常，则水液不能及时气化入膀胱，水谷并走大肠，可见大便稀薄、小便短少等症。

四、大肠

大肠位于腹中，其上口通过阑门与小肠相接，其下端为肛门，肺与大肠相互络属而构成表里关系。

1. 主传导糟粕 饮食物在小肠泌别清浊后，其浊者即糟粕则下降到大肠，大肠将糟粕经过燥化变成粪便，排出体外。

2. 大肠主津 大肠在传导糟粕的同时，同时吸收其部分水分使糟粕燥化，变为成形之粪便而排出体外。若大肠吸收水分过多，则大便干结而致便秘；反之，可见腹泻，大便稀溏。大肠功能失调，主要表现为大便排泄的异常。如大肠液亏，肠道失润，则大便干结难下；若湿热蕴结大肠，大肠气滞，传导失职，则可见腹痛、里急后重、下利脓血；脾肾阳虚，温煦、运化功能障碍，影响到大肠的传导，则见下利清谷或五更泄泻。

五、膀胱

膀胱位于小腹部，上通于肾，下连尿道与外界直接相通。膀胱与肾相互络属而构成表里关系。

1. 贮存尿液 人体津液代谢后的浊液（废水）则下归于肾，经肾气的蒸化作用，升清降浊。清者回流体内，重新参与水液代谢，浊者下输于膀胱，变成尿液，由膀胱贮存。

2. 排泄尿液 肾气与膀胱之气的作用协调，则膀胱开合有度，尿液可及时排出体外。肾气和膀胱之气的激发和固摄作用失常，膀胱开合失权，既可出现小便不利或癃闭，又可出现尿频、尿急、遗尿、小便不禁等。

六、三焦

目前常用的上、中、下三焦主要以人体部位的划分，膈以上为上焦，包括心、肺；膈以下脐之上为中焦，包括脾、胃；脐之下为下焦，包括肝、胆、小肠、大肠、肾、膀胱等。

（一）三焦的生理功能

1. 通行元气 三焦是人体之气升降出入的道路，人体之气通过三焦而布散于五脏六腑，充沛周身。

2. 运行水液 人体的饮食水谷，特别是水液的消化吸收，输布排泄，是由多个脏器参加、共同完成的一个复杂的生理过程，其中三焦起着重要的作用，三焦水液代谢的协调平衡作用，称作"三焦气化"。在水液代谢过程中，三焦有疏通水道、运行水液的作用，是水液升降出入的通路。三焦水道不利，则肺、脾、肾等输布调节水液代谢的功能也难以实现。

（二）三焦各自的生理功能特点

上焦主要宣发卫气、布散水谷精微。有"上焦如雾"之说。中焦主要是消化吸收水谷精微，化生血液。有"中焦如沤"之说。下焦主要是排泄糟粕和尿液。有"下焦如渎"之说。

第三节 奇恒之腑

奇恒之腑，即脑、髓、骨、脉、胆、女子胞。奇恒之腑虽然形态上多为中空而类似于六腑，但其功能特点多为贮藏精气而与六腑有别，并且生理特性是"藏而不泻"，也与五脏类似，故称为"奇恒之腑"。

一、脑

脑居颅内，由髓汇集而成。脑与思维、视觉、听觉及精神状态有关。

在中医藏象学说，将脑的生理和病理统归于心而分属于五脏，认为心是"君主之官，神明出焉"，为"五脏六腑之大主，精神之所舍也"。把人的精神意识和思维活动统归于心，故曰"心藏神"。同时，又按五种不同的表现分为魂、魄、意、志、神，这五种神分别归属于五脏，但都是在心的统领下而发挥作用的。因此，对脑和精神意识思维活动异常的精神情志病，也要注意与五脏的关系。

二、女子胞

女子胞，又称胞宫，即子宫，居于小腹。主要功能是主月经和孕育胎儿，与冲任二脉以及肾、心、肝、脾等有密切关系。

第四节 脏腑之间的关系

一、五脏之间的关系

（一）心与肺

心与肺之间的关系主要是气和血的关系。心主血，肺主气，气能推动血的运行，气的输布也依靠血的运载，所以心血和肺气是相互依存的。心主血脉，肺朝百脉，助心行血，肺主宗气，贯通心脉，这些都是血液正常运行的必要条件。心与肺在病理上相互影响。若肺气虚弱，则血液运行无力而导致心血瘀阻，出现心悸、气短、胸闷、口唇青紫等。如心气不足，则血脉搏动无力，影响肺的宣降功能，会导致咳喘、气促、胸闷等。

（二）心与脾

心与脾之间的关系主要体现在血液的生成和运行上。

脾气健运则血液生化有源，心血自能充盈。心气充沛，气的固摄正常，血液才能在脉道内正常运行而不逸出脉外。如脾气虚弱，血液化源不足，可见眩晕、心悸失眠、腹胀纳呆、便溏、倦怠、面色无华等心脾两虚证；脾不统血，则可见衄血、紫斑、崩漏等各种出血病证。

（三）心与肝

心与肝之间的关系主要体现在血液、精神及情志方面。

心主血，推动血液在脉道内运行不息；肝藏血，贮藏血液并调节全身各脏腑组织器官的血量分布，肝又主疏泄，调畅气机，有利于气血的运行。病理上心血不足与肝血不足常相互影响，可见心悸、失眠多梦、眩晕、肢体麻木、女子月经量少、爪甲不荣等症状并见的心肝血虚证。

心为五脏六腑之大主，精神之所舍，肝主疏泄，调畅情志，两脏共同调节人的精神、情志活动。临床上心与肝在情志上常互相影响，可见面红目赤、急躁易怒、心烦不寐，甚则可见哭笑无常以及狂乱等症状的心肝火旺证。

（四）心与肾

心与肾之间的关系主要体现在心肾相交、精血互生方面。

心位于上焦而属阳，肾位于下焦而属阴。心火下降于肾，使肾水不寒；肾水上济于心，使心火不亢，两脏之间这种阴阳动态平衡称为"心肾相交"，又叫"水火既济"。这种关系若遭到破坏而形成的病理变化，称之为心肾不交，临床可见失眠多梦、心悸易惊、健忘、腰酸、梦遗等症。此外，肾藏精，心主血，精血可互相滋生。

（五）肺与脾

肺与脾之间的关系主要表现为气的生成和水液代谢两个方面。

肺吸入的清气与脾摄入的水谷精微之气生成宗气并积于胸中，宗气走息道助肺呼吸，贯心脉助心以行气血。在病理上，肺脾两脏常互相影响，临床可见少气懒言、语声低微、咳喘无力、食少纳呆、腹胀便溏、倦怠乏力等脾肺两虚证，治疗上常采用"培土生金"或"脾肺双补"的方法。

水液代谢方面，肺主宣发肃降，主行水，通调水道；脾位于中焦，主运化水液，为水液升降出入之枢纽。两脏既分工又合作，在维持水液代谢平衡方面发挥重要作用。在病理上，肺脾两脏亦互相影响。若脾失健运则水液停聚而生痰，并影响肺的宣肃功能，可见咳嗽气喘、痰多等。肺病日久可影响脾的运化功能，除见咳喘无力外，还可见形瘦、饮食减少、腹胀便溏或水肿等湿浊困脾之象。

（六）肺与肝

肺与肝之间的关系主要体现于气机调节方面。在气机升降上，肺气肃降，肝气升发，肝从左而升，肺从右而降，升降得宜，则气机舒展。人体气血津液的运行，以肝肺为枢转，肝升肺降，以维持人体气机的正常升降运动。在病理情况下，肝与肺之间的生理功能失调，主要表现在气机升降失常，如肝气郁结日久化火，循经灼肺，出现胁肋灼痛、易怒、咳逆咯血等肝火犯肺证。

（七）肺与肾

肺肾之间的关系主要表现为呼吸、水液代谢及阴液互资三个方面。

由肺吸入的清气，必须下行至肾，由肾摄纳之，从而保证呼吸运动的深度。肾中精气不足，摄纳无权，或肺气久虚，损及肾气，可致肾不纳气，则见气短，呼吸困难、呼多吸少、动则喘甚，故曰"肺为气之主，肾为气之根"，"肺主呼气，肾主纳气"。

肾主水，其气化作用贯穿在水液代谢的始终，而肺为水之上源，主宣发肃降、通调水道，肺肾等脏相互配合，共同维持人体水液代谢的协调平衡。在病理上，肺肾功能失调，常互为因果，引起水液代谢障碍，肺宣降功能失调或肾气化不利，则可出现咳喘不得卧、尿少、水肿等症状。

肾阴为一身阴液之根本，对肺阴具有滋润作用，在五行中肺属金而肾属水，金能生水。故肺阴亦对肾阴具有资助作用，称为"金水相生"。若肺阴久亏，可下损肾阴，而肾阴不足，不能滋养肺阴，亦可致肺阴虚，最终可形成肺肾阴虚，可见潮热盗汗、腰膝酸软、干咳少痰、痰中带血等症。

（八）肝与脾

肝与脾之间的关系主要表现在疏泄与运化的相互为用、藏血与统血的相互协调方面。

肝协调脾胃升降，并疏利胆汁，促进脾胃对饮食物的消化及对精微的吸收和转输；脾气健旺，气血生化有源，肝体得以濡养而使肝气冲和条达，有利于疏泄功能的发挥。若肝失疏泄，气机郁滞，将影响脾胃的受纳、运化等功能，出现"肝脾不和"或"肝胃不和"，肝脾不和可见精神抑郁、胸闷善太息、胁痛、纳减、腹胀便溏等；肝胃不和可见胁肋、或胃脘胀痛、易怒、呃逆、嗳气等。脾失健运，也可影响肝之疏泄，导致"土壅木郁"之证，或因脾虚生湿化热，湿热郁蒸肝胆，胆汁外泄，则可形成黄疸。

肝主藏血，调节血量；脾主生血，统摄血液。脾气虚弱，则血液生化不足，或统摄无权而出血，均可导致肝血不足，肝失所养，而出现"肝脾两虚"证。

（九）脾与肾

脾肾之间的关系主要表现在先后天关系及津液代谢方面。

脾的运化全赖于脾之阳气的作用，但脾阳须依赖于肾阳的温煦才能强盛。肾藏精，但肾精必须得到脾运化的水谷精微的充养，才能充盛不衰。先后天之间的关系是"先天生后天，后天养先天"。如肾阳虚不能温脾阳，则脾阳虚衰，运化不利；或由于脾阳虚衰，日久及肾，导致肾阳虚衰，最终导致脾肾阳虚。临床表现为腰膝酸软、形寒肢冷、食少便溏，甚至五更泄泻。若脾病日久，运化失职，水谷精微化源匮乏，无以滋养先天，则肾精虚衰，人体生长发育迟缓，生殖功能障碍，在小儿可表现为生长发育不良，出现"五迟"、"五软"；在成人可见早衰、阳痿不育、经少不孕等。

脾主运化水液，为水液代谢的枢纽，肾主水液，气化作用贯彻在水液代谢始终，故曰"其本在肾，其制在脾"。如脾肾阳虚可导致水液代谢障碍，出现水肿、泄泻、小便不利等症。

（十）肝与肾

肝与肾之间的关系主要表现在阴阳互滋互制、精血同源及藏泄互用方面。

肝属木，肾属水，水能生木，又称为水能涵木。肝主疏泄和藏血，体阴而用阳。肾阴能涵养肝阴，使肝阳不致上亢，肝阴又可资助肾阴的再生。在肝阴和肾阴之间，肾阴是主要的，只有肾阴充足，才能维持肝阴与肝阳之间的动态平衡。

肝藏血，肾藏精，精血相互滋生。在正常生理状态下，肝血依赖肾精的滋养，肾精又依赖肝血的不断补充，肝血与肾精，相互滋生，相互转化，精与血都化生于脾胃消化吸收的水谷精微，故称"精血同源"。

肝主疏泄，肾主闭藏。肝肾之间存在着相互为用、相互制约、相互调节的关系，疏泄与闭藏，相反相成，这种关系主要表现在女子月经生理和男子排精功能方面。

二、六腑之间的关系

六腑，是以"传化物"为其生理特点。在饮食物的消化、吸收和排泄的一系列生理活动中，六腑既有明确的分工，又有密切的联系和配合。

六腑在不断完成其受纳、消化、传导和排泄功能时，宜通不宜滞，古人即有"六腑以通为用"，"腑病以通为补"的说法。六腑在病理上也是相互影响的。如胃有实热，耗灼津液，可使大肠津亏，大便燥结；肠燥便秘，也影响胃的和降，使胃气上逆，出现恶心、呕吐等症。又如胆火炽盛常可犯胃，导致胃失和降而见呕吐苦水。脾胃湿热，熏蒸肝胆，胆汁外泄，可出现黄疸等。

三、五脏与六腑之间的关系

脏与腑的关系，即是脏腑阴阳表里相合的关系。五脏属阴，六腑属阳；五脏为里，六腑为表，由其经脉相互络属；在生理上脏腑之间藏泻互用，在病理上也常互相影响。

（一）心与小肠

心与小肠通过经脉相互络属构成了表里关系。在病理上相互影响，如心经实火，可移热于小肠，引起尿少、尿赤涩刺痛、尿血等小肠实热的症状；若小肠有热，亦可循经脉上熏于心，可见心烦、舌红、口舌生疮糜烂等症状。

（二）肺与大肠

肺与大肠通过经脉的相互络属构成表里关系。肺气肃降，则大肠传导正常；大肠传导通畅，使肺气得以清肃下降。如肺热壅盛，灼伤津液，可使大肠失润而腑气不通；肺失肃降，则大肠传导无力，则会导致大便不畅；大肠实热壅滞，耗伤津液，气机不畅，会导致肺气闭滞，出现胸满、喘促等症状。

（三）脾与胃

脾与胃以膜相连，通过经脉相互络属而构成表里相合关系。

1. 纳运相成 脾主运化，胃主受纳，受纳与运化相辅相成，紧密配合，完成饮食物的消化吸收。在病理上，胃之受纳失常则脾之运化不利，脾失健运则胃纳失常而出现恶心呕吐、脘腹胀满、不思饮食等，称为"脾胃不和"。

2. 升降相因 脾气主升，以升为顺，胃气主降，以降为和。脾胃之间，纳运相合，升降相因，相反相成，饮食物才能得以正常的消化吸收。在病理上，脾升胃降相互影响。脾气不升，水谷夹杂而下，出现泄泻甚至完谷不化；胃气不降反而上逆，可见恶心呕吐、呃逆嗳气。

3. 燥湿相济 脾胃在五行中均属土，但脾为阴土，喜燥而恶湿；胃为阳土，喜润而恶燥。脾喜燥恶湿，是指脾主运化水液，易被湿邪所困；胃喜润恶燥，是指胃为水谷之海，阳气亢奋，易化燥伤津。正因为脾胃有此特性，故临床上脾阳易损，而导致水湿不运，胃阴易伤，而致消化异常，出现纳呆、恶心呕吐、腹胀等症状。

（四）肝与胆

胆附于肝，有经脉互为络属，构成表里关系，肝与胆的关系，主要表现在消化与情志方面。病理上肝胆病变也常同时并见，如肝胆火旺、肝胆湿热等证候。

胆汁为肝所生，只有在肝主疏泄的功能正常的情况下，胆汁才能顺利生成并适时排入肠腔以助消化。病理上，若肝失疏泄，可影响胆汁的生成、排泄并引起消化异常。临床可见口苦、纳呆、腹胀、胁肋胀痛，甚或可见黄疸。

肝主疏泄，调畅情志，胆主决断，与人之勇怯相关。肝胆之间相互为用，肝胆病变，常引起精神、情志异常，如可见多疑善虑、胆怯易惊等。

（五）肾与膀胱

肾与膀胱通过经脉相互络属，构成表里关系。二者关系主要表现在水液代谢方面。膀胱的贮尿和排尿功能均依赖于肾之气化和固摄作用。只有肾气充足，气化和固摄有权，膀胱才能开合有度，尿液才得以正常的生成、贮存和排泄。在病理上，若肾气虚衰，固摄无权，则膀胱开合无度，可见尿频、小便清长、遗尿甚或尿失禁；若肾阳虚衰，肾与膀胱气化不利，可见小便不利，甚或癃闭。

第五节 经 络

一、经络的概念和经络系统的组成

（一）经络的概念

经络是人体经脉和络脉的总称。经，有路径之意，经脉是经络系统的主干，较粗大；络，有网络之意，是经脉系统的分支，较细小。经脉有一定的循行径路，而络脉则纵横交错，网络全身，无处不至。经络系统通过其有规律的循行和错综复杂的联络交会，把人体的五脏六腑、四肢百骸、五官九窍、皮肉筋脉等组织器官联结成一个统一的有机整体，从而保证人体生命活动的正常进行。

（二）经络的组成

经络系统，由经脉、络脉及其连属组织组成，包括十二经脉、奇经八脉、十二经别、十五络脉、十二经筋和十二皮部。

经脉又有正经和奇经两大类，为经络的主要部分。正经有十二条，即手足三阴经和手足三阳经，合称十二经脉。

奇经有八条，即督脉、任脉、冲脉、带脉、阴跷脉、阳跷脉、阴维脉、阳维脉，合称"奇经八脉"。

络脉有别络、浮络、孙络之分。别络较大，共有十五条，其十二经脉与任、督二脉各有一支别络，再加上脾之大络，合为"十五别络"。别络有别走领经之意，可以加强表里阴阳两经的联系与调节。络脉浮行于浅表部位的称为"浮络"。络脉最细小的分支称为"孙络"。

二、十二经脉

（一）十二正经

十二正经又称正经十二经脉，对称地分布于人体的两侧，每一经脉的名称包括手或足、阴或阳、脏或腑三部分。行于上肢的经脉为手经，行于下肢的经脉为足经；阴经行于四肢内侧，阳经行于四肢外侧；阴经属脏，阳经属腑（见表4-1）。

表4－1　十二经脉的名称、分类及其在四肢部的分布规律表

	阴经 （属脏属里）	阳经 （属腑属表）	循行部位 （阴经行于内侧，阳经行于外侧）	
手	太阴肺经	阳明大肠经	上肢	前缘
	厥阴心包经	少阳三焦经		中线
	少阴心经	太阳小肠经		后缘
足	太阴脾经 *	阳明胃经	下肢	前缘
	厥阴肝经 *	少阳胆经		中线
	少阴肾经	太阳膀胱经		后缘

　　* 在足背部和小腿下半部，肝经在前缘，脾经在中线，至内踝上八寸处交叉之后恢复正常，即脾经在前缘，肝经在中线。

　　1. 十二经脉的走向规律　十二经脉之手之三阴从胸走手，手之三阳从手走头，足之三阳从头走足，足之三阴从足走腹络胸（见图4－1）。

　　2. 十二经脉的交接规律　十二经脉对称性地分布于人体的左右两侧，其走向交接、循行分布、表里关系和流注次序等，均有一定的规律（见图4－2）。在十二经脉的循行交接过程中，其交接部位也有明显的规律性。互为表里的阴经与阳经在四肢末端交接；同名手、足阳经在头面部交接；异名手、足阴经在胸腔内脏交接。

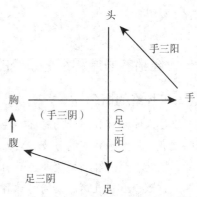

图4－1　十二经脉走行规律示意图

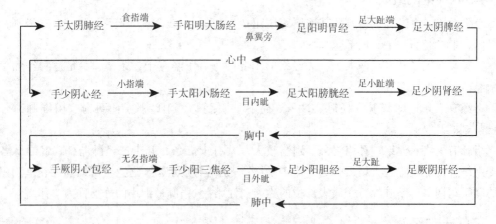

图4－2　十二经脉的交接部位示意图

三、奇经八脉

　　奇经八脉，是指十二经脉之外"别道奇行"的八条经脉，这八条经脉纵横交错，穿行于十二经脉之间，其分布不象十二经脉那样规则，与五脏六腑也没有直接的相互属络关系，相互之间也没有表里相合关系。奇经八脉的主要生理功能如下。

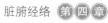

1. 密切十二经脉的联系 督脉"总督诸阳"，能联系手足三阳经脉而交会于督脉的大椎穴，故有"阳脉之海"之称；任脉"总督诸阴"，其脉多次与手足三阴经脉交会，故有"阴脉之海"之称；冲脉通行上下前后，渗灌三阴三阳，故有"十二经脉之海"之称；带脉是约束纵行诸经、沟通循行于腰腹部的经脉；阳维、阴维脉可组合所有的阳经和阴经，其中阳维脉维络诸阳，阴维脉维络诸阴；阳跷、阴跷脉左右成对，对分布于腿膝内外侧的阴经和阳经有协调作用，故有"分主一身左右阴阳"之说。

2. 调节十二经脉的气血 奇经八脉具有涵蓄和调节十二经脉气血的功能。当十二经脉的气血旺盛而有余时，就会流注于奇经八脉，蓄以备用；当人体生理活动需要或十二经脉的气血不足时，奇经中所蓄的气血则可溢出、渗灌和供应于全身组织。

3. 与某些脏腑关系密切 奇经在循行过程中直接与脑、髓、肾发生联系，如督脉"入颅络脑"、"行脊中"、"属肾"等；任、督、冲三脉，同起于胞中，带脉约束胞系，与女子的经、带、胎、产密切相关，故有"冲为血海"，"任主胞胎"之说。

四、经络的生理功能及经络学说的应用

（一）经络的生理功能

经络是人体内的一个重要系统，经络的正常功能活动，称为"经气"。

1. 沟通联系全身各部 人体是由五脏六腑、四肢百骸、五官九窍、皮肉筋脉等组成的。十二经脉及其分支，纵横交错，出表入里，通上达下，络属于脏腑之间；奇经八脉与十二经脉交叉相接，加强了十二经脉间的联系，并补充十二经脉在循行分布上的不足；十二经筋和十二皮部联络全身的筋肉皮肤，从而使全身各个脏腑组织器官有机地联系起来，构成一个表里上下彼此之间紧密联系、协调共济的统一体。

2. 运行气血，濡养全身脏腑组织 人体各个组织器官，均需气血的濡润滋养，才能维持其正常的生理活动。气血通达全身，发挥其营养脏腑组织器官、抗御外邪、保卫机体的作用。

3. 感应传导作用 感应传导是指经络系统对于针刺或其他刺激的感觉传递和通导作用，又称为"经络感传现象"。经络感传现象是指当某种刺激作用于一定穴位时，人体会产生某些酸、麻、胀、重等感觉，并可沿经脉的循行路线而传导放散。中医将此称之为"得气"或"气至"。针刺"得气"时，局部的酸麻胀感，属经络的感应作用；其酸胀感沿经脉上下传导，即属经络的传导作用。当然经络的感应与传导作用，同时具备，不能截然分开。

4. 调节平衡作用 经络能运行气血、协调阴阳，使机体的机能活动保持相对的平衡。当人体发生疾病，出现气血不和或阴阳偏盛偏衰等证候时，可运用针灸等治疗方法以激发经络的调节作用，从而达到"泻其有余，补其不足，阴阳平复"的目的。针刺经穴，通过经络作用于机体是一种良性双向调节作用。

（二）经络学说的临床应用

经络学说除了用以阐释人体的生理功能外，还被广泛用以阐释人体的病理变化，以及指导疾病的诊断和治疗。

1. 阐释病理方面的作用 经络具有抗御外邪、护卫机体的作用。经脉之气是人体正气的一部分，当经络失去正常的机能，即经气不利或正气相对虚弱时，即不能发挥保卫机体的作用，机体容易受外邪侵袭，从而导致疾病的发生，疾病亦通过经络发生内外传导。

（1）体表受邪，传之于内。外邪侵犯机体，首犯体表，然后沿着经络由表入里、由浅入

深的传变，从而引起脏腑的病变。如外邪侵袭不解，可内传肺脏，从而引起咳嗽、喘促等症状。

（2）内脏有病，形见于外。人体内脏发生病变时，可通过经络反映于体表，在体表的相应部位出现病理征象。如足厥阴肝经布胁肋，抵少腹，所以肝病常见两胁、少腹胀痛；真心痛，不仅表现为心前区疼痛，且常引及上肢内侧后缘，即是因为手少阴心经行于上肢内侧后缘之故。

（3）脏腑有病，相互影响。当某一脏腑有病时，可通过经络影响其他脏腑。如肝脉挟胃，肝病可以影响脾胃而出现食欲不振、嗳气吞酸、腹满泄泻；表里两经相互络属的脏腑在病理上亦常相互影响，如心火下移小肠而见小便赤涩刺痛。

2. 在诊断方面的作用

（1）根据经络循行路线诊断疾病　根据疾病在经络循行部位上所出现的症状与体征，结合经络所属的脏腑，从而确定病属何脏何腑。如缺盆中痛，常为肺的病变，因由缺盆是手太阴肺经所过之处的缘故。

（2）依据发病部位诊断经脉病变　病发于某一部位，何经经过此部位，则为何经病变。如头痛一症，可根据经脉在头部的循行分布规律来辨别；痛在前额多与阳明经有关；痛在两侧者，多与少阳经有关；痛在后头部及项部者，多与太阳经有关；痛在巅顶者，多与厥阴经有关。

（3）压痛诊断　经络循行通路上有明显的压痛或摸到结节状、条索状的反应物，常有助于疾病的诊断，如肺脏有病时可在肺俞穴出现结节或中府穴有压痛；肠痈可在阑尾穴处表现出压痛；长期营养不良患者可在脾俞穴处见到异常变化。

3. 在治疗方面的作用　经络学说广泛用以指导临床治疗。

（1）指导针灸与按摩治疗　主要是根据某一经或某一脏腑的病变，按照脏腑经络和穴位的关系，采取循经取穴、局部取穴或邻近取穴等，通过针灸或按摩，以调整经络气血的功能，从而达到治疗的目的。

（2）指导药物治疗　药物治疗也以经络为渠道，通过经络的传导转输，才能使药到病所，发挥其治疗作用。古代医家在长期的临床实践基础上，创立了药物归经的理论。

（3）指导预防保健　临床上常用调理经络的方法预防疾病。如足三里穴称为防病治病的保健强壮穴。

实例解析

　　实例：患者陈某，58岁，感冒，鼻塞，无汗，前额头痛牵扯项背部，苔薄白，脉浮紧。处方如下：川芎10g，白芷10g，羌活10g，细辛6g，防风15g，薄荷10g，荆芥12g，甘草6g，方中为何用羌活、白芷？

　　解析：经络理论常用来指导临床治疗，根据经络循行，该患者前额头痛连项，属于太阳、阳明经头痛，方中用羌活、白芷是因为羌活善治太阳经头痛，白芷善治阳明经头痛。此外，治少阳经头痛可用柴胡，且羌活、白芷、柴胡能作为引经药，引导其他药物归入以上各经而发挥治疗作用。

本 章 小 结

　　脏腑包括五脏、六腑和奇恒之腑三类。五脏，即心、肺、脾、肝、肾，五脏的共同生理功能是化生和贮藏精气以及产生。六腑，即胆、胃、大肠、小肠、膀胱、三焦，六腑主传化水谷，泻而不藏，将摄入到胃肠道的饮食物消化吸收，并将糟粕排泄到体外。奇恒之腑，即脑、髓、骨、脉、胆、女子胞。脏腑一阴一阳相为表里，心与小肠、肺与大肠、脾与胃、肝与胆、肾与膀胱，以及心包与三焦，构成表里关系，相表里脏腑间在生理功能上紧密联系。五脏各有外候，与形体诸窍之间，既有整体的联系，一脏与多体多窍相联，一体一窍与五脏相通。五脏的生理活动与精神情志活动密切相关。五脏系统生理功能的平衡协调，是维持机体内在环境相对恒定的重要环节，人体各脏腑器官通过经络相互沟通，在生理上相互联系，在病理上互相影响。

　　经络系统，由经脉、络脉及其连属组织组成，包括十二经脉、奇经八脉、十二经别、十五络脉、十二经筋和十二皮部。经络系统通过其有规律的循行和错综复杂的联络交会，把人体的五脏六腑、四肢百骸、五官九窍、皮肉筋脉等组织器官联结成一个统一的有机整体，具有联络脏腑、沟通上下内外，协调阴阳，维持机体平衡，从而保证人体生命活动的正常进行。

思考题

1. 分析五脏、六腑和奇恒之腑功能特点的异同。
2. 五脏、六腑的主要生理功能有哪些？
3. 水液代谢主要与哪些脏腑相关？
4. 经络系统的组成有哪些？
5. 经络的主要生理功能是什么？

第五章 体 质

学习导引

知识要求

1. **掌握** 体质的概念和影响体质形成的因素。
2. **熟悉** 体质的分类。
3. **了解** 体质的临床应用。

能力要求

具备辨识一般体质的能力，为根据不同体质而选择用药打下基础。

第一节 体质的形成

中医体质学是以中医理论为指导，研究人类各种体质特征，体质类型的生理、病理特点，并以此分析疾病的反应状态、病变的性质及发展趋向，从而指导疾病预防、治疗以及养生康复的一门学科。中医体质的形成与先天、后天关系密切，同时年龄、性别、地域、疾病等因素对体质的变化亦有重要的影响。

一、先天因素

先天因素，是指小儿出生以前在母体内所禀赋的一切遗传特征。中医学所说的先天因素既包括父母双方所赋予的遗传特征，又包括子代在胞宫中的营养状态，以及母体在此期间所给予的种种影响。这些都会从一开始就影响到子代的禀赋强弱。

二、后天因素

后天是指人从出生到死亡之前的生命历程。后天因素是人出生之后赖以生存的各种因素的总和，后天因素已成为影响体质的越来越重要的因素，在后天诸因素中，饮食、劳动、社会环境，以及外在的气候条件、内在的情志变化无一不在影响着体质。

1. 饮食 由于我国国土宽广，人们的饮食习惯及生活水平不尽一致，因此就会形成相应的体质差异。如饮食不足，影响机体精气血津液的生成，可使体质虚弱；饮食偏嗜，体内某种物质缺乏或过多，可引起机体脏气偏衰或偏盛，形成有偏颇趋向的体质，成为导致某些疾病的易发因素。饮食应有所节制，合理科学的饮食习惯，是维护和增强体质的重要因素之一。

2. 劳动、锻炼 一般来说，如果劳逸适度，对体质的增强有积极的作用。适度的劳动与锻炼，可促进气血运行于周身，对各脏腑组织起到很好的营养作用，在气血的滋养下，可使人体筋骨强壮，关节滑利，脏腑功能旺盛。但过于繁重的体力劳动或运动，对人的体质都将产生不利的影响。

3. 情志 七情的变化，又可以影响脏腑气血的运行，进而影响人体的体质。中医认为"恬淡虚无，真气从之"、"精神内守，病安从来"，所以我们要注意调畅情志。情志调和，则气血调畅，脏腑功能协调，体质强壮；反之，如果长期或强烈的精神刺激，超过了人体自身生理调节能力，则可导致各脏腑气血运行紊乱，功能下降，造成病理性体质。

4. 疾病 疾病使人体内的气血阴阳受到损伤或消耗，在通常情况下，机体将在病愈之后逐渐自我康复，不会影响体质。然而，某些疾病所形成的损伤不易很快修复，或因病后调养失宜，从而使气血阴阳的损伤变为稳定的体质因素。尤其是在某些大病、重病、久病之后，以及慢性消耗性疾病和营养失调性疾病，对体质的影响更加明显。

此外，药物也会影响人的体质。药物有寒热温凉四气之分、酸苦甘辛咸五味之别，可以治病，亦可以致病。长期偏用某些性味的药物，或为药邪、药毒所伤，人体脏腑气血阴阳就会出现偏盛偏衰，从而呈现出病理体质。

三、其他因素

1. 年龄 中医学认为，随着人体生、长、壮、老的变化，人体脏腑经络的生理功能及精气血津液的盛衰将随之发生规律性的变化。一般而言，小儿体质为"稚阴稚阳"之体，所谓"小儿稚阳未充，稚阴未长者也"。到了青春期则"气血渐充"，体质渐趋成熟，至青春期末，体质基本定型；青壮年则"阴阳充盛"，是人体脏腑气血阴阳最旺盛时期，因而也是体质最强健阶段；及至老年，则"五脏衰弱"，脏腑生理功能减退，体质日趋下降，逐渐呈现衰老现象。

2. 性别 性别的差异对体质特性有重要影响。男为阳，女为阴。男性多阳刚之气，体魄健壮魁梧，脏腑功能较强；女性多阴柔之质，体形小巧，脏腑功能较弱，女性又有经带胎产的特点。

3. 地理环境 人们生活在不同的地理环境条件下，受着不同水土性质、气候类型，以及由水土和气候而形成的生活习惯等影响而形成了不同的体质。我国南方多湿热，北方多寒燥，东部沿海为海洋性气候，西部内地为大陆性气候。因此西北方人形体多壮实，腠理偏致密；东南方人体型多瘦弱，腠理偏疏松。

第二节 体质的分类

目前临床多根据"阴平阳秘，精神乃治"理论，将体质分为阴阳平和质、偏阳质、偏阴质三种基本类型。阴阳平和质是理想的体质，但是阴阳的平衡，是动态平衡，总是存在偏阴或偏阳的状态，只要不超过机体的调节和适应能力，均属于正常生理状态。

一、阴阳平和质

阴阳平和质是功能较协调的体质。具有这种体质的人，其身体强壮，胖瘦适度，或虽胖而不壅滞，虽瘦而有精神；其面色与肤色明润含蓄，目光有神，性格随和、开朗，食量适中，二便调畅，对自身调节和对外适应能力强。

阴阳平和质者，不易感受外邪，少生疾病，或即使患病也往往能自愈或易于治愈。其精力充沛，工作潜力大，夜眠安稳，休息效率高。如后天调养得宜，无暴力外伤或慢性病患，则其体质不易改变，易获长寿。

二、偏阳质

偏阳质是指具有偏于亢奋、偏热、多动等特性的体质。偏阳质者多形体偏瘦，但较结实。其面色略偏红或微苍黑，或呈油性皮肤；性格外向，喜动，易急躁，自制力较差；其食量较大，消化吸收功能健旺。平时畏热、喜冷，或体温略偏高，动则易出汗，喜饮水；精力旺盛，动作敏捷，反应快，性欲旺盛。

偏阳质的人对风、暑、热邪的易感性较强，受邪发病后多表现为热证、实证，并易于化燥、伤阴。皮肤易生疔疮。内伤为病多见火旺、阳亢或兼阴虚之证，容易发生眩晕、头痛、心悸、失眠以及出血等病症。

此类体质的人阳气偏亢，多动少静，有耗阴之忧。兼之操劳过度，思虑不节，纵欲失精，则必将加速阴伤，进而发展演化为临床常见的阳亢、阴虚、痰火等病变。

三、偏阴质

偏阴质是指具有偏于抑制、偏寒、多静等特性的体质。具有这种体质的人，多见形体偏胖但较弱，容易疲劳；面色偏白而欠华；性格内向，喜静少动，或胆小易惊；食量较小，消化吸收功能一般；平时畏寒、喜热，或体温偏低。精力偏弱，动作迟缓，反应较慢。

偏阴质者对寒、湿之邪的易感性较强，感邪后多从寒化，常见表证不发热或发热不高，并易传里或直中内脏。冬天易生冻疮。内伤杂病多见阴盛、阳虚之证，容易发生湿滞、水肿、痰饮、瘀血等病变。

具有这种体质的人，阳气偏弱，易致阳气不足，脏腑功能偏弱，水湿内生，从而易形成临床常见的阳虚、寒湿、痰饮等病理性体质。

实例解析

实例： 患者方某，女，性格文静，不喜欢活动，平时喜欢喝热饮，睡觉姿势喜欢蜷卧。请分析其体质类型及饮食注意事项。

解析： 根据中医学体质分类法方某属于偏阴体质，平时饮食中应足以适度温补，注意加强运动和活动。

中医学认为人的体质不是终身不变的。随着疾病的发生，人的体质不但会对疾病的发展过程产生影响，同时人的体质也会受疾病的影响而发生变化。

此外，临床需要根据患者体质采取个体化方法进行预防疾病和治疗疾病。

本 章 小 结

中医体质学是以中医理论为指导，研究人类各种体质特征，以此分析疾病的反应状态、病变的性质及发展趋向，从而指导疾病预防、治疗以及养生康复的一门学科。中医体质的形成与先天、后天关系密切，同时年龄、性别、地域、疾病等因素对体质的变化亦有重要的影响。体质分为阴阳平和质、偏阳质、偏阴质三种基本类型。

思考题

1. 体质的形成与哪些因素有关？
2. 阴阳平和质、偏阳质、偏阴质的人各有何种特点？

第六章 病 因

病因，就是破坏人体相对平衡状态而引起疾病的原因。人体是一个有机的整体，人体各脏腑组织之间以及人体与外界环境之间经常处于相对平衡状态，维持着人体正常活动，此即所谓"阴阳平衡"。一旦这种平衡状态因某种原因受到破坏，发生紊乱并且不能及时恢复，导致"阴阳失调"，便会发生疾病。

致病因素是各种各样的，《内经》将其归为阴阳两类。汉代张仲景把病因按其传变概括为三个途径。宋代陈无择在张仲景分类的基础上，把病因与发病途径结合起来，提出了"三因学说"，即六淫邪气为外因；七情所伤为内因；饮食劳倦、虫兽、金刃等为不内外因。尽管这种分类方法不尽恰当，但对后世影响甚大。

第一节 外感病因

一、六淫

（一）六淫的基本概念

六淫，是风、寒、暑、湿、燥、热（火）六种外感致病邪气的总称。六淫侵犯人体所引起的疾病，统称为外感病。

自然界有风、寒、暑、湿、燥、热（火）六种正常气候，中医学称之为"六气"。正常情况下六气不使人发病。但当气候变化异常，超越了人体的适应能力，或人体正气不足，对气候变化的适应能力和抵御病邪侵袭的能力下降，六气即转化为六淫，即导致疾病的发生，这种情况下的六气就成为致病因素（邪气），称为"六淫"。

（二）六淫致病的共同特点

1. 外感性　六淫为病的受邪途径多侵犯肌表，或从口鼻而入，或同时受邪，故有"外感六淫"之称。

2. 季节性　六淫致病与季节气候密切相关。如春季多风病，夏季多暑病，长夏多湿病，深秋多燥病，冬季多寒病。

3. 地域性　六淫致病与居处环境密切相关。如久居湿地常有湿邪为病等。

4. 相兼性　六淫可单独致病，又可相兼致病。如风寒湿痹，为三种邪气相兼为患。

5. 转化性　六淫在发病过程中，不仅可以相互影响，而且其病机和病证的性质在一定条件下可以相互转化。如寒邪入里可以化热等。

（三）六淫的性质及致病特点

1. 风邪的性质及致病特点　风是春季的主气，自然界因风的影响而导致的疾病，多见于春天，但因风散见于四季，故而一年四季均可发病。

（1）风为阳邪，其性开泄，易袭阳位　风为阳邪，具有向上、向外、升发等特点。从对人体的影响而言，风邪易致人体腠理开张、气液外泄，故称为其性开泄。因风性升发，善于向上、向外，故风邪侵袭，多伤及人体头面和肌表，从而导致皮毛腠理开泄，常出现发热、头痛、汗出、恶风等症状。

（2）风性善行而数变　风性善行，是指风邪致病病位常无定处，游走不定。如风寒湿三气杂至而引起的"痹证"，若关节疼痛无定处，呈游走性，则为风邪偏盛，称之为"行痹"。风性数变，是指风邪致病具有发病急、变化快的特点。

（3）风性主动　动，指动摇不定。临床上所见抽搐、震颤、颈项强直、角弓反张，或眩晕、突然口眼喎斜、半身不遂、晕倒等均属风邪所致。

（4）风为百病之长　风邪为外感六淫致病的先导，寒、湿、燥、热等邪多依附于风邪而侵袭人体。

2. 寒邪的性质及致病特点　寒为冬季的主气。寒邪为病，冬季多见。寒邪伤于肌表者，称为"伤寒"；寒邪直中脏腑者，称为"中寒"。

（1）寒为阴邪，易伤阳气　"阴盛则寒"，寒为阴邪，易伤人体阳气而呈现寒象。如寒伤于表，卫阳受损，可出现恶寒等表寒证；寒中于里，脾阳受损，可出现脘腹冷痛、呕吐泄泻、四肢不温等里寒证。

（2）寒性凝滞，主痛　凝滞指凝结和阻滞不通。寒邪入侵人体，损伤阳气，使气血凝滞，经络阻滞不通，不通则痛，从而出现各种寒性疼痛。其疼痛特点为冷痛，得温则减，遇寒增剧。

（3）寒主收引　收引即收缩牵引之意。寒邪侵袭人体，常会使皮肤、肌腠、筋脉收缩挛急。如寒邪客于经络关节，经脉拘急收引，则可使肢体屈伸不利。

3. 暑邪的性质及致病特点　暑是夏季的主气，有明显的季节性。夏季的热病多称暑病。暑邪致病，轻者为"伤暑"，重者为"中暑"。

（1）暑为阳邪，其性炎热　暑为夏季火热之气所化，其性炎热，故为阳邪。暑邪为病，可出现壮热烦躁、汗出口渴、脉洪大等一派火热炎盛征象。

（2）暑性升散，耗气伤津　暑为阳邪，阳性升散，故暑邪侵入人体，多致腠理开张而多汗，汗出过多则耗伤津液，导致津液亏损而出现口渴喜饮、尿赤短少等症。津能载气，汗出过多，则气随津泄，导致气虚，可见气短乏力。

（3）暑多挟湿　暑令气候炎热，常又多雨潮湿，所以暑邪伤人，每兼湿邪，常在发热烦渴的同时，兼见头身困重、胸闷脘痞、恶心呕吐、四肢倦怠、大便溏泄等症，是为暑湿。

4. 湿邪的性质及致病特点　湿为长夏的主气，长夏时节湿气最盛，故长夏多湿病。

（1）湿为阴邪，易阻遏气机，损伤阳气　湿为水化而为阴邪。湿邪侵犯人体，留滞于脏腑经络，易阻遏气机，从而使气机升降失常。如湿阻胸膈，气机不畅则胸闷；若湿阻脾胃，脾胃纳运失职，症见不思饮食，脘痞腹胀，便溏不爽等。

（2）湿性重浊　重即沉重之意，指湿邪致病有沉重感。如头重身困或四肢酸楚沉重等。浊即秽浊垢腻之意，指湿邪为患者出现排泄物和分泌物秽浊不清等。

（3）湿性黏滞　黏即黏腻，滞即停滞。所谓黏滞是指湿邪致病具有黏腻停滞的特点。一是症状的黏滞性，即湿病症状多黏腻而不爽，如大便黏腻不爽，小便滞涩不畅，以及分泌物黏浊和舌苔黏腻等；二是病程的缠绵性，湿邪为病常起病缓慢，传变较慢，病程较长，往往反复发作或缠绵难愈。

（4）湿性趋下　水性趋下，湿类于水，其质重浊，故湿邪有趋下之势，易伤人体下部，其病多见下部症状。

5. 燥邪的性质及致病特点　燥为秋季的主气。秋天气候干燥，故多燥病。

（1）燥性干涩，易伤津液　燥为水分缺乏的表现，故燥性干涩。燥邪侵袭人体，最易耗伤人体津液，造成阴津亏乏的病变，从而表现为口鼻干燥、口渴咽干、皮肤干燥皲裂、毛发不荣、小便短少、大便干结等症。

（2）燥易伤肺　肺与外界大气相通，燥邪伤人最易损伤肺津，影响肺的宣发和肃降功能，从而出现干咳少痰或痰黏难咯、或痰中带血以及喘息、胸痛等症。

6. 热（火）邪的性质及致病特点　热为阳盛而生。热旺于夏季，但一年四季均可发生。

（1）热为阳邪，其性炎上　火热有燔灼、向上的特性，故症状多表现于上部。常见的如口舌生疮、面红目赤、齿龈肿痛等。

（2）热易耗气伤津　热邪侵犯人体，最易迫津外泄，消灼津液，导致津液亏乏。故热邪为病常伴有口渴喜冷饮，口干咽燥，小便短赤，大便干结等症。津液外泄，气亦随之而耗，常表现为少气懒言，肢体乏力等。

（3）热易生风动血　火热之邪伤人，往往燔灼肝经，劫耗阴液，使筋脉失养，肝风内动。此称为"热极生风"，可见四肢抽搐、目睛上视、角弓反张或颈项强直等。火热之邪侵入血分，可使血流加速，甚则灼伤脉络，迫血妄行，而致各种出血。

（4）热易致肿疡　热邪结聚于局部，易使气血壅滞，腐蚀血肉而致痈肿疮疡。

（5）热易扰心神　火热之邪伤于人体，最易扰乱心神，出现心烦失眠、狂躁妄动，甚则神昏谵语等症。

实例解析

实例：患者，男，39岁，患风湿性关节炎多年，今日加重。患者10天前因夜晚冒湿夜行而导致病情加重，今日疼痛较剧，遇寒加重，得热痛减。此病证为何邪导致？

解析：从疼痛较剧，遇寒加重，得热痛减等症状明显显示为寒邪导致，因寒性凝滞而导致局部气血不通，不通则痛。

二、疫疠

（一）疫疠的基本概念

疫疠，是一类具有强烈传染性的外感性致病因素，是具有强烈传染性和流行性的一类疾病。

（二）疫疠的致病特点

1. 特异性　疫疠种类繁多，致病不一。每种疫疠所致疾病，都有其特定的临床表现，症状相似。

2. 传染性和流行性　疫疠通过空气与接触传染，经口鼻或皮肤侵入人体。人感受疫疠后，则"皆向染易"，可在短时间内大面积流行，多人同时染病。

3. 发病急骤，传变迅速，病情危重　人体一旦感受疫疠，多迅速发病，而且常在初期病情就转为危重，如不及时治疗，往往导致死亡。

（三）疫疠发生与流行的因素

1. 气候条件　自然气候的异常变化常为疫疠的发生、繁殖及传播提供便利条件，从而导致疫疠侵入人体而发病。

2. 环境和饮食因素　空气、水源或食物污染，为疫疠提供了重要的传播途径。

3. 个人卫生及预防隔离　重视个人卫生，注意摄生，可以增强体质，防止疫疠的侵入。若及时进行治疗和隔离，则可防止疫疠病的蔓延。

第二节　内伤病因

一、七情

七情即指喜、怒、忧、思、悲、恐、惊七种情志变化，是人体对外界客观事物的不同情绪反应。在一般情况下，属于正常的情志活动。如果超过了人体生理所能调节的范围，引起阴阳失调、气血不和、经脉阻塞、脏腑功能紊乱，便可导致疾病的发生。因七情致病直接影响内脏，故属内伤病因，此即"内伤七情"。

1. 直接伤及内脏，易伤及心、肝、脾　情志活动以脏腑气血为物质基础，是由脏腑功能活动产生的。因此情志异常则直接作用于内脏，导致内脏功能活动的失常。

2. 影响脏腑气机　七情内伤亦常致气的升降出入异常。大怒可使肝气上逆，气血也随之上升（怒则气上）；喜之太过则反使心气涣散而不收（喜则气缓）；悲能伤肺耗气（悲则气消）；恐可使肾气受伤而气陷于下（恐则气下）；惊则心无所依，神无所附（惊则气乱）；久思可使气留而不行（思则气结）。

3. 影响病情发展　情志波动，可使病情改变，情志异常波动或悲观者，可使病情加重，甚或迅速恶化。

二、饮食

饮食所伤主要伤及脾胃，导致脾胃升降失常。

1. 饮食不节 过饥则气血生化之源缺乏，久之则气血衰少，正气虚弱，抵抗力下降；若暴饮暴食或过饱，则饮食摄入过量，可导致脾胃损伤。

2. 饮食不洁 饮食不洁可引起多种胃肠疾病。

3. 饮食偏嗜 饮食偏嗜可导致某些营养物质的缺乏而发生疾病。若过食生冷寒凉之物，可损伤脾胃阳气，导致寒湿内生；偏食辛温燥热之物，则可使胃肠积热。

三、劳逸

1. 过劳 是指过度劳累，包括劳力过度、劳神过度和房劳过度三个方面。劳力过度而积劳成疾，此时可出现少气无力、四肢困倦、神疲懒言、形体消瘦等症，即所谓"劳则气耗"。劳神过度是指思虑太过，劳伤心脾，可出现心神失养的心悸健忘、失眠多梦及脾失健运的纳呆、腹胀便溏等症。房劳过度是指性生活不节而伤肾，可出现腰膝酸软、眩晕耳鸣、精神萎靡等症。

2. 过逸 过度安逸会引起人体气血不畅，脾胃功能减弱，可出现精神不振、食少乏力、肢体软弱，甚则形体虚胖，动则心悸气喘、汗出等症，或继发他病。

四、内生五邪

一般将属于脏腑功能失调而引起内生的风、寒、湿、燥、热称为内风、内寒、内湿、内燥、内热，此即"内生五邪"。

1. 内风 内风是指风气内动，是由于各种原因导致阴液不足，阴血亏虚而导致肝血不足，筋脉失于濡养而发生的痉挛抽搐现象，亦称"风气内动"，即为肝风内动，常见证候有热极生风、肝阳化风、血虚生风、阴虚生风等。

2. 内寒 内寒是指寒从内生，是由于人体功能衰退，阳气虚弱而致。

3. 内湿 内湿多由脾之运化水湿功能障碍，水湿停聚而生，亦称"湿浊内生"。

4. 内燥 亦称"津伤化燥"，是由于人体津液或精血亏损所表现的病证。

5. 内热 常为脏腑阴阳气血失调而成，或由五志化热化火而致，亦称"火热内生"。

第三节 其他病因

痰饮、瘀血都是人体病理变化的产物，又能直接或间接留滞于机体的某些部位，引起脏腑组织新的病理改变，故又属致病因素。

一、痰饮

痰饮是机体水液代谢障碍所形成的病理产物。一般稠厚的称痰，清稀的称饮，合称痰饮。

1. 痰饮的形成 痰饮多由外感六淫或饮食不节或七情所伤等，使肺、脾、肾及三焦等脏腑气化功能失常，水液代谢障碍，以致水津停滞而成。

2. 痰饮致病的特点

（1）阻碍经脉气血的运行 痰饮随气流行，若流注于经络，易使经络阻滞，气血运行不畅。

（2）阻滞气机升降出入 痰饮流注于脏腑组织中，可阻碍气的运行，致使升降出入运动失常而变生他病。

（3）症状复杂，变幻多端　痰饮为病全身各处均可出现，无处不到，其临床表现也非常复杂。痰饮在不同的部位表现出不同的症状，变幻多端，其临床表现可归纳为咳、喘、悸、眩、呕、满、肿、痛八大症。

（4）扰乱神明　痰浊上扰而蒙蔽清窍，则会出现头昏目眩、精神不振；痰迷心窍或痰火扰心，心神被蒙，可导致胸闷心悸、神昏谵语或引起癫、狂、痫等疾病。

（5）舌脉　舌苔常滑腻，脉滑或弦滑等。

二、瘀血

瘀血，是血运失常，血液停滞而形成的病理产物。

1. 瘀血的形成　瘀血的形成主要有两方面的原因。一是气虚、气滞、血寒、血热等原因，使血行不畅而凝滞；二是因内外伤、气虚失摄或血热妄行等原因，造成血离经脉，积存于体内而形成。

2. 瘀血致病特点

（1）影响气机　瘀血形成之后，阻滞于局部，影响气血运行，出现经络阻滞、气机失调、血运不畅的各种病理变化。

（2）阻塞经脉　血瘀于经脉之中，可致血运不畅或血行停滞。经脉阻塞，血液不能正常运行，局部出现疼痛，甚则坏死等病变。

（3）易生险证　瘀血阻滞脏腑，留而不去，变生急症、险症。

3. 瘀血致病的症状特点

（1）疼痛　以痛如针刺刀割感，固定不移，痛处拒按，夜间痛甚为特征。

（2）出血　以血色紫暗或夹有血块为特征。

（3）肿块　外伤肌肤造成的瘀血，多表现为局部青紫肿胀；瘀血在体内积久不散者，则多表现为癥积，按之固定不移。

（4）皮肤黏膜青紫　常见唇舌紫暗，有瘀斑瘀点，面色黧黑，肌肤甲错等，为血瘀局部或瘀血阻滞，气血不得流通，局部失养所致。

（5）舌脉变化　舌质紫或瘀斑瘀点，或舌下青筋暴露。脉细涩、沉弦或结代等。

三、外伤

外伤包括跌打损伤、枪弹伤、金刃伤、烧烫伤、冻伤等。可造成皮肤、肌肉、筋骨的瘀血肿痛、出血脱液、筋伤骨折或脱臼等。如再有外邪从创口侵入，可引起伤口化脓、破伤风等。如外伤损及内脏、大血管或头部，可引起大出血、神志昏迷，甚或死亡。

━ 本 章 小 结 ━

中医学是根据病因来源、形成、发病途径、致病特点而分析病因学的。

外感病因中包括六淫、疫疠。六淫主要采用"取象比类"法，将自然界中的自然现象风、寒、暑、湿、燥、火等致病邪气，根据其物理现象观察人体对其反应，进行综合分析。

内伤病因中包括七情、饮食、劳逸、内生五邪。七情内伤主要影响到人体的气机运行；

饮食直接影响脾胃；劳逸直接伤害人体；内生五邪则为较重的病因。

其他病因包括痰饮、瘀血、外伤。痰饮致病复杂多变，往往导致一些疑难杂症；瘀血基本伴随着所有疾病的始终；外伤直接伤及人体肌肉、骨骼。

思考题

1. 风、寒、暑、湿、燥、火等病邪的致病特点有哪些？
2. 七情致病如何伤及气机？
3. 痰饮的致病特点主要有哪些？
4. 瘀血是如何形成的？其具体临床表现有哪些？

第七章 发病与病机

学习导引

知识要求
1. **掌握** 发病的基本概念；正气和邪气的基本概念。
2. **熟悉** 正气不足和邪气亢盛发病的机制；临床常见的发病类型。
3. **了解** 环境与发病的关系；基本病机。

能力要求
具备分析一般病机的能力；把握常见发病机制。

发病即为疾病的发生。病机即为疾病发生、发展、变化和转归的机制。

第一节 发 病

疾病发生的机制错综复杂，但总不外乎是正气与邪气两种力量的相互斗争的过程。

一、邪正斗争与发病

1. 正气不足是发病的内在根据 正气是人体正常功能活动的总称。是人体正常功能及所产生的各种维护身体健康的能力，表现为机体的防御抗病能力、修复再生能力和自我调控、适应能力等。

（1）正气存内，邪不可干 正气足以抗邪，邪气不易侵犯机体，或虽有侵袭，亦因正能御邪而不致发病。反之，如果机体脏腑、经络、器官等机能失常，导致正气虚衰，抗病能力低下，不足以抵御邪气，或邪气乘虚而入，即正不胜邪即可发病。

（2）邪之所凑，其气必虚 正气虚弱是发病的必要条件。机体脏腑组织的生理功能低下，抗邪防病和修复、再生能力不足；或邪气的致病毒力过强，超越了正气的抗病能力，使正气表现为相对虚弱，邪气均可入侵机体而发生疾病。

2. 邪气亢盛是发病的重要条件 邪气泛指一切致病因素。邪气作为发病的重要因素，与疾病发生的关系极为密切。

（1）邪气是导致发病的外因。

（2）邪气是决定和影响发病的性质、特征、证型的原因之一。不同的邪气侵犯人体，必然表现出不同的发病的方式、特征、证候类型等。

（3）邪气影响病位及病情、愈后等。邪气的性质与致病特征、受邪的轻重与发病的部位、病势的轻重、愈后的良好与否高度相关。

（4）邪气在某些特殊的情形中，邪气在发病中还起主导作用。如果邪气的毒力或致病性特别强盛，即使正气不虚，也会发病，这时邪气在发病的过程中就起决定性的主导作用。

3. 邪正盛衰与发病及预后　邪正斗争还关系到疾病的发展和愈后。

正胜邪却则不发病，邪胜正负则发病。在正邪相争的过程中，正气虚弱，抗邪无力；或邪气强盛，超过正气的抗邪能力，正气相对不足，邪胜正负，从而使脏腑、经络等机能失常，精气血津液失调，便表现为疾病。

二、影响发病的主要因素

疾病的发生与机体的内环境和外环境都有密切的联系。

1. 外界环境　主要包括气候因素和地域因素。

（1）气候因素与发病　四时气候各自不同的特点，容易引起相应部位的疾病。另外，在四时气候变化的影响下，容易发生季节性的多发病或常见病。

（2）地域因素与发病　人体受地域环境的直接或间接影响，可以反映出各种相应的生理和病理变化，易导致带有地域特征的常见病或多发病。地域差异，饮食行为不同，致病因素迥异，所以有地域性多发病和流行病。

2. 体质因素　体质是个体的形体结构、生理机能及心理活动的特征，是相对稳定的特质，往往决定着人体对某些致病因素的易感性及其所产生证候类型的倾向性。

3. 精神状态　长期持续的不良的情志状态和心理冲突，或突然强烈的情志刺激，超越了心神的可调节和可控制范围，即可导致阴阳失调、脏腑机能紊乱、气机运行障碍，或精气血津液代谢失常，从而使正气减弱，易发疾病。

第二节　病　机

一、邪正盛衰

1. 邪正盛衰与虚实变化　伴随着体内邪正的消长盛衰，在疾病过程中则相应地表现出虚实病理变化。

（1）虚证　是指以正气不足为主，而邪不亢盛的病理变化。正邪相争无力，难以出现剧烈的反应，表现出以衰退、虚弱、不固为特征的虚性病变。

（2）实证　是指以邪气亢盛为主，而正气未衰的病理变化。邪正剧烈相争，病理反应较强，表现出以亢奋、有余、不通为特征的实性病变。

（3）虚实夹杂　除单纯的虚证或实证外，往往邪实与正虚同时存在。

（4）虚实真假　是指疾病的本质与现象不一致，即为虚实真假。实证之邪气深结不散，气血瘀积体内，经络阻滞，气血不能外达而出现四肢厥逆，即为"大实有羸状"的真实假虚证；本为虚证，推动无力，功能失于鼓动而出现腹胀、喘满，即为"至虚有盛候"的真虚假实证。

2. 邪正盛衰与疾病转归　邪正盛衰对疾病转归起着决定性作用。

（1）正盛邪退　正气比较充盛，抗御病邪能力较强；或经过治疗，正气日渐恢复，均可使疾病趋于好转或痊愈。

（2）邪盛正衰　正气无力抗邪，则疾病趋于恶化，甚或死亡。

（3）正虚邪恋　疾病后期，正气已虚，邪气未尽，正气一时无力抗邪，邪气留恋不去。常使疾病由急性转为慢性，或留下某种后遗症。

（4）邪去正虚　疾病后期，邪气已除，但正气耗伤，有待逐渐恢复。多见于急、重病的后期。

实例解析

实例：患者李某，为慢性气管炎患者，形体消瘦，呼吸气短，自汗，脉弱无力；三天前偶感外邪，继之出现发热，咳喘气急，咯痰黏稠而色黄，苔腻等。此病证具体体现了哪些病机变化？

解析：病人为慢性气管炎，表现为一派虚象，近几天感受外邪而出现了实象，合而分析之，为虚实夹杂证。

二、阴阳失调

阴阳失调即对阴阳失去平衡协调病机变化的简称。

1. 阴阳偏盛　阴阳偏盛是指阴或阳高于正常水平，出现"邪气盛则实"的病机变化，最终导致实热证或实寒证，即"阳胜则热，阴胜则寒"。

（1）阳偏盛　阳偏盛即阳胜，指在疾病过程中出现阳气偏盛，机能亢奋、机体对致病因素的反应性增强、阳热过盛的病机变化。阳邪亢盛以热、动、躁为其特点，辨为实热证。

（2）阴偏盛　阴偏盛即阴胜，指在疾病过程中出现阴气偏盛，机能障碍，产热不足，以及阴寒性病理代谢产物积聚的病机变化。阴盛以寒、静、湿为其特点，辨为实寒证。

2. 阴阳偏衰　是指机体的阴或阳低于正常水平的病机变化。属于"精气夺则虚"的虚证。包括在疾病发展过程中，邪正之间的斗争导致了机体精气血津液等物质基础的不足，和脏腑、经络等生理功能减退的病机变化，形成"阳虚则寒"的虚寒证，或"阴虚则热"的虚热证。

（1）阳偏衰　阳偏衰即阳虚，是指机体阳气虚损，脏腑机能减退，反应降低，温煦作用下降的病机变化，阳虚不能制阴，阴气相对偏盛，以虚、寒、润为特点，辨为虚寒证。

（2）阴偏衰　阴偏衰即阴虚，指机体精血津液等物质基础不足，对机体滋润、濡养和宁静功能减退，阳热相对偏亢的病机变化，阴虚不能制阳，阳相对偏盛，以虚、热、躁为特点，辨为虚热证。

3. 阴阳互损　是指阴或阳任何一方虚损到一定程度，影响到另一方，形成阴阳两虚的病机。多见于肾阴亏虚和肾阳亏虚之间的相互影响，最终形成肾阴阳两虚。

（1）阴损及阳　是指由于阴液亏损，"无阴则阳无以化"，继而累及阳气生化不足，或者阳气无所依附而耗散。在阴偏衰的病机基础上，又导致阳气亏虚，形成以阴虚为主的阴阳两虚病机。一般情况下，阴损及阳的病机关键仍然是以阴液不足为主。

（2）阳损及阴 是指由于阳气亏损，"无阳则阴无以生"，进一步导致阴液的生成减少，在阳偏衰病机的基础上又导致阴液不足，从而形成以阳虚为主的阴阳两虚病机。一般情况下，阳损及阴，其病机的关键仍然是以阳气亏损为主。

4. 阴阳格拒 是阴阳失调病机中比较特殊的一类病机变化。由于某些原因引起阴或阳某一方偏盛至极而壅盛阻遏于内，将另一方格拒、排斥于外；也可由于阴或阳的一方极度虚弱，从而导致另一方相对偏盛，双方力量盛衰悬殊，盛者盘踞于内，将另一方排斥于外，迫使阴阳之间不能维系，从而出现真寒假热、真热假寒的病机变化。阴阳格拒的病机多出现在疾病的危重阶段。

（1）阴盛格阳 指阴寒之邪壅盛于内，逼迫阳气浮越于外，使阴阳不相维系而出现内真寒外假热的病机变化。

阴寒内盛是病机本质，故长期出现面白肢冷，精神萎靡，畏寒蜷卧，下利清谷，小便清长等阴寒内盛的表现。在其病情发展过程中突然出现面赤如妆，虚烦，言语增多但语声低微，自觉身热但不减衣被，口干不欲饮等假热的表现。

（2）阳盛格阴 指邪热极盛，阳气被郁于里，不得外达四肢，阴阳之气不相交通而出现内真热外假寒的病机变化。

阳热内盛是病机本质，故可见壮热面赤，胸腹灼热，声高气粗，心烦不安，渴喜冷饮，小便短赤，大便秘结等一派阳热亢盛之象。随着热度进一步增高，体内亢盛之阳郁闭于内，不能外达，而出现面色苍白，四肢厥冷，脉象沉伏等与疾病本质不一致的假寒现象，而且内热越盛，肢冷越重，所谓"热深厥亦深"。后者看似热象，实属热极似寒，阳证似阴的真热假寒。

5. 阴阳亡失 阴阳亡失，是指机体内阴液或阳气突然大量亡失，导致全身机能严重衰竭而生命垂危的病机变化。

（1）亡阳 是指在疾病发展过程中，机体的阳气突然大量脱失，导致全身机能活动严重衰竭的一种病机变化。亡阳的病机特点是阳气突然大量脱失。表现为精气不能内守而脏腑功能衰竭，阳虚阴盛的特征。临床表现为在长期患病，阳气虚损的基础上突然出现大汗淋漓，汗冷清稀，面色苍白，四肢厥冷，蜷卧神疲，脉微欲绝等病情危重证候。

（2）亡阴 是指在疾病发展过程中，机体阴液发生突然的大量亡失，从而导致全身机能活动严重衰竭的一种病机变化。亡阴的病机特点是阴液突然大量脱失。多表现为阴液大量脱失而脏腑功能衰竭，阴虚阳盛的特征。临床表现为在长期患病，阴液不足的基础上突然出现大汗不止，汗热黏稠，烦躁不安，气喘口渴，四肢温和，脉象躁疾等病情垂危的证候。

实例解析

实例：患者刘某，女，75岁。患者长期卧床，面白肢冷，精神萎靡，畏寒蜷卧，下利清谷，小便清长。今晨突然出现面赤如妆，虚烦，言语增多但语声低微，自觉身热但不减衣被，口干不欲饮等症状，此时的病机变化是什么？

解析：病人先表现为长期的阴寒内盛，后来突然出现看似的热象，实为内盛之阴寒逼迫虚阳外浮所致，即为阴盛格阳。

三、气、血、津液失常

气血失常，是指气血或不足，或运行失常，以及气血互根互用关系失调的病机变化。津液失调，是指津液生成、输布以及排泄障碍的病机变化。

1. 气血津液不足 先天禀赋不足、后天失养、脏腑功能失常以致化源不足；或久病不复、劳倦过度、汗多、失血、吐利过度等诸多因素，均可导致气血津液的耗损过多或生成不足，具体包括气虚、血虚、津亏、液枯，或气血双虚、气津两虚、津枯血燥等。常出现脏腑机能减退，或组织器官失于濡养等病机变化。

2. 气血津液运行失常 因外感六淫、内伤七情，或痰饮、湿浊、食积等阻滞，导致机体阴阳失调、脏腑功能紊乱，具体包括气滞、气逆、瘀血、痰饮、水湿等病机变化。

3. 气血津液关系失调 气血津液在生理上存在着相互依存、相互为用、相互制约等紧密关系，病理上必然相互影响。气血关系方面具体表现为气滞血瘀、气不摄血、气血两虚、气随血脱等病机变化；气津关系方面具体表现为津停气阻、气津两伤、气随津脱等病机变化；津血关系方面具体表现为津枯血燥、津亏血瘀等病机变化。

本 章 小 结

疾病的发生主要与正气、邪气的盛衰有关。正气不足是疾病发生的内在依据，而邪气亢盛是疾病发生的重要条件，且正邪的交争影响着疾病的进退。

病机主要包括邪正盛衰、阴阳失调、气血津液失调等。邪正盛衰贯穿在疾病发展变化全过程，并决定着疾病的虚实、转归。阴阳失调是一切疾病发生、发展变化机理的高度概括。气血津液失常与邪正盛衰、阴阳失调一样，不仅是脏腑、经络等病机的基础，而且也是分析研究各种临床疾病病机的基础。

思考题

1. 人体发病与哪些因素有关?
2. 阴阳失调的病机有哪些?

第八章 四 诊

学习导引

知识要求
1. **掌握** 问诊内容。
2. **熟悉** 望诊内容。
3. **了解** 闻诊、切诊内容。

能力要求
具备应用四诊来诊察疾病的能力；能够通过常见、特殊的症状、体征辨识疾病。

四诊，指望诊、闻诊、问诊和切诊诊察疾病的四种基本方法。

通过四诊可了解病情、辨别患者内在病情及测知疾病变化。但必须坚持整体审查、四诊合参、病证结合等基本原则，以全面收集症状、体征与了解病史，并经过综合辨析以准确审察疾病。

第一节 望 诊

望诊，是对病人的神、色、形、态、舌象以及分泌物、排泄物的色、质异常变化进行有目的观察，以测知内脏病变，了解疾病情况的一种诊断方法。

一、望神

神以精气为物质基础，是脏腑气血盛衰的外露征象，通过望神可以测知精气的盛衰，对判断正气盛衰、疾病轻重及愈后有重要意义。

望神，就是观察病人的外在征象，以判断脏腑阴阳气血的盛衰和疾病的轻重愈后。由于"目"为五脏六腑之精气所注，故而望目对望神尤为重要。

1. 得神 表现为两眼活动灵活，明亮有神，神志清楚，反应灵敏，语言清晰。得神又称有神，是精充气足神旺的表现，显示的是健康状态，若病中有神则表示正气未伤，脏腑功能未衰。病多轻浅，愈后较良。

2. 少神 症见精神不振，目光乏神，面色淡白少华，肌肉松弛，倦怠乏力，少气懒言等。少神又称神气不足，提示正气不足，精气轻度损伤，脏腑功能减退。可见于素体虚弱者，多见于轻病或疾病恢复期。

3. 失神　又称无神，分为精亏神衰、邪盛扰神两种，皆属病情危重。

（1）精亏神衰而失神　症见目光晦暗，目光呆滞，精神萎靡，反应迟钝，呼吸气微；循衣摸床，撮空理线；卒倒而目闭口开，手撒，尿遗等。显示精气大伤，脏腑功能衰竭，愈后不良。

（2）邪盛扰神而失神　症见神昏谵语或昏聩不语；猝倒神昏，两手握固，牙关紧闭。多因邪陷心包而内扰心神；肝风挟痰而蒙蔽清窍所致。

4. 神乱　即为神志意识错乱失常，见于脏躁、癫、狂、痫。

（1）脏躁　症见焦虑不安，心悸不宁，悲伤欲哭；或恐惧胆怯。提示心胆气虚，心失所养。

（2）癫病　症见表情淡漠，寡言少语，闷闷不乐，继则精神呆滞，哭笑无常。多因忧思气结，痰浊蒙蔽心神，或先天禀赋不足所致。

（3）狂病　症见烦躁不宁，登高而歌，弃衣而走，呼号怒骂，打人毁物，不避亲疏，力大过人。多为痰火扰心所致。

（4）痫病　症见突然跌倒，不省人事，口吐涎沫，四肢抽动，醒后如常。多与先天禀赋有关，或因肝风挟痰，蒙蔽清窍所致。

5. 假神　久病、重病、精气极度衰弱的患者，原本精气极度衰竭，却突然出现短暂的好转假象。如原来不欲言语，语声低弱，时断时续，突然转为言语不休者；原来精神极度衰颓，意识不清，突然精神转"佳"者；原来面色十分晦暗，忽然两颧发红如妆者；原不能食，突然欲食，且食量极大者。此为脏腑精气极度衰竭，正气将脱，阴阳欲将离决，又称"回光返照"、"残灯复明"，为临终前的征兆。

二、望面色

望面色是指通过观察面部的颜色及光泽来诊察病情的方法。其中颜色指色调，光泽指明亮度。在望面色中望泽较望色更为重要，观察颜面肤色的润泽与否，对诊断疾病的轻重和推断病情的进退有较重要意义。

（一）常色

常色是指健康人面部色泽。正常面色是红黄隐隐，明润含蓄。红黄隐隐为红黄隐现于皮肤之内，显示胃气充足、精气内含；明润含蓄为皮肤光明润泽，神采内含，显示精气充盛。

1. 主色　又称正色，是指与生俱来，一生基本不变的肤色。

2. 客色　是指因外界环境因素（如季节、昼夜、阴晴），或工作环境不同，可导致面色相应变化的正常肤色。

（二）病色

病色为疾病状态下面部显现的色，病色的特点是晦暗枯槁或暴露浮现。晦暗枯槁即面部肤色暗而无光泽，提示脏腑精气已衰，胃气不能上荣；暴露浮现即某种面色异常明显地显露于外。

1. 青色　主寒证、疼痛、气滞、瘀血、惊风。

寒性凝滞收引，或痛则不通，或瘀血阻滞，或惊风而经脉拘挛，均可导致面部脉络拘急不舒，气血运行不畅，最终导致气滞血瘀之证，表现于外则可见面色发青，甚至出现青紫色。

2. 赤色　主热证（实热、虚热）；亦主戴阳证。

热邪炽盛且炎上，热迫血行则脉络血液充盈而现面色红赤，故面赤多见于热证。若满面通红，多属实热证；如两颧潮红，则多属阴虚，阴不制阳，阳相对亢盛的虚热证；若久病、重病面色苍白却时而泛红如妆，多为戴阳证，是肾阳虚衰，阴寒内盛，阴盛格阳，虚阳上越的危重症候。

3. 黄色 主虚证、湿证。

面色淡黄，枯槁无泽，称为萎黄，多属脾胃气虚，气血不能上荣；面色黄而虚浮，称为黄胖，多是脾气虚衰，湿邪内阻所致。如面、目、身俱黄，称为黄疸，其中黄而鲜明如橘子色者，多属湿热之阳黄；黄而晦暗如烟熏者，多属寒湿之阴黄。

4. 白色 主虚证（血虚、气虚、阳虚）、寒证、失血证。

面色淡白而无华，唇舌色淡，为血虚或失血所致；面色㿠白，多属阳气不足；面色苍白，当属亡阳、大失血，或阴寒内盛所致，阴寒内盛者常伴有疼痛。

5. 黑色 主肾虚、寒证、水饮、瘀血、疼痛。

面色发黑，多因肾阳虚，阴寒内盛，血失温养，或寒盛筋脉拘急所致。面黑暗淡或黧黑者，多属肾阳虚，水寒不化，浊阴上泛；面黑干焦者，多属肾阴虚，阴虚火旺，虚火灼阴，机体失养；眼眶周围发黑者，多属肾虚水饮或寒湿带下；面色黧黑，肌肤甲错者，多由瘀血日久所致。

三、望形态

（一）望形体

肥胖之人多由痰湿积聚所为，属形盛气虚，即所谓"肥人多痰"、"肥人湿多"；消瘦者多阴血不足，阴虚不能制阳，虚火内炽，故有"瘦人多火"之说。

（二）望姿态

面向里卧，体蜷缩为阴证；面向外卧，手足伸展为阳证。

病人身体的某个部位不时颤动或振摇不定而不能自主者，或为热盛动风，或为虚风内动；手足蠕动，多为脾胃气虚或阴虚动风；四肢抽搐，是为肝风内动；半身不遂或口眼㖞斜者，多属中风。

四、望体表

1. 斑疹 斑和疹都是全身疾病反映于皮肤的一种证候表现。

（1）斑 皮肤黏膜出现深红色或青紫色片状斑块，平铺于皮下，摸之不碍手者，压之不褪色。多因外感温热邪毒或脾虚血失统摄而发。

（2）疹 色红疹点小如粟，高出于皮肤，摸之碍手，压之褪色。

麻疹是儿童常见的急性发疹性传染病，初起常见恶寒发热，咳嗽流涕，或耳后有红络，继之从头面到胸腹四肢发疹，多因感受时邪疫毒所致。

风疹是一种较轻的发疹性传染病，初起类似感冒，以疹色浅淡、细小稀疏、瘙痒不已、耳后及枕部臖核肿大为特征，多因外感风热时邪所致。

瘾疹是一种以突然出现皮肤丘疹为特征的疾患，丘疹边界清楚，剧烈瘙痒，抓挠后增大增多，骤发骤退，退后不留痕迹，反复发作，多因营血虚而风邪中于经络，或为过敏。

2. 水疱 即皮肤上出现的小水疱。

（1）白㾦 又名白疹，是皮肤上出现的晶莹如粟的透明小疱疹，高出皮肤，擦破流水，以胸部及颈项部为多见，偶见于四肢，不见于面部。为湿郁肌表，汗出不彻所致。

（2）湿疹　皮肤红斑迅速形成丘疹、水疱，密集成片，瘙痒搔破渗液而出现红色湿润糜烂面，多因外受风、湿、热邪客于肌肤而发。

（3）缠腰火丹　多见于一侧腰部或胸胁部水疱，排列如带状，局部刺痛，多因肝经湿热熏蒸所致。

3. 痈疽疔疖　属于在皮肤体表部位的疮疡一类的外科病症。

（1）痈　根盘紧束，红肿高大，焮热疼痛，多为湿热火毒蕴结，气血壅滞所致。

（2）疽　漫肿无头，部位较深，皮色不变，多为气血亏虚，阴寒凝滞所致

（3）疔　形小如粟，根脚坚硬，麻木疼痛，多发于颜面、手足，多因刺伤所致，或感受外毒所为。

（4）疖　根浅局限，形小而圆，红肿不甚，容易化脓，脓溃即愈，多为外感火热毒邪或湿热蕴结所致。

五、望头面

（一）望头

小儿头大、头小、方颅多因肾精不足所致。

解颅（囟门迟闭）常由先天肾精不足或后天脾胃虚弱所致。

（二）望发

小儿头发稀疏黄软，多因先天不足；小儿发结如穗而枯黄无泽，多为小儿疳积；成人发黄干枯，稀疏易落，多属精血不足；青年人白发，多为肾虚或劳神伤血，亦可为先天禀赋所致。

突然片状脱发，多为血虚受风；头皮多脂多屑，为血热化燥所致。

（三）望面

单见口眼㖞斜（面瘫）为风邪中络所致；口眼㖞斜兼见半身不遂，多为肝阳化风，风痰阻闭经络所致。

六、望舌

望舌主要是观察舌质和舌苔两个方面的变化。

正常舌象为舌体柔软，活动自如，颜色淡红，舌苔薄白均匀，苔质干湿适中。简称"淡红舌、薄白苔"。

1. 望舌质　望舌质对于诊察脏腑精气盛衰存亡，判断疾病愈后转归具有重要意义。包括望舌色、望舌形、望舌态。

（1）望舌色　主要观察舌质颜色的异常变化。

淡白舌：较正常舌色浅淡。主气血不足，阳虚。

红舌：舌色较正常加深，主热证。舌红苔黄为实热；舌红少苔，或无苔，或裂纹为虚热。

绛舌：舌色较红舌深，或略带暗红色。主内热深重。主热盛。温病中表示邪热深入营血；内伤杂病多属阴虚火旺。

紫舌：主气血瘀滞（寒凝或血热）。绛紫而干燥或芒刺为实热证，淡紫而湿润为阴寒证。

（2）望舌形

胖大舌：较正常舌体胖大。若舌体胖嫩而色淡，多属脾肾阳虚，津液不化，水饮痰湿阻

滞所致；舌体肿胀满口，色深红，多是心脾热盛；舌肿胀色青紫而暗，多见于中毒。

裂纹舌：舌面上有明显的裂沟。多由阴液亏损不能荣润舌面所致。若舌质红绛而有裂纹，多属热盛津伤，阴精亏损；舌色淡白而有裂纹，常为血虚不润；舌淡白胖嫩，边有齿痕而兼见裂纹，多为脾虚湿浸。

齿痕舌：舌体的边缘见牙齿的痕迹。舌淡胖大而润，边有齿痕，多属寒湿壅盛或阳虚水停；舌淡红而有齿痕，多为脾虚或气虚。

芒刺：舌高起如刺，摸之棘手。主热邪亢盛，且热愈盛则芒刺愈多。根据芒刺所生部位，可分辨邪热所在脏腑，如舌尖有芒刺，为心火亢盛；舌边有芒刺，为肝胆火盛；舌中有芒刺，为胃肠热盛。

（3）望舌态　主要是观察舌体运动的变化。

强硬（舌强）：舌体强硬，运动不灵活，屈伸不便，或不能转动，甚则语言謇涩。主热入心包、热盛伤津、风痰阻络。

痿软（舌痿）：舌体软弱，伸卷无力，转动不便。主气血俱虚极、阴亏已极。

颤动：舌体震颤不定且不能自主。多主肝风内动。

吐弄：舌伸长，吐露出口外者为吐舌。舌时时微出口外立即收回口内，或舌舔口唇上下或口角左右，称为弄舌，多主心脾有热。

歪斜：舌体偏斜于一侧。多属中风或中风之先兆。

短缩：舌体紧缩不能伸长。多属危重证候的反映。

2. 望舌苔　正常舌苔是胃气蒸化食浊而成，病苔是胃气挟邪气上蒸而成。望舌苔，包括望苔色及苔质两方面。

（1）望苔色　苔色与病邪性质有关，察苔色可以推断疾病性质。

白苔：为正常舌苔，亦主表证、寒证。苔薄白而滑，多为外感寒湿或阳虚水泛；苔薄白而干，多为外感风热或凉燥所致。

黄苔：主热证、里证。淡黄为热轻，深黄为热重，焦黄为热结。黄腻苔主湿热、痰热内蕴、食积化腐。

灰（浅黑色）苔：主里热证、寒湿证。若苔灰而润，则多为寒湿内阻，或痰饮内停；而苔灰干燥，则多属热炽津伤，或阴虚火旺。

黑苔：主里热炽盛、阴寒内盛。黑苔多由灰苔或焦黄苔发展而来，多为重证阶段。若苔黑而燥裂，甚则生芒刺，多为热极津枯；苔黑而润滑，则多属阳虚寒盛。

（2）望苔质　主要观察舌苔的厚薄、润燥、腻腐、剥脱、有根无根等变化。

厚薄：透过舌苔能隐隐见到舌体的为薄苔，表明病邪表浅，多属表证；透过舌苔不能见到舌体的为厚苔，表明病邪深重，多属里证。

润燥：舌苔润有津为润苔，表明津液未伤；舌面水分过多为滑苔，多是水湿内停；舌面干燥少津为燥苔，表明燥热伤津。或阴液亏耗的病证。

腻腐：腻苔是舌面上覆盖着一层浊而滑腻的苔垢，颗粒细腻而致密，刮之难去，多见于湿浊、痰饮、食积等阳气被阴邪所抑的病变；腐苔是苔质颗粒较大，松软而厚，形如豆腐渣堆积舌面，刮之易脱，多由阳热有余，蒸腾胃中腐浊邪气上升而成，常见于食积、痰浊等病。

剥落：舌苔剥落不全，剥脱处光滑无苔（花剥苔），为胃气不足、胃阴损伤所致；若舌苔全部剥落，舌面光洁如镜，即为光剥舌（镜面舌），是胃阴枯竭、胃气大伤的表现。

七、望排出物

排出物色白质稀者，多为寒证、虚证；色浊质稠者，多属热证、实证。

1. 痰涎　痰色白而清稀，多为寒证；痰色黄而黏稠者，多属热证。痰少而黏，难以排出者，多属燥痰；痰白易咯而量多者，为湿痰。咳吐脓血如米粥状，为热毒蕴肺，多是肺痈证；痰中带血，或咳吐鲜血，多为热伤肺络。

2. 呕吐物　呕吐痰涎，质清稀者，属于寒饮；呕吐物清稀并夹有食物、无酸臭味者，多为胃气虚寒；呕吐物秽浊酸臭，多为胃热或食积；吐血鲜红或暗红，夹有食物残渣，多为肝火犯胃或瘀血内停；呕吐脓血，味腥臭者，多为内痈。

第二节　闻　诊

一、听声音

（一）语声异常

语声高亢宏亮，多言而躁动者，属实证、热证；语声低微无力，少言而沉静者，属虚证、寒证。

语声重浊，常见于外感，亦见于湿浊阻滞，为肺气不宣，气道不畅所致。若发不出音，称为"失音"，亦有虚实之分，外感病感邪后又伤于饮食、妊娠末期气道受阻者，多属实证；内伤病肺肾阴虚，津液不能上承者，多属虚证。

（二）语言异常

"言为心声"，语言错乱多属于心的病变。

1. 谵语　神识昏糊，胡言乱语，声高有力。常属于热扰心神（温病邪陷心包、阳明腑实、热入营血、痰热扰心）。

2. 郑声　神志不清，语言重复，时断时续，声音低弱。属心气大伤，精神散乱。

3. 狂言　言语粗鲁，狂妄叫骂，失去理智控制。是痰火扰心所致。

4. 独语　喃喃自语，见人便止，首尾不续。多是心气虚，精不养神所致。

5. 语言謇涩　舌体强硬，吐字不清。多属于风痰上扰。

（三）呼吸异常

1. 气微与气粗　呼吸微弱，多是肺肾之气不足，属于内伤虚损；呼吸有力，声高气粗，多是热邪内盛，气道不利，属于实热证。

2. 哮与喘　呼吸困难，短促急迫，甚则鼻翼煽动，或张口抬肩不能平卧者称为喘。喘气时喉中有哮鸣声者称为哮。

若喘息气粗，声高息涌，惟以呼出为快者属实喘，多因肺有实邪，气机不利所致；若喘声低微息短，呼多吸少，气不得续者属虚喘，乃肺肾气虚，出纳无力所致。

3. 咳嗽　咳声重浊，多属实证；咳声低微气怯，多属虚证。呈阵发性，咳而气急，连声不绝，终止时作鹭鸶叫声的，称为顿咳（百日咳）；咳声如犬吠，多为白喉。干咳无痰，或只有少量稠痰，多属燥邪犯肺或阴虚肺燥。

4. 呃逆、嗳气　呃声高亢而短，响亦有力，多属实热；呃声低沉而长，气弱无力，多属虚寒。若久病胃气衰败，出现呃逆，声低无力，则属危证。

嗳气，又称噫气，多见于饱食后，可由宿食不化，肝胃不和，胃虚气逆等原因引起。食后嗳出酸腐气味，多为宿食停积，或消化不良，无酸腐气味的，则为肝胃不和或胃虚气逆所致。

二、嗅气味

病人有尿臊味（氨味）提示为水肿病晚期；小便有烂苹果味（酮体味）提示为消渴病患者。

第三节　问　诊

问诊，是医生进行有目的询问。为中医诊察疾病的基本方法之一。

一、问寒热

病人有冷感分为恶寒、畏寒，恶寒是病人的主观感觉，凡病人感觉怕冷，甚则加盖衣被、近火取暖仍觉寒冷者，称为恶寒。若虽怕冷，但加衣被或近火取暖而有所缓解者，称为畏寒。发热除指体温高于正常者外，还包括患者自觉全身或某一局部发热的主观感觉，如"五心烦热"、"骨蒸潮热"等。

（一）恶寒发热

疾病初起即有恶寒发热，多见于外感表证。

1. 恶寒重发热轻　为外感风寒表证。因寒邪束表伤及机体阳气，故而恶寒重；寒性收引凝滞，卫阳郁而不宣，郁久化火，因而发热。

2. 恶风而发热轻　恶风为遇风觉冷、避之可缓，为外感风邪所致。因由风性开泄，腠理疏松，阳气郁遏不甚，正邪交争不剧所为。

3. 发热重恶寒轻　为外感风热表证。因风热为阳邪，阳邪致病则阳盛，故发热重。风热袭表，卫外不固，腠理开泄，所以微恶风寒。

（二）但寒不热

1. 新病恶寒（突起恶寒而体温不高）　主里实寒证。寒邪直中脏腑、经络，机体失于温煦。

2. 久病畏寒　主里虚寒证。多属阳气虚衰，不能温煦肌肤。

（三）但热不寒

1. 壮热　病人高热不退（39℃以上），不恶寒反恶热，主里实热证。多见于风寒入里化热，或风热内传，正盛邪实，正邪相搏，里热炽盛，蒸达于外。常见于伤寒阳明经证或温病气分证。

2. 潮热　发热如潮汐之有定时，或按时而发或按时而热更甚。

阴虚潮热：午后或入夜即发热，以五心烦热（心胸烦热、手足心热）、骨蒸（热自骨向外透发的感觉）为特征，又称"骨蒸潮热"。

湿温潮热：以午后热甚，身热不扬（肌肤初扪之不觉很热，扪之稍久则觉灼手）为特征，其病多在脾胃，病机多因湿遏热伏，热难透达所致。

阳明潮热：日晡（申时，下午 3～5 时）阳明经气血旺时而热甚，故又称"日晡潮热"，是由于胃肠燥热内结（阳明腑实）所致。

3. 长期低热　指发热日期较长，而热度仅较正常体温稍高（一般不超过 38℃），或仅病人自觉发热而体温并不高者。长期低热的病机复杂，可见于阴虚潮热、夏季发热、气虚发热等多种情况。

（四）寒热往来

恶寒与发热交替而作，多见于半表半里证。

1. 伤寒少阳证　寒热往来，发无定时。为邪气不太盛，正气也不强，邪气既不能侵入于里，正气也不能祛邪使之出表，正邪交争于半表半里的表现。

2. 疟疾　寒战与壮热交替，发有定时，一日一次或二、三日一次者，疟邪伏藏于半表半里之间，入与阴争则寒，出与阳争则热。

实例解析

> **实例**：患者，女，26 岁，因"咳嗽 5 天"来院就诊。患者 5 天前因受凉后出现咳嗽，咽痒，喉间有痰，痰色白，伴恶寒发热，头身酸痛，舌质淡红，苔薄白，脉浮紧。诊断为咳嗽，应辨析为何种原因所致？
>
> **解析**：从因"咳嗽 5 天"来院就诊，患者 5 天前因受凉后出现咳嗽，咽痒，喉间有痰，痰色白分析，此为咳嗽；从伴恶寒发热，头身酸痛分析，此为外感风寒表实证。综合分析为外感风寒之咳嗽。

二、问汗

汗是津液在阳气的蒸化下出于体表而成，即所谓"阳加于阴谓之汗"。

1. 表证辨汗

（1）表证无汗，多属外感风寒邪之伤寒表实证，因寒性收敛，使腠理致密，汗孔闭塞而无汗。

（2）表证有汗，多属外感风邪，或卫阳虚弱，复感外邪的表证，因风性开泄，其性升散，易袭阳位，可使腠理疏松而汗出。亦可见于外感风热表证。

2. 里证辨汗

（1）自汗　日间经常汗出不止，活动后更甚，多因气虚卫阳不固所致。

（2）盗汗　入睡则汗出，醒后则汗止，多因阴虚火旺。睡时卫阳入里，里热亢盛，蒸发阴津而致汗出，醒时卫阳达表，固护肌肤，腠理固密，故而汗止。

（3）绝汗　大汗出，并见高热、烦渴饮冷、脉洪大等症，是为阳热内盛迫津外泄的实热证；冷汗淋漓，伴有呼吸喘促、神疲气弱、四肢厥冷、脉微欲绝等症，则为阳气将绝，元气欲脱，津随气泄的危候，即亡阳证；若汗热而黏如油，烦躁口渴，脉细数或疾，为枯竭之阴津外泄之危象，即亡阴证。

3. 局部汗出

（1）头汗出　仅头部汗出或头颈部汗出较多，多为上焦热盛、中焦湿热蕴结之湿郁热蒸、元气将脱之阴阳离决。

（2）手足心汗　多为阴虚内热而迫津外泄、阳明燥热内结、中焦湿热郁蒸。

（3）阴汗　多为下焦湿热郁蒸所致。

三、问疼痛

（一）问疼痛的性质

1. 胀痛　即胀且痛者，多属气滞。

2. 重痛　疼痛并有沉重的感觉，多为湿滞经脉所致。

3. 刺痛　疼痛如针刺，痛处固定，夜间痛甚，主瘀血。

4. 绞痛　痛如绞割，多因有形实邪闭阻气机而成。

5. 灼痛　痛有灼热感而喜凉，由火邪导致。

6. 冷痛　痛有冷感而喜暖。实寒多因寒邪阻络，气血运行不畅，不通则痛；虚寒则为阳气不足，终致脏腑、经络失于温养，不荣则通。

7. 隐痛　疼痛不剧烈，隐隐而痛却绵绵不休，持续时间较长，一般多是气血不足，阴寒内生，气血运行不畅所致。

8. 掣痛　抽掣或牵引而痛，即为掣痛，多由筋脉失养或阻滞不通所致。

（二）问疼痛部位

主要问胸痛、胁痛、脘痛、腹痛、腰痛等，对了解病变所在的脏腑经络有一定的意义。

四、问饮食口味

1. 口渴与饮水　口渴多饮，常见于热证；大渴喜冷饮，为热盛伤津；渴喜热饮，饮量不多或口渴欲饮，水入即吐，小便不利，多为痰饮内停，水津不能上承；口渴而不多饮，常见于急性热病，多属热入营血；口干，但欲漱水不欲咽，病属瘀血；大渴引饮，小便量多，是为消渴。

2. 食欲与食量　食少见于久病，兼有面色萎黄、形瘦、倦怠者，属脾胃虚弱；食少伴有胸闷、腹胀、肢体困重、舌苔厚腻者，则多是脾湿不运；食后胃痛减轻者，属虚证；食后胃痛加重者，属实证，为内有积滞或气滞血瘀之证。

食欲过于旺盛，食后不久即感饥饿者，为消谷善饥，为胃火炽盛，腐熟太过所致；有饥饿感，但不想吃，或进食不多者，为饥不欲食，多因胃阴不足，虚火上扰所致；易饥多食，但大便溏，纳呆，属胃强脾弱。

3. 口味异常　口苦，多见于热证，特别是常见于肝胆实热的病变；口甜而腻，多属脾胃湿热；口中泛酸，多为肝胃蕴热；口中酸馊，多为食积内停；口淡乏味，常见于脾虚不运。

五、问二便

（一）问大便

1. 便次异常

（1）便秘　大便干燥坚硬，排出困难，排便间隔时间长，便次减少。实则多因热结肠道，大肠津亏，传导失司；虚则多因阴虚液少，或气液两亏，或气虚失运，或血虚失运。

（2）泄泻　大便稀软不成形，甚则呈水样，便次增多，间隔时间相对缩短，称为溏泄或泄泻，常见于脾失健运，小肠不能分清别浊，水湿直趋大肠的病证；水粪夹杂，下利清谷或五更泄泻，多为脾肾阳虚、寒湿内盛；腹痛则泻，泻后痛减者多是肝郁脾虚；大便夹有不消化食物，酸腐臭秽，多是伤食积滞。

2. 便质异常　完谷不化多为脾胃虚寒、肾阳虚衰或伤食所致；大便时干时稀，多为肝郁脾虚、肝脾不和；大便先干后溏，多属脾胃虚弱；便血则多由热毒痢疾、大肠湿热、大肠风燥、胃肠热盛、迫血妄行、脾不统血等病因所为。

3. 便感异常　排便时，肛门有灼热感，多是热迫直肠；大便滑脱不禁，肛门有下坠感甚或脱肛，多见于脾虚下陷的久泄；里急后重，多见于痢疾；大便溏泄不爽，多是肠道气机不畅；便色黑如柏油而大便反易，多属瘀血。

4. 便色异常　泻下黄糜而臭，多属大肠湿热；大便灰白，多为肝失疏泄（胆汁排泄障碍）。

（二）问小便

1. 尿量异常　尿量增多为肾虚；尿量减少为实热证、伤津过度、水肿病。

2. 尿次异常　小便频数为湿热蕴结下焦，膀胱气化不利或肾阳不足，肾气不固，膀胱失约所致；癃闭则为湿热下注、瘀血内结、结石阻塞，或年老气虚、肾阳不足所致。

3. 排尿感异常　小便涩痛为湿热蕴结，膀胱气化不利；余沥不尽、小便失禁、遗尿均为肾气不固，膀胱失约所致。

4. 尿色异常　小便清长为虚寒证；小便短黄为实热证；尿中带血，为热伤血络或脾不统血所致；尿有砂石为湿热内蕴，日久煎熬尿液结成；小便混浊为湿热下注膀胱或中气下陷所致。

六、问睡眠

1. 失眠（不寐）　为阳不入阴、神不守舍的病理表现。不易入睡多为心肾不交；睡后易醒多为心脾两虚；睡后时时惊醒多为胆郁痰扰；夜卧不安多为饮食积滞。

2. 嗜睡（多眠）　昏沉而嗜睡者，多由痰湿困遏，清阳不升所致；神疲欲寐，闭眼即睡，呼之即醒或朦胧迷糊，似睡非睡，似醒非醒者，又称之为"但欲寐"，是少阴心肾阳虚之征；若昏睡见于急性热病者，多属邪入心包，热盛神昏之象。

七、问耳目

1. 耳鸣、耳聋

（1）耳鸣　患者自觉耳内鸣响，如闻蝉鸣或潮水声，或左或右，或两侧同时鸣响，或时发时止，或持续不停。若暴起耳鸣声大，用手按而鸣声不减，属实证，多因肝胆火盛所致；渐觉耳鸣，声音细小，以手按之则鸣声减轻，属虚证，多与肾虚精亏，髓海不充，耳失所养有关。

（2）耳聋　即病人听觉丧失的症状，可由耳鸣发展而来。新病突发耳聋多属实证，因邪气蒙蔽清窍，清窍失养所致；渐聋多属虚证，多因脏腑虚损而成。一般而言，虚证多而实证少，实证易治，虚证难治。

2. 目眩　是指视物昏花迷乱，或眼前有黑花闪烁，小虫在飞行的感觉。多因肝肾阴虚、肝阳上亢、肝血不足、气血不足、目失所养而致。

实例解析

实例：患者，女，54岁，主因"入睡困难反复发作3年余，加重2周"就诊。3年前患者围绝经期出现入睡困难、睡眠不实、早醒等症，近2周无明显诱因失眠症状加重。现症夜间思虑纷扰，难以入睡，甚则通宵不眠。潮热多汗、手足心热、耳鸣如蝉，头晕头胀，腰膝酸软，时有心慌惊悸。舌光红，少苔，脉弦细。中医诊断为不寐。"耳鸣如蝉"的症状与哪个脏腑相关？此病病因为何？

解析：肾开窍于耳。从夜间思虑纷扰，难以入睡，甚则通宵不眠分析，此病证涉及到心；从潮热多汗、手足心热、耳鸣如蝉，头晕头胀，腰膝酸软分析，此病证涉及到肾。二者综合之，此病证涉及到心、肾。为心肾阴虚，虚火上扰所致。

八、问经带

1. 问月经 包括期、量、色、质等方面的内容。

（1）经期 月经周期指上次月经来潮至本次月经来潮之间的时间。

月经先期：月经提前八九天以上者，连续两个月经周期。实证可见于肝气郁滞，疏泄功能异常；或瘀血内阻，血液不循常道；或里热炽盛，热邪迫血妄行。虚证可见于气虚不能摄血，血行无制。

月经后期：周期错后八九天以上者，连续两个月经周期。实证多因寒凝、痰阻、瘀血，终致血不畅行；虚者多因血少，任脉不充，则血当下不下。

月经先后不定期 经期错乱，或前或后，经行无定期，多因肝气郁滞，或因脾肾虚损，也可因瘀血积滞所致。

（2）经量

月经过多：多因血热、冲任受损，或气虚不能摄血所致。

月经过少：多因血虚生化不足，或因寒凝、血瘀、痰湿阻滞等。

闭经（停经超过三个月，而又未妊娠者）：多因生化不足，气虚血少，或血瘀不通，或血寒凝滞等。

（3）色质 经色淡红质稀，多为血少不荣，属虚证；若经色深红质稠，属血热内炽，为实证。若经色紫暗有块，乃寒凝血滞；暗红有块，则为血瘀。

（4）行经腹痛 行经时腰腹作痛，甚至剧痛不能忍受，并随月经周期持续发作。经前或经期小腹胀痛者，多属气滞血瘀；小腹冷痛，遇暖则缓者，多属寒凝；行经或经后小腹隐痛、腰酸痛者，乃气血亏虚，胞脉失养所致。

2. 问带下 主要了解色、量、质、气味等变化。若带下量多色白，清稀如涕，多属脾虚湿注；带下色黄，黏稠臭秽，或伴有外阴瘙痒疼痛，多属湿热下注；带下晦暗，质稀薄而多，腰腹酸冷，多属肾虚。

实例解析

实例： 患者，女，22岁。经期腹痛，始于行经初期，经量少，色紫黯，2天后经量增多，腹痛略减，伴少腹冷，四肢不温，舌苔白润，脉沉紧。诊断为痛经。患者所属证候为何？

解析： 从少腹冷，四肢不温，舌苔白润，脉沉分析为阳虚证；从经量少，色紫黯分析为阳虚寒凝血瘀。

第四节　切　诊

切诊，包括脉诊和按诊两部分。

一、脉诊

脉诊，又称"切脉"。是医生用手指触按病人的动脉，探查脉象，以了解病情变化的一种诊病方法。

（一）脉诊部位

切脉部位是"寸口"，又称"气口"或"脉口"，即切按病人桡动脉腕后表浅部位。

"寸口"分寸、关、尺三部。掌后高骨（桡骨茎突）的部位为"关"，关前（腕端）为"寸"，关后（肘端）为"尺"。

三部脉分候不同的脏腑，现临床常用的划分方法是：右寸候肺，右关候脾胃，右尺候肾（命门），左寸候心，左关候肝，左尺候肾。

（二）诊脉方法

1. 体位　切脉时让病人取坐位或仰卧位，手臂与心脏近于同一水平位，直腕仰掌，以使血流畅通。医生用左手切病人右手脉、右手切病人左手脉。

2. 布指　用三指定位切成人脉，即先以中指按在掌后高骨定关，然后用食指按在关前定寸，用无名指按在关后定尺。三指应呈弓形，指头齐平，以指腹按触脉体。布指的疏密应与患者的身长相适应，身材高大布指宜疏，身材矮小布指宜密。小儿寸口脉部位甚短，可用"一指（拇指）定关法"。

3. 指法　切脉时常运用三种不同的指力以体察脉象，轻用力按在皮肤上为浮取，名曰"举"；重用力按至筋骨为沉取，名曰"按"；不轻不重，中等度用力按到肌肉为中取，名曰"寻"。

4. 注意事项　切诊时，应有一个安静的内外环境。切脉者必须呼吸均匀、平静，态度认真，把注意力集中于指下。每次诊脉的时间，古人认为不应少于五十动，临床上不应少于一分钟。

（三）正常脉象（平脉）

平脉的至数是一呼一吸即一息脉来四至，脉象和缓有力、从容有节、不快不慢。平脉主要有三个特点，一是"有神"，即脉象和缓有力；二是"有胃"，即脉来去从容而节律一致；三是"有根"，即尺部沉取，仍有一种从容不迫应指有力的气象。

（四）病脉与主病

临床上常见的脉象主要有十余种。

1. 浮脉　轻取即得，重按稍减而不弱。主表证，亦主虚阳外越。

2. 沉脉　轻取不应，重按始得。主里证，有力为里实，无力为里虚。

3. 迟脉　脉来迟慢，一息不足四至。主寒证，有力为冷积，无力为阳虚。

4. 数脉　脉来较快，一息脉来五至以上。主热证，有力为实热，无力为虚热。

5. 虚脉　三部脉举按皆无力，隐隐蠕动于指下。主虚证，尤多见于气虚。

6. 实脉　三部举按皆较大而坚实有力，脉来去俱盛。主实证。

7. 滑脉　往来流利，应指圆滑，如盘走珠。主痰饮、食滞、实热等。

8. 涩脉　往来艰涩不畅，如轻刀刮竹。主气滞血瘀，精伤，血少，挟痰，挟食。

9. 细脉　脉来如线，软弱无力，但应指明显。主气血两虚，诸虚劳损，又主湿病。

10. 洪脉　脉形阔极大，来盛去衰，状若波涛汹涌。主邪热亢盛。久病气虚，或虚劳、失血、久泄等病证而见洪脉，则多属邪盛正衰的危证。

11. 弦脉　端直以长，如按琴弦。主肝胆病、痛证、痰饮等。

12. 紧脉　脉来绷急，状如牵绳转索。主寒证、痛证、宿食。

13. 缓脉　脉来一息四至，但脉势却有缓慢之感。多见于湿证及脾胃虚弱证。

14. 代脉　脉来缓弱而有规则的歇止，良久方来。主脏气衰微、风证、痛证、七情惊恐、跌扑损伤。

15. 促脉　脉来急数而有不规则的间歇。主阳热亢盛、气滞血瘀或痰食停积等病证。

16. 结脉　脉来缓慢而有不规则的间歇。主阴盛气结、寒痰瘀血、癥瘕积聚。

二、按诊

按诊，是对病人的肌肤、手足、脘腹及其他病变部位施行触摸按压，以测知局部冷热、软硬、压痛、痞块或其他异常变化，从而推断疾病的部位和性质的一种诊病方法。

1. 按肌肤　主要是审察肌表的寒热、荣枯、润燥以及肿胀等。一般来说，热邪盛的身多热，阳气衰的身多寒。皮肤润泽的，多属津液未伤；干燥或甲错的，多属津液已伤，或内有干血。如疮疡按之肿硬而不热，根盘平塌漫肿的，多属阴证；按之高肿灼手，根盘紧束的，多属阳证。按之固定，坚硬而热不甚，是未成脓；按之边硬顶软而热甚的，是已成脓。轻按即痛的，为脓在浅表；重按方痛的，脓在深部。按之陷而不起为脓未成，按之有波动感的为脓已成。

2. 按脘腹　按脘腹可以辨别脏腑虚实和病邪性质及其积聚的程度。如心下痞满，按之硬而痛的是结胸，属实证；心下满按之濡软而不痛的多是痞证。腹痛喜按为虚、拒按为实。腹内有肿块，按之坚硬，推之不移且痛有定处的，为癥为积，多属血瘀；肿块时聚时散，或按之无形，痛无定处的，为瘕为聚，多属气滞。若腹痛绕脐，左下腹部按之有块累累，当考虑燥屎内结。腹有结聚，按之硬，且可移动聚散的，多为虫积。右侧少腹部按之疼痛，重按后突然放手而疼痛更为剧烈的，多是肠痈。

本 章 小 结

　　望诊中通过望神、望色、望形态等全身望诊以了解脏腑功能、阴阳气血的盛衰变化；通过望体表、望头面等局部望诊以诊断相应部位的具体病变；通过望色为推断疾病的病位、病性、预后提供依据；通过望排出物以测知寒热虚实等病变性质。

　　闻诊包括听声音、嗅气味，通过听、闻病人的异常声音、气味可以判定其病性的寒热虚实。

　　问诊主要问"现在症"，通过询问寒热，可以了解阴阳盛衰变化；通过询问表证有汗无汗、里证汗况、局部汗出，可以了解表证的虚实、阴阳虚衰状况、相关病变脏腑及感邪性质；通过询问疼痛的感觉，可以测知邪气的性质，通过询问饮食口味，有助于判断脾胃等相关脏腑的功能情况；通过询问二便，可以了解相关脏腑的功能，进而判断疾病的寒热虚实；通过询问睡眠，可以了解机体阴阳的消长、盛衰变化以及心神的状态；通过问耳目进而了解肝、胆、肾的功能；通过询问女子的经带了解与女子生理功能关系密切的肾、肝、脾等功能变化。

思考题

1. 哪些面色可主瘀血证？各有何表现？

2. 郑声与独语有何区别？各主何病？

3. 寒热并现可出现在几种病证中？具体有何区别？

4. 滑脉、细脉、涩脉、弦脉的脉象及主病如何区分？

第九章 辨 证

学习导引

知识要求

1. **掌握** 脏腑辨证各证型的临床表现。
2. **熟悉** 气血辨证各证型的临床表现。
3. **了解** 八纲之间的关系；津液辨证；六经辨证、卫气营血辨证和三焦辨证的内容。

能力要求

具备一定的辨证思维意识，通过对某一病证的特征性、关键性症状及体征的认识学会辨析常见病证，为临床奠定基础。

辨证是在中医基础理论指导下，对病人的临床资料进行综合分析，从而对疾病的病理本质作出判断、确定具体证候的过程。

第一节 八纲辨证

八纲，即指阴、阳、表、里、寒、热、虚、实八类证候。

一、表里辨证

表与里辨证是辨别病变部位和病势趋向的纲领。一般地说，病在皮毛、肌腠，部位浅在者属表证，病情较轻；病在脏腑、血脉、骨髓，部位深入者属里证，病情较重。

（一）表证

表证是病位浅在肌表的一类证候。为外感六淫之邪从皮毛、口鼻侵入人体而引起。具有起病急、病程短、病位浅、病情轻等特点。

1. 表寒证 恶寒重，发热轻，头身痛，口不渴，无汗或有汗。舌苔薄白，脉浮紧等。

2. 表热证 发热重，恶寒轻，头痛，咽喉肿痛，咳嗽，口渴。舌尖红，舌苔薄白或薄黄，脉浮数等。

（二）里证

里证是病邪深入脏腑、气血、骨髓所致的一类证候。因病邪由表入里，累及脏腑；或因情志失调，或因生活起居失调，或因气血不调等因素，均可直接导致里证。里证包含范围十分广泛。

（三）半表半里证

半表半里证亦称"少阳证"。是指病位处于表里进退变化间表现出的一种特殊的病证。症见寒热往来，胸胁苦满，口苦咽干，心烦喜呕，默默不欲食，脉弦等。

二、寒热辨证

（一）寒证

寒证是指感受寒邪，或机体阳虚阴盛所表现出的寒性证候。症见头身冷痛或脘腹冷痛而拒按，遇寒加重，得热痛减，脉迟紧等；虚寒证症见面色苍白，形寒肢冷，口淡不渴或喜热饮，小便清长，或大便稀薄等。

（二）热证

热证是指热邪侵袭，或机体阳盛阴虚所表现出的证候。症见发热，面红耳赤，口渴喜冷饮，烦躁不安，小便短赤，或大便秘结。舌红苔黄，脉数有力等；虚热证症见五心烦热，潮热盗汗，骨蒸，舌红少苔或干裂，脉数无力。

（三）寒热错杂

1. 寒热转化　是指在一定的条件下，寒证化热，或热证转寒。

2. 寒热错杂　是指寒证与热证同时并见，其形成多因机体阴阳偏盛偏衰不一致而产生。

3. 寒热真假　是指在一定病理阶段所出现的表现与本质相反的情况，即"真寒假热"、"真热假寒"。

三、虚实辨证

虚与实，是指人体正气与病邪抗争的过程中，双方力量消长变化关系的反映。实证不仅病邪强盛，而且正气未衰（尤其在病初阶段），能积极抵抗病邪，表现出一些亢奋的症状。虚证则不论病邪强盛与否，关键是机体正气处于衰弱的状况下，临床上表现出一些"不足"的症状。

一般新病、体质强壮及青年患者，多为实证；久病、体质衰弱及老年患者，多为虚证。

（一）实证

实证是指痰饮、水湿、瘀血、宿食、燥屎、虫积等有形之物停积于体内，致使邪气盛实的证候。以亢奋有余、不通为病理变化特点。症见烦躁谵语，声高气粗，胸腹胀满疼痛拒按，小便短赤，大便秘结。舌质苍老，舌苔厚，脉有力等。

（二）虚证

虚证是指正气不足的证候，表现在人体则为气血阴阳的不足。以机体功能衰退为病理变化特点。症见精神萎靡，肢体倦怠无力，语声低微，心悸气短，自汗或盗汗，胸腹胀满喜按。舌质胖嫩，少苔，脉细弱无力等。

（三）虚实夹杂

除单纯的虚证或实证外，许多情况下，往往既有邪实的一面，又有正虚的一面，这就是通常所谓虚实夹杂证。

四、阴阳辨证

阴与阳，是八纲辨证的总纲。表与里、寒与热、虚与实都是在疾病发生的过程中，表证、热证和实证都是阳证的范畴；里证、寒证和虚证都是阴证的范畴。

（一）阴虚证、阳虚证

1. 阴虚证 指机体精血津液等物质基础不足，对机体滋润、濡养和宁静功能减退；或阴不制阳，阳热相对偏亢（阴虚阳亢或阴虚内热）所形成的证候。以虚、热、躁为特点。阴液不足时，主要表现为滋养功能减退，脏腑官窍失于润养，制约阳热的功能减退而阳气相对偏盛。常见形体消瘦，小便短少，大便干结；或潮热盗汗，心烦失眠，口干咽燥，两颧潮红（虚热证）；或脑部胀痛，眩晕耳鸣（阴虚阳亢）等证候。

2. 阳虚证 是指机体阳气虚损，脏腑机能减退，反应降低，温煦作用下降所形成的证候。以虚、寒、湿为特点。辨为虚寒证。阳气偏衰时常见畏寒肢冷，四肢不温，面色㿠白，口淡不渴，精神不振，喜静蜷卧，舌淡脉弱等；或见阴寒性病理产物积聚，如痰饮水湿，尿清便溏等证候。

（二）亡阴证、亡阳证

阴阳亡失，是指机体内阴液或阳气突然大量亡失，导致全身机能严重衰竭而生命垂危的病机变化，包括亡阴、亡阳两类。

1. 亡阴证 是指在疾病发展过程中，机体阴液发生突然的大量亡失，从而导致全身机能活动严重衰竭所形成的证候。症见突然出现大汗不止，汗热黏稠，烦躁不安，气喘口渴，四肢温和，脉象躁疾等病情垂危的证候。

2. 亡阳证 是指在疾病发展过程中，机体的阳气突然大量脱失，导致全身机能活动严重衰竭所形成的证候。症见突然出现大汗淋漓，汗冷清稀，面色苍白，四肢厥冷，蜷卧神疲，脉微欲绝等病情危重证候。

五、八纲辨证之间的相互关系

疾病的表现尽管复杂多变，但基本上都可归纳于八纲之中。疾病的类别，不外阴证、阳证两大类；病位的深浅，不在表就在里；疾病的性质不是热证，便是寒证；邪正的盛衰，邪气盛为实证，正气衰为虚证。

阴阳两纲是八纲中的总纲，其可概括其他六纲，即表、热、实证属阳；里、寒、虚证属阴。

第二节　气、血、津液辨证

气血失常，是指气血或不足，或运行失常，以及气血互根互用关系失调的病机变化。气血失调的病机不但是脏腑、经络等组织器官各种病机变化的基础，而且也是分析临床各科疾病病机的基础。

津液失调，是指津液生成、输布以及排泄障碍的病机变化。肺、脾、肾等脏腑的功能失常，气的升降出入运动失去平衡均可以导致津液代谢失常，从而形成体内津液不足，或水液停聚于体内，产生痰饮、水湿、水肿等津液失调的病机变化。

一、气病辨证

（一）气虚证

气虚是气因量的不足而使气的各种生理功能减退，导致脏腑组织功能衰退、抗病能力低下所形成的证候。以虚、静为特点。常见体倦乏力，精神萎靡，气短懒言，自汗恶风，易于感冒等。常见病变脏腑为肾、脾、胃、肺、心等。

（二）气机失调

1. 气滞证　指气在局部运行不畅而阻滞不通所形成的证候。以胀、闷、窜痛为临床特点。胀闷的感觉甚于疼痛，并且气行则舒是气滞病变的特点。常见病变脏腑为肝、脾、胃、肺等。

2. 气逆证　是指气机上升太过，或应降反升，或横行太过所形成的证候。以气机上升太过，气血上逆，或横行太过是为临床特点。一般下降不及不属于气逆的病机范畴。常见病变脏腑为肺、胃、肝。

3. 气陷证　是指在气虚的基础上出现气的升举无力而下陷所形成的证候。气陷证以在气虚的基础上，出现内脏下垂为特征。其病变脏腑为脾。

4. 气闭证　是指以气郁闭于内，导致气的外出受阻，突然闭厥所形成的证候。气闭证常表现为在病因的作用下，突然昏厥，不省人事，两手握固，牙关紧闭，气急鼻煽等。

5. 气脱证　是指气不内守，大量外逸而导致全身机能突然衰竭所形成的证候。以全身功能衰竭为特征。多见于大病久病之后，在诱因的作用下见面色苍白，汗出不止，目闭口开，全身软瘫，手撒气微，四肢厥冷，二便失禁，脉微欲绝等危重证候。

二、血病辨证

血病表现在两方面，一是血量不足，濡养功能减退，即血虚。二是血的运行失常，如血液运行不畅，或停滞而致血瘀；血液运行加速而不宁静，血液妄行，或血液逸出脉外而出血等。

（一）血虚证

血虚证是指血液不足，或血液滋润濡养功能减弱所形成的证候。以血虚不能濡养脏腑组织，血不养神为主要特点。以心、肝两脏最为多见。或表现为血不外荣，症见面、唇、舌、爪甲色淡无华，或面色萎黄等；或表现为血虚失养，症见形体消瘦，眩晕耳鸣，心悸怔忡，肢体麻木，两目干涩，视物昏花，妇女经少经闭等；或表现为血不养神，症见失眠多梦，健忘，精神疲惫等。

（二）血液运行失常

1. 血热证　是指邪热内迫血分所形成的证候。以热盛、动血、伤阴为主要病机特点。常见局部疮疡，红肿热痛，或皮肤斑疹，出血，妇女月经先期，面红，舌赤，脉数等；血热扰动心神则心烦不安，失眠多梦，甚至神志昏迷等。

2. 血寒证　是指寒邪客留血分所形成的证候。以血分有寒，气机凝滞，血液运行不畅为主要特点。症见形寒肢冷，喜暖恶寒，或手足冷痛，或妇女少腹冷痛，月经后期，舌淡苔白滑，脉沉迟等。

3. 瘀血证　是指血液运行迟缓，甚至停滞所形成的证候。瘀血证的共同特点是：瘀血停留的部位刺痛拒按；有肿块则固定不移、或癥积；或见出血而血色紫暗，夹有血块；或面、唇、爪甲青紫，舌质紫暗、有瘀斑；或面色黧黑，肌肤甲错，脉象细涩或结代等。

4. 出血证 是指血液运行不循常道，逸出脉外所形成的证候。以各种出血为特征。如吐血、咳血、尿血、便血、崩漏，以及鼻衄、齿衄、肌衄等。一般属于火热致病者出血较急，血色鲜红，质地黏稠；属于气虚固摄无力者，其病程一般较长，血色淡红，质地清稀，多见身体下部出血；属于瘀血阻滞，血不归经的出血，多兼有疼痛拒按，血色紫暗，夹有血块等。

三、津液病辨证

津液的代谢，离不开气的升降出入运动和气化功能，以及肺脾肾三脏的功能活动的有机配合。因此，如果气的升降出入运动失去平衡、气化功能失常，或肺脾肾脏器的功能异常，均可影响津液的正常输布和排泄，概括起来有津液不足和津液的输布、排泄障碍等病变。

1. 津液不足证 是指机体津液亏乏，脏腑形窍失养，而致干燥失润所形成的证候。以体内津液亏少，脏腑组织失养而干燥失润为特征。津液不足包括伤津与脱液两种病机变化。

（1）伤津 可导致滋润功能减弱，症见口干舌燥，肌肤干燥，目陷指螺，尿少便干等。

（2）脱液 可导致濡养功能严重受损，症见形瘦骨立，大肉尽脱，皮肤干燥，毛发枯槁，舌光红无苔，甚则手足蠕动，筋挛肉瞤等。

一般而言，伤津较轻，而脱液较重，即伤津未必脱液，但脱液必兼伤津。津容易亏损，但补充容易；液不易亏损，补充较困难。

2. 津液输布、排泄障碍 津液输布障碍是指津液不能正常转输布散，导致津液不化，水液困阻，或酿痰成饮所形成的证候；津液的排泄障碍是指津液转化成汗液或尿液的功能减退，导致水液贮留，外溢于肌肤而为水肿所形成的证候。

津液的输布和排泄障碍常常相互影响和互为因果，都会导致水湿内生，酿生痰饮，发为水肿，引起多种病变。常见湿浊困阻、痰饮凝聚、水饮潴留等。

四、气血同病辨证

1. 气血两虚证 是指气虚与血虚同时并存所形成的证候。多因久病消耗，渐致气血两虚；或先有慢性失血，血虚不能养气；或先有气虚，气虚不能生血，血的化源日渐衰少，终成气血两虚的病机变化。

气血两虚证以气虚血虚同时存在为特点。临床可同时并见气虚和血虚的表现。对于气血两虚的病机分析，还要分清气虚、血虚的先后主次关系，以便指导临床施治。

2. 气滞血瘀证 是指气滞与血瘀同时存在所形成的证候。以气滞、血瘀证候并存为特征。

3. 气不摄血证 是指由于气虚不能统摄血液，血不循经而逸出脉外，导致各种出血所形成的证候。以出血兼见脾气虚为特征。多见于尿血、便血、崩漏等下部出血以及肌衄等失血之证候，且有血色淡，质地清稀的特点，并有形体消瘦，神疲食少，面色不华，倦怠乏力，舌淡脉虚无力等脾气虚的表现。

4. 气随血脱证 在大出血的同时，气随血液大量流失而散脱。气随血脱证以大出血为前提，症见冷汗淋漓，面色苍白，四肢厥冷，甚者晕厥等气脱的表现。

第三节　脏腑辨证

脏腑辨证是中医辨证方法中的重要组成部分，是在藏象理论指导下，根据脏腑病变的表现，进行分析、归纳，探求病证的病因、性质，做出正确诊断，用于指导临床治疗的一种辨证方法。

一、心与小肠病辨证

1. 心气虚证　是指因心气不足，鼓动无力而表现出的证候。以心气不足，功能减退为主要病机。表现为运血无力、心神不足和气虚无力等方面。症见面色苍白，心悸怔忡，胸闷气短，自汗，动则加重，舌淡苔白，脉细弱或结代。

2. 心阳虚证　是指因心阳虚衰，温运失职所表现出的证候。以心阳虚衰，虚寒内生为主要病机，表现在心神不足、阳衰阴盛和血行障碍等方面。症见面色㿠白，畏寒肢冷，心悸怔忡，心胸憋闷或痛，舌淡胖苔白滑，脉细弱。

3. 心阳暴脱证　是指因心阳衰败而暴脱所表现出的证候。病因为心阳虚进一步发展，或寒邪暴阻心阳，或痰湿阻闭，致心脉瘀阻，心阳暴脱。

以心阳衰竭为主要病机，表现在心神异常，心脉痹阻或亡阳等方面。症见心痛剧烈，面色苍白，神志不清，呼吸微弱，口唇青紫，脉微欲绝；或冷汗淋漓，四肢厥逆，心悸怔忡等。

4. 心阴虚证　是指因心阴亏虚，心肌、心神失去滋养所表现出的证候。以心阴亏虚，虚热扰及心神为主要病机，表现在心神不宁、虚热内生和阴虚阳亢等方面。症见心悸心烦，失眠多梦，健忘，五心烦热，潮热颧红，盗汗，舌红少苔，脉细数。

5. 心血虚证　是指因心血不足，心肌、心神失去濡养所表现的证候。以心血不足，血不养神为主要病机，表现在血脉空虚，心神失养等方面。症见心悸失眠，多梦健忘，头晕目眩，面色淡白无华，唇甲色淡，舌淡脉细弱等。

6. 心脉痹阻证　因瘀血、痰浊、寒凝、气滞等因素痹阻心脉所形成的证候。以心脉痹阻不通为主要病机，表现在心血运行不畅，或伴痰阻、气滞、寒凝等方面。症见心悸怔忡，心胸憋闷疼痛，痛如针刺，痛引肩臂，时发时止，重则面青唇紫，四肢厥逆，舌暗红，脉细欲绝。

7. 心火亢盛证　是指心经火热炽盛所形成的实热证候，又称为小肠实热证。以心火炽盛为主要病机，表现在热扰心神，心火上炎或下移小肠等方面。症见心烦失眠，重则狂躁谵语，口渴喜饮，尿黄，尿道灼热刺痛，甚至血尿，舌尖红，口舌糜烂或溃疡，脉数。

8. 痰迷心窍证　是指痰浊闭阻心窍，以致神志异常所表现出的证候。以痰浊内盛，蒙蔽心神为主要病机，表现在心神失常和痰阻心窍等方面。症见精神抑郁，表情淡漠，意识模糊，或喃喃自语，痴呆，重则突然昏仆，不省人事，喉中痰鸣，两目上视，手足抽搐，口中发出猪羊叫声，舌苔白腻，脉沉弦滑。

9. 痰火扰心证　是指痰火扰乱心神，以致神志异常所表现出的证候。以痰火互结，扰乱心神为主要病机，表现在神志异常，痰火内盛等方面。症见心烦失眠，发热口渴，神昏谵语，面红目赤，尿黄便秘，咳痰黄稠，或喉间痰鸣，舌红苔黄腻，脉滑数。

实例解析

实例： 患者，女，58岁。心悸胸闷气短，活动后加剧3年。现症状面舌淡白，神疲乏力，语声低微，入夜不能安睡，舌淡苔白，脉弱。此证型为何？

解析： 此为典型的心气虚证。心悸胸闷气短为心脏病变的特有症状；神疲乏力，语声低微为气虚无力推动所致；活动后加剧因由活动后更加耗气。

二、肺与大肠病辨证

1. 肺气虚证 是指以肺气不足导致其主气及卫外功能减弱所表现出的证候。以肺气不足，呼吸功能减退为主要病机，表现在呼吸功能减退，宣发肃降失常和卫外不固等方面。症见咳喘气短，少气无力，面色淡白，神疲乏力，动则加剧，语声低怯；或自汗畏风，易感风寒，舌淡苔白，脉虚弱。

2. 肺阴虚证 是指肺的阴液不足，导致肺失滋润所表现出的虚热证候。以肺阴亏虚，虚热内扰为主要病机，表现在呼吸功能减退和阴虚内热等方面。症见咳嗽无痰，或痰少而黏，或痰中带血，伴潮热盗汗，颧红，五心烦热，舌红，脉细数等。

3. 外邪犯肺证 是指外感六淫邪气侵袭肺卫，肺气失宣所导致的症候。

（1）**风寒束肺证** 是指因风寒之邪侵袭，以致肺卫被束所形成的证候。表现在肺卫失宣和风寒表证等方面。症见咳嗽喘促，痰白质稀，鼻塞流清涕，恶寒发热，头身疼痛，苔薄白，脉浮紧。

（2）**风热犯肺证** 是指外感风热之邪侵袭，导致肺卫受病所形成的证候。表现在肺卫失宣和风热外袭等方面。症见咳嗽，咳吐黄稠痰，鼻塞流浊涕，咽喉肿痛，发热重，恶寒轻，口微渴，舌尖红，苔薄黄，脉浮数。

（3）**燥热伤肺证** 是指燥热之邪伤及肺之气阴，出现一系列肺燥证候。常由秋季感受燥邪，肺失清肃所致。表现在肺卫失宣和干燥失润等方面。症见干咳无痰，或痰中带血，唇、鼻、咽喉干燥，口渴，小便短少，大便干结，舌燥少津，脉浮数。

4. 痰热壅肺证 是指痰热互结，壅滞于肺所形成的实热证候。以痰热阻肺，宣发肃降失职为主要病机。表现为肺失肃降，痰热阻肺等方面。症见发热咳嗽，甚则气喘，咳吐黄痰，或咳吐脓血，气味腥臭，胸痛，苔黄脉数。

5. 寒饮停肺证 是指寒饮停聚于肺，肺失宣降所形成的证候。以寒痰交阻于肺为主要病机。表现在肺失宣降，阴寒内盛等方面。症见咳嗽气喘，不能平卧，痰多色白质稀，形寒肢冷，苔腻，脉弦。

6. 大肠湿热证 是指湿热蕴结大肠，传导失职所形成的证候。以湿阻大肠，传导失司为主要病机。表现在大肠传导异常和湿热内盛等方面。症见发热腹痛，里急后重，下痢脓血，肛门灼热感，苔黄腻，脉滑数。

三、脾与胃病辨证

1. 脾胃气虚证 是指脾气不足，运化失职所表现出的证候。以中气不足，受纳与升降失常为主要病机，表现在脾胃升清降浊失常和气虚等方面。症见面色萎黄，倦怠乏力，食欲不振，嗳气吞酸，胃痛喜按，食后痛减，腹胀便溏，舌质淡有齿痕，舌苔白，脉濡无力。

2. 中气下陷证 是指脾气虚无力升举，反而下陷所形成的证候，亦称"脾气下陷证"。以脾气虚弱，升举无力而下陷为主要病机，表现在运化减弱，脏器下垂和气虚等方面。症见面色淡白，眩晕，自汗，气短，倦怠乏力，食少便溏，腹部重坠，便意频频，小便淋漓，脏器下垂，舌淡苔白，脉缓无力。

3. 脾胃虚寒证 是指因脾阳虚衰，失去温运所形成的虚寒证候。以脾胃阳气虚衰，虚寒内生为主要病机，表现在运化功能障碍和温煦功能低下等方面。症见胃脘隐痛，喜温喜按，口泛清水，畏寒肢冷，浮肿，或久泻不止，白带清稀量多，舌淡苔白腻，脉沉细无力。

4. 寒湿困脾证　是指寒湿之邪困阻中焦，使脾胃纳运异常所形成的证候。以寒湿内盛，脾阳困阻为主要病机，表现在运化功能失常和寒湿偏盛等方面。症见食欲减退，脘腹胀满，恶心，口黏腻不渴，或渴而不欲饮，头重如裹，身体沉重，或下肢浮肿，舌淡苔白腻，脉濡。

5. 脾不统血证　是指因脾气虚不能统摄血液而致出血所形成的证候。以脾气不足，统摄无权为主要病机，表现在运化功能减弱和统血功能失常等方面。症见月经过多，崩漏，便血，或皮下出血，兼见面色苍白，神疲乏力，心悸气短，舌淡，脉微细。

6. 胃阴虚证　是指胃阴不足，胃失濡养所表现出的证候。以胃阴亏虚，纳降失常为主要病机，表现在胃失濡养，受纳肃降失常等方面。症见胃脘隐痛或嘈杂，饥不欲食，干呕呃逆，口燥咽干，大便干结，舌红少苔，脉细数。

7. 胃火炽盛证　是指胃中火热炽盛所表现出的实热证候。以胃火亢盛，纳降失常为主要病机，表现在胃的和降、腐熟失常以及热盛津伤等方面。症见烦渴多饮，或渴欲冷饮，胃脘灼痛，消谷善饥，口臭泛酸，或牙龈肿痛糜烂，便秘，舌红苔黄，脉滑数。

> **实例解析**
>
> **实例：**患者，男，30岁，牙龈肿痛以上牙龈为主已3天余，现症状烦热口臭，口渴饮冷，消谷善饥，大便秘结，小便黄少，舌红苔黄，脉滑数。临床诊断最可能的是什么？
>
> **解析：**此为胃火亢盛证。牙龈肿痛常为胃或大肠经之火上炎所致，上牙龈为足阳明胃经循行部位；口臭、消谷善饥为胃火的典型表现；大便秘结，小便黄少，舌红苔黄，脉滑数均为胃腑积热所致。

四、肝与胆病辨证

1. 肝气郁结证　是指由于肝失疏泄而致气机郁滞所表现出的证候。以肝失疏泄，气机郁滞为主要病机，表现在情志抑郁和肝郁气滞等方面。症见情志抑郁，善太息，急躁易怒，胸闷不舒，胁肋胀痛，妇女乳房胀痛，痛经，月经不调，或见梅核气，瘿瘤瘰疬，舌苔薄白，脉弦。

2. 肝火上炎证　是指肝经火热炽盛，气火上逆所表现出的证候。以肝火炽盛，气火上逆为主要病机，表现在肝经火热或实热亢盛等方面。症见头痛眩晕，耳鸣耳聋，面红目赤，烦躁易怒，胁肋灼痛，口苦，甚至吐血、衄血，苔黄，脉弦数。

3. 肝阳上亢证　是指由于肝肾阴亏，水不涵木，以致肝阳偏亢于上所表现出的证候。以阴虚阳亢，上盛下虚为主要病机，表现在肝阳亢逆和肝肾阴虚等方面。症见头痛眩晕，烦躁，面赤或烘热，手足心热，舌红，脉弦细数。

> **实例解析**
>
> **实例：**患者，男，34岁，患"神经性头痛"已3年，每月发作2～3次，每次头痛延续1～2天，头胀痛欲裂、耳鸣、目赤、口苦、烦躁易怒，溲赤便干，舌红、苔黄、脉弦数。临床诊断最可能的是什么？

解析：此为中医辨证之肝阳上亢证。头胀痛欲裂为肝阳亢逆于上所致；烦躁易怒为典型的肝郁化火；肝火向上熏蒸则口苦、目赤、舌红、苔黄，向下煎熬则溲赤便干；肝火扰动脉气则脉气紧张而现弦数。

4. 肝风内动证　泛指以眩晕昏仆，抽搐震颤等"动摇"为特点的一类证候。以阴虚阳亢，肝风内动，筋脉失养为主要病机，表现在肝阳化风，热极生风的实证和阴虚动风，血虚生风的虚证等方面。以抽搐、震颤、麻木为主要表现，症见突然昏倒，神志模糊，语言不清，口眼㖞斜，半身不遂，甚至昏迷，舌红，脉弦数有力。

5. 肝胆湿热证　是指湿热蕴结肝胆所表现出的证候。以湿热蕴结肝胆，疏泄功能失常为主要病机，表现在疏泄失常和湿热内盛等方面。症见胁肋灼痛，口苦厌食，身目发黄如橘皮色，尿短黄赤，伴发热口渴，恶心呕吐，食少腹胀，苔黄腻，脉弦数。

五、肾与膀胱病辨证

1. 肾阴虚证　是指由于肾阴亏虚，失去滋养所致的虚热证候。以肾阴不足，虚热内扰为主要病机，表现在肾藏精功能失调和阴虚内热等方面。症见头晕目眩，腰膝痠痛，耳鸣，潮热盗汗，五心烦热，口干，齿摇发脱，遗精，舌质红，脉细数。

2. 肾阳虚证　是指因肾阳虚衰，温煦失职所产生的虚寒证候。以肾阳亏虚，温煦和气化失常为主要病机，表现在肾藏精功能失常，生殖功能减退和虚寒内生等方面。症见腰膝冷痛，面色㿠白，下肢不温，阳痿早泄，或尿少浮肿，或小便清长，舌淡苔白，脉沉迟无力。

3. 肾不纳气证　是指肾气亏虚，纳气功能失职所表现出的证候。以肾气亏虚，摄纳无力为主要病机，表现在肾的摄纳功能减退和气虚等方面。症见久病咳喘，呼多吸少，动则加剧，腰膝痠软，甚则汗出肢冷，舌淡，脉沉细。

4. 肾虚水泛证　是指肾阳虚衰，温煦失职，气化失司，以致水液代谢障碍所致的证候。以肾阳亏虚，温煦失职，气化失司，致水液代谢障碍为主要病机，表现在水湿泛滥和肾阳不足等方面。症见全身浮肿，腰膝痠软，肢冷，便溏，小便短少，或心悸，咳喘，舌质淡胖，苔白，脉沉细。

5. 膀胱湿热证　是指湿热蕴结膀胱，以致气化失职所表现出的证候。以湿热蕴结膀胱，气化异常为主要病机，表现在膀胱排尿异常和湿热蕴结等方面。症见尿频，尿急，小便灼痛，或有血尿，或尿色混浊，或尿有砂石，苔黄腻，脉滑数。

六、脏腑兼病辨证

1. 心肾不交证　是指心肾水火既济失调所出现的心肾阴虚、心阳偏亢的证候。以肾阴不足，心火偏亢为主要病机，表现在心火偏盛，扰乱心神；肾阴不足，藏精功能失常和阴虚内热等方面。症见虚烦不眠，心悸健忘，头晕耳鸣，腰膝痠软，多梦遗精，潮热盗汗，舌红少津，脉细数。

2. 心脾两虚证　是指由于心血虚、脾气虚所形成的证候。以心血不足，脾气虚弱为主要病机，表现在心血亏虚，血行异常，心神失养；脾气虚弱，运化和统血功能减弱以及气血两虚等方面。症见心悸怔忡，失眠健忘，食少腹胀，大便溏薄，体倦无力，面色萎黄，舌淡苔白，脉细无力。

3. 肝脾不调证　是指因肝气郁结，导致脾失健运所表现出的证候。以肝失疏泄，脾失健运为主要病机，表现在肝郁和脾虚等方面。症见胁肋胀痛，不欲食，抑郁或急躁易怒，腹胀肠鸣，便溏，苔白腻，脉弦。

4. 肝胃不和证　是指因肝气郁结，导致胃失和降所表现出的证候。以肝气郁结，横逆犯胃为主要病机，表现在肝疏泄失常和胃受纳、降浊失常等方面。症见胸胁胀满，胃脘疼痛，食欲不振，嗳气吞酸，嘈杂呕恶，心烦易怒，苔薄黄，脉弦。

5. 肝肾阴虚证　是指肝肾阴液均不足所表现出的虚热内扰证候。以肝肾阴液不足，虚热内扰为主要病机，表现在肝肾阴液不足，濡养功能减弱和阴虚内热等方面。症见腰膝痠软，遗精，头痛健忘，急躁易怒，面色潮红，五心烦热。舌红，脉弦细数。

6. 脾肾阳虚证　是指因脾肾阳气不足，温煦、气化失常，以致虚寒内生而致水液代谢障碍和消化吸收异常的虚寒证候。以脾肾阳气不足，温煦、气化失常，虚寒内生为主要病机，表现在水液代谢障碍和消化吸收异常等方面。症见形寒肢冷，腰膝痠软，少气懒言，食少便溏，或五更泄泻，或面部肢体浮肿，舌淡胖有齿痕，苔白滑，脉沉弱。

实例解析

实例：患者，男，34 岁。畏寒肢冷、气短懒言、身体倦怠，每日五更时出现肠鸣，腹痛欲便，须立即登厕，泻后则安，舌质淡、苔白润、脉细弱。此证型为何？

解析：此为典型的五更泄泻，而五更泄泻的本质就是脾肾阳虚，因由肾阳不足，命门火衰，火不生土所致，黎明之前为阳气未旺，阴气极盛之时，故此时出现腹痛作泻。

---

7. 肺脾气虚证　是指因气虚而使脾失健运，肺失清肃所致的证候。以脾肺之气不足，功能减弱为主要病机，表现在肺的呼吸功能减弱和脾的健运功能不足，以及气的推动和固摄减弱等方面。症见久咳气短，痰多清稀，食欲不振，泄泻，倦怠无力，面足浮肿，舌淡苔白腻，脉细弱。

8. 肺肾阴虚证　是指肺肾阴液不足，虚热内扰所致的证候。以肺肾阴液不足，虚热内扰为主要病机，表现在肺主气异常，肾主藏精失常和阴虚内热等方面。症见咳嗽痰少，或咯血，腰膝痠软，遗精盗汗，潮热颧红，口干咽燥，舌红少苔，脉细数。

第四节　其他辨证

一、六经辨证

六经辨证是汉代张仲景根据《内经》理论，结合临床实践积累的经验，把外感病（主要由风邪和寒邪引起）所出现的若干症状，沿用《内经》六经名称，在《伤寒论》中归纳成六类证候。以阴阳为总纲，归纳为三阳病（太阳病、少阳病、阳明病）、三阴病（太阴病、少阴病、厥阴病）两大类。三阳病以阳经和六腑病变为基础，多属于热证、实证；三阴病以阴经和五脏病变为基础，多为寒证、虚证。

1. 太阳病证 是指风寒邪气侵袭太阳经，邪正抗争于肌表所表现出的病证。如发热恶寒、头痛项强、苔白脉浮等。常为外感病的初期阶段。

由于患者体质虚实差别，太阳病又分为太阳伤寒证和太阳中风证。

（1）太阳伤寒证 亦称外感风寒表实证。是外感风寒以寒为主的证候。症见发热恶寒，无汗，头身疼痛，脉紧。

（2）太阳中风证 亦称外感风寒表虚证。是外感风寒以风为主的证候。症见恶风，汗出，微发热，脉缓。

2. 少阳病证 亦称半表半里证。是指外感疾病过程中，邪气内侵，邪正分争于半表半里之间所表现出的证候。症见寒热往来，口苦咽干，头晕目眩，胸胁苦满，不欲饮食，苔白脉弦。

3. 阳明病证 是外邪传入阳明胃肠化热化燥所出现的证候。因体质差异和邪气侵犯的部位不同，阳明病证又分为阳明经证和阳明腑实证。

（1）阳明经证 是指邪入阳明之经，邪热炽盛，充斥全身，但尚未在肠中形成燥屎所表现出的热盛证候。症见"四大症"，即身大热、汗大出、口大渴、脉洪大，及面赤心烦，舌红，苔黄燥。

（2）阳明腑实证 是指邪入阳明之腑，邪热与肠中糟粕相搏结形成燥屎，致使腑气不通所表现出的腑实证候。症见痞、满、燥、实，以及潮热，神昏谵语，甚至热结旁流，舌红，苔黄燥，或焦黑燥裂，甚至起刺。

4. 太阴病证 是指外感疾病的中后期，邪气由阳经传入阴经，正气开始衰弱的阶段。表现为脾阳虚衰，寒湿内盛的里虚寒证。症见食欲不振，腹满疼痛，喜温喜按，呕吐泄泻，口淡不渴，苔薄白，脉迟缓。

5. 少阴病证 是外感疾病的后期阶段，伤及心肾，心肾阳气虚衰，病变以阳虚里寒为主，为疾病的严重阶段。少阴病有寒化证和热化证之分，临床以寒化证为主。

（1）少阴寒化证 是指邪犯少阴，从阴寒化，出现肾阳虚衰为主的病证。也称为肾阳虚衰证。症见无热畏寒，精神萎靡，但欲寐，四肢厥冷，下利清谷，脉微欲绝。

（2）少阴热化证 是指邪犯少阴，从阳化热，出现阴虚阳亢为主的病证。也称为阴虚火旺证。症见心烦不得卧，口燥咽干，舌尖红赤，脉细数。

6. 厥阴病证 是六经病证的最后期阶段，正气衰竭，病症发展多趋于极期。或寒极或热极，或寒极生热，或热极生寒。临床上多出现阴阳对峙，寒热错杂的证候。症见消渴，气上冲心，心中疼热，饥不欲食，食则吐蛔。

二、卫气营血辨证

卫气营血辨证，是外感温热病的辨证纲领。清代名医叶天士创立卫气营血辨证，将外感温热病在发生、发展、变化的过程中，归纳为卫分、气分、营分、血分四个不同阶段，用于说明病位深浅、病势轻重以及各阶段的演变规律，从而丰富了外感病辨证的内容。

温热病是对感受温热病邪所引起的急性热病的总称，其特点是起病急、发展快、变证多。在证候方面，初起即见热象明显而多伴口渴；在病理方面，容易化燥伤阴，甚者耗血动血；

在病变过程中，易见神昏谵语、斑疹、吐衄血。疾病后期，容易发生痉厥等动风证候。

1. 卫分证　是指温热疫疠邪气侵犯肌表，肺卫功能失常所表现出的证候，一般常见于温热病的初期。症见发热重，恶寒轻，头痛，咳嗽，咽痛，口渴，舌尖红，苔薄黄，脉浮数。

2. 气分证　是指温热疫疠邪气传入气分，正盛邪实，邪正剧争，阳热亢盛的里热证候。症见高热，汗出，口渴，烦躁，舌质红，脉洪大。

3. 营分证　是指温热病邪气内陷深重，病位在心和心包络。表现在营阴受损、心神被扰等方面的证候。症见身热夜甚，烦躁不眠，甚狂躁不安，咽干口渴而不欲饮，斑疹隐现，舌质绛无苔，脉细数。

4. 血分证　血分证是温热病发展过程中最为深重的阶段，病位在肝肾。病变以心、肝、肾为主，具有耗血、动血、伤阴、动风等特点。症见神昏谵语，手足抽搐，吐血、衄血、尿血或便血，斑疹显露，舌质深绛，脉数。

三、三焦辨证

三焦辨证是外感温热病的一种辨证方法。是清代名医吴鞠通根据《内经》用上、中、下划分部位的概念，将外感温热病的证候规律归纳为上焦、中焦、下焦三个阶段，着重阐述三焦所属脏腑在温热病过程中的病理变化，用以说明病变部位、病情轻重和疾病的传变规律，以此作为辨证论治的依据。三焦辨证常见证候有上焦病证、中焦病证和下焦病证。

1. 上焦病证　是指温热病邪侵袭上焦肺和心（心包）所表现出的证候，为温病的初期阶段。肺主气属卫，故温病初期，肺卫受邪，若感邪重则可逆传心包。

2. 中焦病证　是指温热病邪侵犯中焦脾胃大肠所表现出的证候，为温病的中期阶段。阳明主燥，太阴主湿，若邪从燥化，则可导致阳明燥热证；若邪从湿化，则演变成为太阴湿热证。

3. 下焦病证　是指温热病邪久羁，深入下焦，劫伤肝肾之阴，导致虚热内扰和虚风内动的证候，为温热病的后期阶段。温热病邪久羁中焦，或阳明燥热，下劫肝肾之阴，致使阴液不足，肝肾亏虚，故常见肝肾阴虚和阴虚风动之证。

本 章 小 结

中医临床常用的辨证方法有八纲辨证、气血津液辨证、脏腑辨证，针对外感病证尚有六经辨证、卫气营血辨证、三焦辨证。

各种辨证的总纲是八纲辨证，其中表里辨证是辨别病位内外和病势深浅的两个纲领；寒热辨证是辨别疾病性质的两个纲领；虚实辨证是辨别邪正盛衰的两个纲领；阴阳辨证是归类表里、寒热、虚实的纲领，即无论证候性质如何千变万化，总不外乎阴阳两纲。

气血津液辨证是运用脏腑学说中有关气血津液理论，以辨别气、血、津液失调所致病证的辨证方法。

脏腑辨证实质上是将八纲辨证具体化到具体脏腑，使之更加具有针对性。按其性质可划分为虚证、实证两大类，因各脏腑生理功能不同、致病因素亦不尽相同，故各脏腑虚实病证亦不相同，应根据具体情况具体分析。同时，因脏腑之间在生理上互相协调，病理上互相影响，故形成了多个脏腑同时为病的脏腑兼病。

六经辨证、卫气营血辨证、三焦辨证均为外感病的辨证方法。六经辨证主要用于辨别外感伤寒类疾病的病位、病变性质；卫气营血辨证、三焦辨证主要用于辨别外感温热病的病位、病变性质。

思考题

1. 八纲辨证中虚证有何临床表现？若具体化到脏腑辨证中各与哪些脏腑密切相关？具体应如何辨识？
2. 肝胆湿热、大肠湿热有何相同点？如何鉴别之？
3. 太阳伤寒证、太阳中风证如何鉴别之？

第十章 预防与治则

知识要求

1. **掌握** 治标与治本、扶正与祛邪的含义及其运用原则。
2. **熟悉** 未病先防、既病防变的预防原则及方法；因时因地因人制宜的含义及其应用原则。
3. **了解** 治则与治法的关系；正治和反治的含义及常用八法的内容。

能力要求

具备灵活运用治则治疗疾病的能力。

第一节 预 防

预防是采取一定措施，防止疾病的发生和发展，即所谓"治未病"，包括未病先防和既病防变两个方面。

一、未病先防

未病先防就是在疾病未发生之前，做好各种预防工作，采取有效措施以避免疾病的发生。

1. 调养身体，增强体质 调养身体包括调摄精神、加强锻炼、生活起居有规律三个方面。

（1）调摄精神 精神情志活动与人体的生理、病理变化关系非常密切。平常心态、乐观积极、豁达开朗可使人体气机调畅，气血平和，对健康十分有益。

（2）锻炼身体 适当的、适量的运动，能促进气血运行，气机调畅，增强机体抗病能力。尤其是中国的传统体育项目，如太极拳、八段锦等对人体的平衡性、协调性、柔韧性极有益处，可以调节全身心的健康。

（3）生活起居 有规律包括起居有常，饮食有节，使人体的阴阳消长始终处于相对平衡状态。

2. 药物预防和人工免疫 我国很早就已开始用药物预防疾病，并在 16 世纪就发明了人痘接种法预防天花。近年来用中药预防多种疾病收到了很好的效果，极大地提高了机体的防病、治病能力。

二、既病防变

既病防变就是疾病已经发生，应争取早期诊断、早期治疗，以防止疾病的发展与传变。既病防变包括三个方面的内容，按照治疗疾病的阶段先后依次为，"有病早治"此即早期诊治；"先安未病之脏"是防在疾病未演变之时；"病后止遗"是在疾病治愈之时，防止临床后遗症的发生。

第二节　治　则

治则是治疗疾病所必须遵循的基本原则。治法是治则的具体体现，是治疗疾病的具体方法。

一、治病求本

"治病求本"是中医治则理论体系中最高层次的治疗原则的高度概括。

（一）正治与反治

正治与反治，是指所用药物性质的寒热、补泻，与疾病本质和现象之间的从逆关系而言。

1. 正治　正治是逆其证候性质而治，即采用药物的性能与疾病本质相反来治疗疾病的方法，但从药性与病性相反角度看，因其药性逆其病性，故又称"逆治"。适用于疾病的本质和现象一致的病证。

（1）寒者热之　是指寒证见寒象，采用温热法治疗。

（2）热者寒之　是指热证见热象，采用寒凉法治疗。

（3）虚则补之　是指虚证见虚象，采用补益法治疗。

（4）实则泻之　是指实证见实象，采用攻逐法治疗。

2. 反治　反治是顺从疾病假象而治，即采用药物的性能与疾病表面现象（假象）的性质相同，用以治疗疾病的方法，从顺从疾病外在假象用药角度看，因其药性顺其外在假的病性，故又称"从治"，实质上与疾病的内在本质病性还是相反的。适用于疾病的本质和现象不一致的病证。

（1）热因热用　是指寒证见热象，即真寒假热证，当采用温热药治疗。

（2）寒因寒用　是指热证见寒象，即真热假寒证，当采用寒凉药治疗。

（3）塞因塞用　是指虚证见实象，此为因虚而闭塞的真虚假实证，当用补益法治疗。

（4）通因通用　是指实证见虚象，适用于因实邪致泻的病证，采用具有通利泻下作用的方药治疗。

（二）标本缓急

标和本是相对的一对概念，具体说明病变过程中矛盾的主次关系。从疾病本身来说，病因是本，症状是标；从正邪双方来说，正气是本，邪气是标；从疾病发生的先后来说，原发病为本，继发病为标。

1. 急则治标　当标病甚急，如不及时解决将危及生命时，则宜采用"急则治其标"的治法。如大出血的病人，无论属于何种出血，均应采取应急措施，先止血，待血止后再治其本。

2. 缓则治本　当病情缓和、慢性病或急性病恢复期等病势较缓的状态，治疗当采用治本的办法。即找出疾病的本质，针对主要病因、病证进行治疗，一旦解除病证的根本，则标症亦随之而自愈。如肺阴虚而出现的咳嗽，肺阴虚为本，咳嗽为标，标病不至于危及生命，在这种情况下，就应该治其本，用滋阴润肺之法，阴虚纠正了，咳嗽也就消除了。

3. 标本同治　当标本均急，在一定时间和条件下不允许单治标或单治本时，或标本均不太急则"标本兼治"。

实例解析

实例：患者，男，21岁，盛夏季节，突然出现腹痛腹泻，里急后重，便下脓血。此时应采用止泻法，还是采用通泄法治疗？

解析：此为典型的热毒血痢，应采用反治法中通因通用之法，用具有通泄功效的大黄等药为主，以使热毒之邪得以排除，此时若采用止泻之法，可以使热毒存留体内，病情反倒会愈加严重。

二、扶正与祛邪

（一）扶正祛邪的含义

扶正，即扶助正气，就是使用扶助正气的药物或针灸等其他疗法，还可以配合适当的营养和功能锻炼等辅助方法，以增强体质，提高机体抗邪能力；祛邪，即是祛除病邪，使邪去正安。

（二）扶正祛邪的运用

1. 单独使用　即单独使用扶正法或祛邪法治疗疾病，适用于较为简单的疾病。

（1）扶正　适用于正虚邪不盛的虚性病证，临床上根据病人气虚、血虚、阳虚、阴虚等具体情况，分别运用益气、养血、助阳、滋阴等方法。

（2）祛邪　适用于邪实而正气未衰的实性病证，临床上根据病人具体情况，可分别运用发汗、涌吐、攻下、和解、祛寒、清热等方法驱邪外出。

2. 先后使用　当审查邪正的轻重缓急而灵活运用。

（1）先祛邪后扶正　适用于邪盛正虚，但正气尚耐攻伐之证，若先扶正反而固邪，故当先祛邪，然后再进行调补，正气复，病证即愈。

（2）先扶正后祛邪　适用于正虚邪实，正气虚但不耐攻伐的病证，即先补后攻，若先祛邪则更伤正气，因此，必须先扶正，使正气适当恢复，能承受攻邪时，然后再祛邪。

3. 同时使用　即是攻补兼施。适用于正虚邪实，两方面都不甚急的病证，尤其适用于慢性病的治疗。具体运用时必须区别正虚邪实的主次关系，灵活运用。如以正虚为主要矛盾，单纯用补法又恋邪，单纯攻邪又易伤正，此时则应以扶正为主兼祛邪。

三、调整阴阳

调整阴阳，即是损其偏盛，补其偏衰，恢复阴阳相对平衡，促进阴平阳秘的治疗法则。

（一）损其有余

由于阴阳偏盛所引起的实热证、实寒证，当据"实则泻之"的原则以损其有余。阴盛则损其阴，阳胜则损其阳，如寒者热之、热者寒之等。

（二）补其不足

对于阴阳偏衰所引起的病证，当据"虚则补之"的原则以补其不足。阳虚则寒，即虚寒证，采用"益火之源，以消阴翳"之法，滋阴以制阳亢；阴虚则热，而虚热证用"壮水之主，以制阳光"之法，补阳以制阴；阴阳两虚，则应阴阳双补。

四、调理气血

对于气血失调的病证，采用必要的"虚则补之，实则泻之"的基本大法，以调理气血，恢复气血协调关系。

（一）调气

气虚则为活动无力，气机失调则为气的运行失常。

1. 气虚则补　气虚是指脏腑功能虚衰、功能下降的病理变化，补气为其治疗的当然法则。临床根据不同的脏腑虚弱而补其相关脏腑，但尤其重视对后天之本脾气的补益调养。

2. 气机失调则调理气机　气机对全身的气血津液运行起到至关重要的作用，调理气机为治疗气机失调的大法。具体表现为虚实两个方面。虚则为气陷、气脱，调理当气陷则升、气脱则固；实则为气滞、气逆、气闭，调理当气滞则疏、气逆则降、气闭则开。

（二）理血

血的病变无外乎血虚、出血、瘀血。

1. 血虚则补　血虚是指血液不足而濡养功能减退的病理变化，生血之脏主要为心、脾，故当补益心脾，尤其脾胃为后天之本，气血生化之源，理当为调养的重点。

2. 出血则止　应根据具体的病因采用针对性的治疗，热灼血络者当凉血止血、瘀血阻滞者当化瘀止血、脾不统血者当温经止血。

3. 瘀血则化　瘀血的形成原因非常复杂，有气虚、气滞、血虚、寒凝、血热、外伤等诸多因素，气血虚则补、气滞则疏、寒凝则温、血热则凉。

（三）调理气血关系

1. 气血互补　气血互生，故应当灵活运用气能生血、血能生气以治疗疾病。

（1）补气生血　治疗血虚证时，因有形之血不能速生，故当重在补气以急固无形之气，通过气生血的关系，以救其急。

（2）补气固脱　血能载气，因而在失血时往往出现气随血脱的病证，治疗首当补气以固脱。

2. 补气摄血　脾主统血，脾虚则不能统摄血液在脉道内运行而出血，治当补气健脾以摄血。

3. 调气活血　气虚则无力推动血液运行、气滞则血液运行受阻，均可发生瘀血，治当补气活血、行气活血。

实例解析 ┈┈┈┈┈┈┈┈┈┈┈┈┈┈┈┈┈┈┈┈┈┈┈┈┈┈┈┈┈┈┈┈┈

实例：患者，女，48岁，平素面色萎黄，倦怠乏力，神疲懒言，食少纳呆，食后腹胀，便溏，最近几个月经周期均出现了提前现象，且月经量多色淡，此病应当如何治疗？

解析：从女患的平时症状看，此为典型的脾气虚证，逐渐发展成了脾不统血的崩漏证，治当补气健脾以摄血，方用归脾汤。

五、三因制宜

三因制宜，即因时制宜、因地制宜和因人制宜。

（一）因时制宜

根据不同季节的气候特点来考虑用药原则。治疗用药必须结合不同气候变化的特点，所以《素问·六元正纪大论》说："用热远热，用温远温，用寒远寒，用凉远凉，食亦同法"。

（二）因地制宜

根据不同地区的地域环境特点来考虑治疗用药原则。不同地域，地势有高下，气候、水土各异，生活习惯也各不相同，因而在治疗疾病时需考虑地域环境特点而用药。

（三）因人制宜

因人制宜，是指根据病人的年龄、性别、体质等的不同特点来指导治疗用药的原则。

1. 年龄　不同年龄生理状况和气血盈亏不同，治疗用药亦有别。

2. 性别　妇女有经、带、胎、产等生理特点，用药应与男人有别。

3. 体质　阳盛和阴虚体质，慎用温热；阳虚或阴盛之体，慎用寒凉。而耐药性强者，可用峻烈之药，耐药性弱者则应慎用。

本 章 小 结

中医调养的最高境界就是"治未病"，通过调摄精神、锻炼身体、注意生活起居、药物免疫等各种手段，体现了未病先防的学术思想，对养生方面具有较高的指导意义。通过先安未受邪之地以防止疾病的传变，体现了中医的整体观念及宏观的治疗思想。

治则是治疗疾病的法则，无论治病求本、扶正祛邪、调整阴阳、调理气血、三因制宜，都为临床用药的前提。

思考题

1. 哪些措施体现了中医"治未病"？

2. 中医常用治法有哪些？

3. 反治法包括哪些内容，如何使用之？

中篇

中药学基础

第十一章　中药基本理论与应用

学习导引

知识要求

1. **掌握**　中药炮制的主要目的；中药性能、四气、五味、归经、升降浮沉及毒性的定义；四气、五味所示效用；中药七情的定义、具体内容；用药禁忌的具体内容。
2. **熟悉**　中药品种、产地、采收、储存对中药质量的影响；性味、归经的确定依据；中药的煎法与服法。
3. **了解**　中药炮制的主要方法；中药的特殊煎法。

能力要求

具备应用中药的性能、炮制、配伍、用法等基本理论知识，达到为临床解决中药在应用中出现问题的能力。

第一节　中药的品质

中药所含的有效成分是中药具有防病治病作用的物质基础，中药的品种、产地、采收、炮制、贮藏等诸多因素均能影响中药的有效成分，进而影响中药的质量。我们对上述影响中药品质的各个环节应给予高度重视，以保证临床用药的安全性和有效性。

一、中药的品种

（一）品种的概念

种是生物分类的基本单位，是生物进化和自然选择的产物。同一种植物具有一定的形态、生理特征、一定的自然分布区。种内个体间具有相同的遗传性状，彼此可以交配，产生能育的后代，与其他类群存在生殖隔离。中药材质量与品种关系非常密切，种内遗传变异因素、生态环境等因素均能影响有效成分的含量，从而影响药材的质量。

（二）品种对中药质量的影响

陶弘景言"一物有谬，便性命及之"，使用正确的品种，是临床用药安全有效的前提。中药应用历史悠久，产区广泛，来源复杂，品种混淆，存在问题颇多。如一药多种来源；形态相似的生药，可能造成误收、误用；由于地区用语（俗名）、使用习惯的不同造成"同名异物"、"同物异名"现象普遍存在。如中药大黄具有泻下攻积，清热泻火，凉血解毒，逐瘀通经，利湿退黄的功效，《中国药典》（2015 年版）规定的基源植物为蓼科的掌叶大黄 *Rheum palmatum* L.、药用大黄 *R. officinale* Baill. 和唐古特大黄 *R. tanguticum* Maxim. ex Balf. 三种，其根和根茎具有泻下作用的成分含量较高，而来源于同属的土大黄，如华北大黄 *R. franzenbachii* Munt.、河套大黄 *R. hotaoense* C. Y. Cheng et C. T. Kao、藏边大黄 *R. emodi* Wall. 和天山大黄 *R. wittrochii* Lundstr. 等，其根和根茎中不仅泻下成分含量较低，而且含毒性成分土大黄苷，不能药用。中药黄精能补气养阴，健脾，润肺，益肾。正确的基源植物为百合科植物黄精 *Polygonam sibiricum*、多花黄精 *P. cyrtonema* 或滇黄精 *P. kingianum* 的干燥根茎。而有些地区将长梗黄精 *P. filipes* 代替黄精使用，甚至有些地区曾发生误食卷叶黄精 *P. cirrhifolium* 中毒的事件。贯众具有清热解毒，止血，杀虫的作用。全国曾作贯众用的原植物有 11 科，18 属，58 种，均属蕨类植物。鳞毛蕨属植物粗茎鳞毛蕨 *Dryopteris crassirhizoma* Nakai 等同属植物的根茎和叶柄残基，含有绵马酸类成分，是驱绦虫有效成分，而来源于其他科属的贯众很少含有此类成分。金银花能清热解毒，疏散风热，为忍冬科植物忍冬 *Lonicera japonica* Thunb. 的干燥花蕾或带初开的花。调查发现同名为"金银花"的有 20 余种，虽然化学成分相似，但有效成分绿原酸的含量存在明显差异。名贵中药材如冬虫夏草，有亚香棒虫草、香棒虫草、地蚕、人工伪制虫草、白僵蚕冒充冬虫夏草等多种伪品。人参也曾发现使用商陆伪充人参，如若误用，会造成危害。因此使用错误的中药品种，将直接影响到临床用药的准确性，轻则造成资源浪费，重则产生毒副作用甚至威胁病人的生命。

二、中药的产地

历代医药家经过长期使用、观察、比较，总结出由于自然条件不同，产地不同，其药材质量也不同。如《千金翼方》指出"用药必以土地"；《本草蒙筌》认为"地产南北相殊，药力大小悬隔"。

（一）道地药材的概念

自唐宋以来，人们逐渐形成了"道地药材"的概念。道地药材是指经过中医临床长期应用优选出来的，具有明显地域性，通过特定的生产过程，比其他地区所产的同种药材品质佳，疗效好，是历史悠久、久负盛名的优质中药材。道地药材是我国历代医家保证中药质量和临床疗效的公认药材，是中药质量控制的独具特色的综合判别标准。

（二）道地药材及其变迁

我国由于地域辽阔，根据地理分布，道地药材主要分为关药、北药、怀药、浙药、江南药、川药、云药、贵药、广药、西药、藏药等。例如河南的怀地黄、怀牛膝、怀山药、怀菊花是著名的"四大怀药"。一些药材为了说明是优质品，常在药名前冠以道地产区，如川贝母、建泽泻等。道地药材的产区是在实践中形成，但不是一成不变的。如三七原产广西，称广三七或田七，云南引种成功，称为滇三七，其质量、产量均超过广三七，被大家公认为道地药材，成为三七新的道地产区。长期的医疗实践证明，重视中药产地与质量的关系，强调道地药材的开发与应用，对于确保品种来源正确，临床疗效安全可靠，起着十分重要的作用。

三、中药的采收

中药的生长年限、生长环境等因素均能影响中药的有效成分。《千金翼方》指出："夫药采集，不知时节，不依阴干暴干，虽有药名，终无药实……"，同时列举了 233 种中药的采收时节，可见历代医家十分重视中药的采收并积累了宝贵的经验，值得借鉴。此外，有些中药除含有效成分外，尚含毒性成分，采收时应注意尽可能在毒性成分含量较低时采收。对于有效成分尚不明确的中药，还应考虑生物活性、药理作用、临床疗效等。合理的采收应建立在充分了解中药的道地性、采收标准、采收方法的基础上，获得优质高产的中药，保证用药的安全有效。

（一）植物药的采收

利用传统的采收经验，依据药用部位的生长特性，分别掌握合理的采收季节。

1. 根和根茎类 一般秋、冬季节或春季发芽前采集。此时，根和根茎中贮藏的营养物质丰富，有效成分的含量较高。古人认为：初春"津润始萌，未充枝叶，势力淳浓"；"至秋枝叶干枯，津润归流于下"，可见"春宁宜早，秋宁宜晚"是有科学依据的。例如天麻在冬季至次年清明前茎苗未出时采收为"冬麻"，体坚质佳；在春季苗出土时采挖为"春麻"，体轻质差。但也有例外，如人参在夏季采挖较好；延胡索、半夏因地上部分枯萎较早，多在谷雨和立夏之间采挖。

2. 茎木类 一般在秋、冬季节植物落叶后或春初萌芽前采收，如首乌藤等。

3. 树皮和根皮 树皮多在春夏相交时节采收，此时植物生长旺盛，树皮液汁养分多，形成层细胞分裂快，树皮易于剥离，质量较好。根皮多在秋季采收。采收树皮、根皮，容易损害植物的生长，应注意采收方式，保护生态环境。

4. 叶类 在花蕾将开或正在盛开时采收，此时植物生长旺盛，叶中有效成分含量较高，如大青叶等。但桑叶需经霜后采收，霜桑叶品质最佳。

5. 花类 一般在花开放时采收，如菊花等。有些则在花蕾期采收，如槐米、丁香等。红花需在花冠由黄变橙红时采收。

6. 果实、种子类 多在果实已成熟或将成熟时采收，如瓜蒌、枸杞等；少数用未成熟的果实，如枳实、青皮等。种子类药材多在果实成熟时采收。

7. 全草类 多在地上部分充分生长、茎叶茂盛的花前期或刚开花时采收。

（二）动物、矿物药的采收

动物类药材因动物习性、入药部位的不同，采收时间也有所不同，以保证药效和容易获得为原则。以成虫入药的，应在活动期捕捉，如土鳖虫等；桑螵蛸以卵鞘入药，为避免虫卵孵化影响药效，需在三月收集；鹿茸应在清明后适时采收，过时则骨化为角。

矿物类药材一般没有季节的限制，可全年采挖，如石膏等。

四、中药的炮制

炮制即对原药材进行修治整理或特殊处理的过程，是药材在应用或制剂之前必要的加工处理过程。炮制既要充分发挥疗效又要避免或减轻不良反应，满足临床用药的安全有效。炮制是否得当，对中药安全性与有效性至关重要，炮制技术既有科学的内涵，又有其特殊的技术标准。

（一）炮制的目的

1. 增强药物的疗效 中药炮制的过程中，加入一些辅料，辅料与药物之间能够起到协同作用，从而提高药物的临床疗效。如油炙淫羊藿可增强壮阳作用；蜜制百部，能提高润肺止咳的作用；酒炒丹参，活血作用增强；醋制延胡索，止痛作用增强；盐炙杜仲可提高补肝肾、降压作用；姜汁炙黄连、竹茹止呕作用增强。也可不加辅料炮制，同样能增强药物的作用，如炒麦芽，能增加消食之功；大黄炒炭，可增强止血的作用。

2. 降低或消除药物的毒副作用 马钱子、川乌、附子、半夏、天南星、巴豆等药材，炮制后可降低毒性。传统认为川乌是"大毒"之品，炮制后毒性明显下降。生半夏有毒，对黏膜有强烈的刺激作用，使声带黏膜发炎水肿导致失音，刺激消化道黏膜导致呕吐。常用的炮制品有姜半夏、清半夏、法半夏等。姜半夏降逆止呕的作用增强，清半夏增强了化痰作用，法半夏增强了燥湿的作用。苍术、芫花等药材的炮制目的同样是为了减少毒副作用，保证临床用药的安全、有效。

知识拓展

马钱子炮制的现代研究

马钱子具有镇痛和活血化瘀的作用，毒性大。临床曾有口服7粒生马钱子致死的报道。研究发现，生品的毒性最大，不同的炮制品毒性均有所下降。炮制温度在230~240℃时，马钱子碱可转化30%~35%，士的宁可转化10%~15%，它们的异型化合物异马钱子碱和异士的宁碱的含量增加。士的宁碱和马钱子碱的毒性比异士的宁碱和异马钱子碱毒性大10~15.3倍，而异士的宁碱和异马钱子碱的镇痛、抗炎、抑制肿瘤等活性强于士的宁碱和马钱子碱。马钱子采用砂炒法炮制，其总生物碱的含量为生品的92.1%，毒性只是生品的48.5%，镇痛作用最强。由此可见炮制起到了减毒增效的作用。

3. 改变药物的性能功效 通过炮制改变药物的性能和功效，扩大药物的应用范围，使其适应临床上不同的病情和体质需要。例如何首乌生品润肠通便，制首乌具有补肝肾、滋补强壮等作用。生地黄能清热凉血，熟地黄则能补血；甘草生品清热解毒，炙甘草能益气健脾；黄连生品能清湿热、泻火毒，但姜黄连能制其苦寒之性，故可治疗胃热呕吐；桑白皮生用泻肺利水，蜜制能用于肺虚咳嗽。以上实例因为药材炮制使性味发生了变化，扩大了临床应用的范围。

4. 矫嗅矫味 具有腥臭气味的药材，在服用时易引起恶心呕吐等反应。采用炮制的方法，可以矫味矫嗅，利于病人服用。例如五灵脂为减轻其臭味，常用醋制；醋制乳香、没药便于服用；还有酒制乌梢蛇，麸炒僵蚕等，都是通过炮制的手段达到矫嗅矫味的目的。

5. 利于贮运、制剂、调剂 药材炮制后，可杀死虫卵以及杀灭药材中的酶等，有利于贮藏和运输。如白僵蚕炒后可以杀死白僵菌，桑螵蛸蒸后可以杀死虫卵。有些含苷类的中药，经加热处理，能破坏与苷类共存的酶。如蒸制黄芩可以使酶失去活性，使药材的有效成分不被酶解，起到保存药效，便于贮藏和运输的作用。

某些坚硬的植物根、根茎、果实、种子类药材，须切成薄片；一些种子类药材，如决明子、白芥子等，为利于有效成分的煎出，须炒黄处理。矿石、贝壳、甲壳、化石、动物的角质类，质地坚硬，须炮制才能进行制剂和调剂。另有一些药材如羚羊角、珍珠、三七等常研成细粉，随汤药冲服，这些处理方法更好的利用了有效成分，有利于制剂、调剂。

（二）炮制的方法

在古代炮制经验的基础上，现代的炮制方法有了很大的改进和发展，可分成以下五大类型。

1. 一般修制　包括拣、筛、簸、揉、拌、去毛、磨、捣或击、制绒等清除杂质、粉碎药材的方法。是炮制的最初阶段。

2. 水制　是利用水或其他液体辅料对药材进行加工处理的方法。常用的方法有洗、淋、泡、漂、浸、润、水飞等。目的是清洁、软化药材，便于切制，调整药性。

3. 火制　是用火加热处理药材或以辅料拌炒药材的加工方法，火制是使用较为广泛的炮制方法，通过炒、烫、煅、煨等火制法达到增效、减毒以及便于制剂、调剂的目的。

4. 水火共制　是利用水或液体辅料与火共同加工药材的方法。具有纯净药材，保存有效成分，改变药物的性能，增强疗效，降低毒副作用，便于切制等作用。常见的水火共制包括蒸、煮、炙、淬等。

5. 其他炮制方法　除上述炮制方法外，还有发酵、制霜、发芽等炮制方法，可以起到缓和或改变药性，降低毒性的作用。

五、中药的贮存

中药如果贮存不当，常会发生变质现象，影响药材质量和临床疗效，造成物质浪费和经济损失。因此必须重视中药贮存的各个环节，才能确保临床用药的安全、有效。

（一）贮存对中药质量的影响

中药常因温度、湿度不适宜，放置时间过长，发生虫蛀、霉烂、变色、走油等变质现象。药材虫蛀后，破坏了药材的外形，有效成分损失，药效降低，甚至失去全部药用价值。霉变会分解和溶蚀药材，破坏有效成分，使药材失去药效，甚至产生毒素，危害患者的健康。色泽是药材品质的标志之一，变色意味着药材的化学成分发生了变化，从而会影响到药材的质量。"走油"常与药材的变质相联系，是指某些药材的油质泛出药材表面或药材受潮、变色后表面泛出油样的物质。此外，有些矿物药久贮容易风化失水，使有效成分流失，功效减弱；有的药材有效成分自然分解，这些现象都是在贮藏过程中应注意的问题。

（二）常用的贮存方法

中药贮存一般应具备清洁、干燥、通风的环境，保持适宜的温度和湿度，同时做好入库前的各项检查。对易生虫的中药可采用经验方法如陈皮与高良姜同放，可免生虫；也可采用低温冷藏法、密封法、密封结合低氧法、气调养护等方法达到防虫的目的。对易生霉的中药可采用通风散潮、使用吸湿剂等方法，使药材保持干燥；或采用制冷设备，库温控制在15℃以下，相对湿度低于70%，有较好的防霉效果。对易变色的药材，一般需要避光、干燥、冷藏。对易"走油"的药材，可采取低温、避光保存，如选择阴凉干燥的库房，堆码不宜过高过大，尽量避免油性药物受挤压等。随着科学技术的发展，新的贮存方法，例如气调贮存、应用除氧剂贮存、核辐射灭菌等得到广泛应用。气调贮藏是指通过调整和控制储藏环境的气体成分和比例以及环境的温度和湿度来达到防虫防霉的作用。该方法既保持了药材原有的品质，又能防虫、防霉、防变色，对人体健康无害，不污染环境，是一种经济且科学的方法。应用除氧剂贮存可使药材在长达3年多的贮存期内，品质完好，无虫、无霉。

第二节　中药的性能

中药的性能是对中药作用的基本性质和特征的高度概括，是中药基本理论的核心部分。

主要包括四气、五味、归经、升降浮沉、有毒无毒等。

一、性味

（一）含义

中药的性味包括四气和五味。四气又称为四性，指药物所具有的寒、热、温、凉四种药性，它反映了药物对人体阴阳盛衰、寒热变化的作用性质，是中药的重要性能之一。五味是指药物有酸、苦、甘、辛、咸五种味，这既是药物作用规律的高度概括，又是部分药物真实滋味的体现。

（二）确定依据

药性的寒热温凉，是从药物作用于机体所发生的反应概括出来的，是与所治疾病的寒热性质相对应的。即药性的确定是以用药反应为依据，病证寒热为基准。

确定五味最初是依据药物真实滋味，如黄连、黄柏之苦，随着用药实践的发展，人们对药物作用的认识不断丰富，一些药物采用以功效推定其味的方法。例如，葛根并无辛味，有解表散邪作用，与"辛能散、能行"有关，故标以辛味。由此可知，确定味的主要依据是药物的真实滋味和药物的功能。

（三）所示效用

一般来讲，寒凉药分别具有清热泻火、凉血解毒、滋阴除蒸、泻热通便、清热利尿、清化热痰、清心开窍、平肝息风等作用；而温热药则分别具有温里散寒、暖肝散结、补火助阳、温阳利水、温经通络、引火归原、回阳救逆等作用。就药味来说，不同的味所示的功效又各不相同，具体来说：

辛："能散、能行"，具有发散、行气血的作用。一般来讲，解表药、行气药、活血药多具有辛味，因此辛味药多用治表证及气滞血瘀之证。如桂枝散风寒、枳实行气、川芎活血等。

甘："能补、能和、能缓"，具有补益、和中、调和药性和缓急止痛的作用。一般来讲，补虚、调和药性及缓急止痛的药物多具有甘味。甘味药多用治虚证、挛急作痛及调和药性、解毒等。如人参补气、饴糖缓急止痛、甘草调和药性并解毒等。

酸（涩）："能收、能涩"，具有收敛、固涩的作用。一般固表止汗、敛肺止咳、涩肠止泻、固精缩尿、固崩止带的药物多具酸味。酸味药多用治体虚多汗、肺虚久咳、久泻肠滑、遗精滑精、遗尿尿频、崩带不止等滑脱证。如五味子固表止汗，乌梅、诃子敛肺止咳、涩肠止泻等。具收涩作用（如龙骨、牡蛎等）药物，标以涩味。因有"涩附于酸"之说，故常将两者并列。此外，酸味还有生津作用，如乌梅等。

苦："能泄、能燥、能坚"，具有清泄火热、泄降气逆、通泄大便及燥湿等作用。一般清热泻火、下气平喘、降逆止呕、通利大便、清热燥湿、苦温燥湿的药物多具有苦味。苦味药多用治热证、喘咳、呕恶、便秘、湿证等证。如知母清热泻火，杏仁降气平喘，半夏降逆止呕，大黄泻热通便，龙胆草清热燥湿，苍术苦温燥湿等。

咸："能下、能软"，即具有泻下通便、软坚散结的作用。一般来讲，泻下及软坚的药物多具有咸味。咸味药多用治大便燥结、痰核、瘿瘤、癥瘕痞块等证，如芒硝泻热通便。

淡："能渗、能利"，即具有渗湿利小便的作用，故利水渗湿的药物多具淡味。淡味药多用治水肿、脚气、小便不利之证，如薏苡仁、茯苓。因"淡附于甘"，故常只言五味。

（四）对临床的指导意义

"疗寒以热药，疗热以寒药"指出了如何掌握药物的四气理论以指导临床用药的原则。寒凉药用治阳热证，温热药用治阴寒证，这是临床必须遵循的用药原则。反之，如果阴寒证用寒凉药，阳热证用温热药必然导致病情进一步恶化，甚至引起死亡。

药物的性和味从不同的角度说明药物的作用，故必须把四气和五味结合起来，才能准确地辨别药物的作用。药物的性味相同，作用相近；药物性味不同，作用有别。药物的任何性可与任何味配组，但一味药中气只能有一，而味可以有一个或多个。味越多，说明其作用越广泛。

知识拓展

四气五味的现代研究

目前对中药四气进行了大量的实验研究，研究表明许多寒凉药多可降低自主神经功能、降低内分泌系统功能、降低能量代谢、减弱心血管系统功能。而温热药多具有提高自主神经功能、提高内分泌系统功能、增强能量代谢使产热增加、增强心血管系统功能和强心升压等作用。五味功效与其所含的化学成分间存在一定的规律性。辛味药辛温芳香与所含挥发油有关，解表药挥发油具有发汗或促进发汗的作用，并有改善微循环、抗菌、抗病毒等作用，理气药含挥发油对消化道功能有调节作用；甘味药能补能缓能和，与其所含机体所需营养物质有关；苦味药能燥能泄，与其含生物碱和苷类有关；酸味药能收涩，多与其含鞣质和有机酸有关；咸味药具有软坚散结、软坚润下等，与其含碘和无机盐有关。

二、升降浮沉

（一）含义

升降浮沉是表示药物作用趋向性的一种性能。升，即上升提举，表示药物作用趋向于上；降，即下达降逆，表示药物作用趋向于下；浮，即向外发散，表示药物作用趋向于外；沉，向内收敛，表示药物作用趋向于内。其中，升与降、浮与沉是相对立的，而升与浮、沉与降是既有区别、又有交叉，难以截然分开，在实际应用中，升浮、沉降常并称。

（二）确定依据

中药升降浮沉是相对人体升降出入异常的一种定向理论。疾病在病势上常表现出向上、向下、向内、向外等不同趋向，凡药能针对不同的病情，改善或纠正不同病势趋向者，就定其作用趋向为升浮或沉降。就药物的质地来说，一般花、叶、皮、枝等质轻的药物大多为升浮药，而种子、果实、矿物、贝壳及质重者大多都是沉降药。就药物的性味来讲，凡气味薄者、辛甘温热的药物多属升浮药。苦酸咸、寒凉的药物，多属沉降药。此外，部分药物具有双向性，如川芎能上行头目、下行血海。

（三）所示效用及临床应用

一般而言，升浮药都主上升向外，有升阳、发表、散寒、涌吐等功效；沉降药都主下行向内，有潜阳、降逆、泻下、渗湿等功效。

升降浮沉的临床应用应把握以下二个基本原则。一是根据病势不同，选择不同作用趋向的药物，以纠正人体升降出入的失调。大凡病势下陷者，宜升浮不宜沉降；病势上逆者，宜沉降不宜升浮。如肝阳上亢，宜选用珍珠母、石决明等沉降药以平肝潜阳。气虚下陷，宜选用黄芪、升麻等升浮药以升阳举陷。二是根据病位不同，选择不同作用趋向的药物，以因势利导，祛邪外出。病变部位在上在表者，宜升浮不宜沉降；病变部位在下在里者，宜沉降不宜升浮。如风寒表证，宜选用麻黄、桂枝等升浮药。热结便秘结者，宜选用大黄、芒硝等沉降药。

（四）影响因素

药物的升降浮沉在一定条件下可以相互转化，影响因素主要有两个方面：炮制和配伍。如酒制则升，姜炒则散，醋炒收敛，盐炒下行；又药物的升降浮沉通过配伍也可发生改变，一般来讲，升浮药在大队沉降药中能随之下降，反之，沉降药在大队升浮药中能随之上升。由此可见，药物的升降浮沉是受多种因素的影响，它在一定的条件下可相互转化，正如李时珍所说："升降在物，亦在人也。"

实例解析

实例：患者，女，23岁。近日面赤口渴，牙龈肿痛，咽喉肿痛，两便正常。医生给予处方中含有酒大黄的药方。患者不解：大黄为泻下药，既是两便正常，为何还用大黄呢？

解析：药物的升降浮沉之性可通过炮制和配伍发生改变，生大黄泻下攻积，药性沉降，通过酒制后可借酒的升散之性达于上焦，清上焦火热之邪而非泻下攻积，故处方中用酒大黄是为了清泻上焦火热。

三、归经

（一）含义

归经是指药物对于机体某些部位的选择性作用，即某药对某些脏腑经络有特殊的亲和作用。归经有药物"定位"的特点。

（二）理论基础

中药归经理论的形成是以脏腑经络学说为理论基础，以药物所治疗的具体病证为依据加以总结概括的。药物的归经，与脏腑经络生理特点、临床经验的积累、中医辨证理论体系的不断发展与完善及药物自身的特性密不可分的。归经理论涉及中医学脏腑的概念，与西医解剖学中的脏器有较大区别，不能等同视之，也不可混淆。

（三）临床意义

归经常直接表述为归肝、心、脾、肺、肾、胃、大肠、小肠、膀胱、胆、心包、三焦经等。掌握归经便于提高临床辨证用药的准确性。如病肺热咳喘，当用桑白皮等肺经药来泻肺平喘；若胃火牙痛当用石膏等胃经药来清泻胃火等。掌握归经理论还有助于区别功效相似的药物，如羌活、白芷、柴胡同为治头痛之药，但羌活善治太阳经头痛、白芷善治阳明经头痛、柴胡善治少阳经头痛。可见归经理论对指导临床用药也具有十分重要的意义。

四、药物的毒性

（一）含义

"毒"，在中药学中有广义和狭义之分。常强调狭义的毒性，即毒性是药物对机体的损害性，用以反映药物安全程度的性能。故凡在中药学中标明有毒（包括大毒、有毒、小毒等）的药物，均是指狭义的毒性。若用之不当，可对人体造成伤害，甚至危及生命。

（二）影响因素

中药的毒性有无是相对的，没有绝对无毒的药物。药物毒性的有无、大小主要取决于用量。其次，药材的品种、来源、入药部位、产地、采集时间、贮存、加工炮制、剂型、制剂工艺、配伍、给药途径、用量、用药次数与时间长短、患者的体质、年龄、性别、证候性质，以及环境污染等等因素也会影响药物的毒性。总之，应当坚持"有毒观念，无毒用药"的原则，确保临床用药的安全。

中药的性味、升降浮沉、归经是从不同角度反映药物作用特性的性能；而毒性则是从安全用药的角度反映药物的另一特性，也是中药性能的内容之一。

第三节　中药的应用

中药配伍是否恰当、用药是否规范、用法用量是否正确等方面，也会影响临床用药的安全有效。

一、配伍

（一）含义

按照病情需要和用药法度，有选择地将两种以上的药物合在一起应用，称为配伍。药物通过配伍可达到适应复杂的病情，增强药物疗效，协调药物的偏性，减轻毒副作用，使用药更加安全、有效的目的。前人通过长期的临床实践，把单味药的应用同药与药之间的配伍关系总结为七个方面：即相须、相使、相畏、相杀、相恶、相反，单行，合称"七情"。

（二）内容

1. 单行　指两味药物配伍后，各自独行其是，互不影响临床效应的配伍关系。如山楂与连翘配伍，治疗食积而发热者，山楂消食，连翘清热，两者合用，既不降低相互的药效，也不会产生新的毒副作用。也有学者称单行是指单用一味药来治疗某种病情单一的疾病。如独参汤，即单用一味人参，治疗元气虚脱的危重病证。

2. 相须　就是两种功效类似的药物配合应用，可以增强原有药物的功效。如麻黄配桂枝，能增强发汗解表、祛风散寒的作用；附子、干姜配合应用，以增强温中补阳、回阳救逆的功效。

3. 相使　即在性能功效方面有某些共性，或性能功效虽不相同，但是治疗目的一致的药物配合应用，以一种药为主，另一种药为辅，辅药能提高主药疗效。如黄芪配茯苓治脾虚水肿，茯苓可增强黄芪益气利尿的作用。

4. 相畏　即一种药物的毒性反应或副作用能被另一种药物减轻或消除。如半夏畏生姜，即生姜可以抑制半夏的毒副作用，生半夏可"戟人咽喉"，用生姜炮制后成姜半夏，其毒副作用大为缓和。

5. 相杀　即一种药物能够降低或消除另一种药物的毒副作用。如生姜能减轻或消除生半夏和生南星的毒性或副作用，故说生姜杀生半夏和生南星的毒。由此可知，相畏、相杀实际上是同一配伍关系在不同的角度而言的两种提法。

6. 相恶　即两药合用，指一种药物的某种或某几种功效会被另一种药物削弱或消除。如人参的补气作用能被莱菔子削弱，即人参恶莱菔子。反之亦然。

7. 相反　即两种药物合用，能产生或增强毒副作用。如甘草反甘遂、贝母反乌头等，具体内容详见用药禁忌内容。

上述七情中，相须、相使是增效的配伍关系，临床用药要充分利用；相畏、相杀是减毒的配伍关系，应用毒烈药时须考虑选用；相恶、相反属减效或增毒配伍，临床应避免使用。

> **实例解析**
>
> 　　**实例：**香连丸是常用的中成药，由黄连和木香组成，主治湿热痢疾。问：为何以黄连与木香合用？两药合用属于药物七情中哪种配伍关系？
>
> 　　**解析：**方中重用黄连清热燥湿以消除湿热之病因，木香行气止痛，行气有助于除湿，行气止痛可缓解湿热致腹痛、里急后重之症，以黄连为主，木香为辅，木香可增强黄连治疗湿热痢疾里急后重的疗效，两药为相使的配伍关系。

二、用药禁忌

中药的用药禁忌主要包括配伍禁忌、妊娠禁忌、服药的饮食禁忌和病证药禁忌四个方面。因病证禁忌为一般的用药原则，本章不作讨论。

（一）配伍禁忌

配伍禁忌，就是指某些药物配合使用会降低和消除药效，产生或增强毒副作用。概括为"十八反"和"十九畏"。

1. 十八反　即乌头（川乌、草乌、附子）反半夏、瓜蒌（全瓜蒌、瓜蒌皮、瓜蒌仁、天花粉）、贝母（川贝母、浙贝母）、白蔹、白及；甘草反海藻、大戟、甘遂、芫花；藜芦反人参、西洋参、党参、丹参、玄参、沙参（南沙参、北沙参）、苦参、细辛、芍药（赤芍、白芍）。概括为"十八反歌"："本草明言十八反，半蒌贝蔹及攻乌，藻戟遂芫俱战草，诸参辛芍叛藜芦。"

2. 十九畏　硫黄畏朴硝，水银畏砒霜，狼毒畏密陀僧，巴豆畏牵牛子，丁香畏郁金，川乌、草乌畏犀角，牙硝畏三棱，官桂畏赤石脂，人参畏五灵脂。

（二）妊娠用药禁忌

妊娠禁忌药是指妇女妊娠期除中断妊娠、引产外，禁忌使用或须慎重使用的药物。根据药物对于胎元损害程度的不同，一般可分为慎用与禁用二大类。慎用的药物包括通经祛瘀、行气破滞及辛热滑利之品，如桃仁、红花、牛膝、大黄、枳实、附子、肉桂、干姜、木通等；而禁用的药物是指毒性较强或药性猛烈的药物，如巴豆、牵牛子、大戟、商陆、麝香、三棱、莪术、水蛭、斑蝥、雄黄、砒霜等。凡禁用的药物绝对不可使用，慎用的药物应根据具体情况，斟酌使用。

（三）服药时的饮食禁忌

是指服药期间对某些食物的禁忌，又简称食忌，也就是通常所说的忌口。一般在服药期间，如热性病，应忌食辛辣、油腻、煎炸性食物；寒性病，应忌食生冷食物、清凉饮料等；胸痹患者应忌食肥肉、脂肪、动物内脏及烟、酒等；肝阳上亢头晕目眩、烦躁易怒等应忌食胡椒、辣椒、大蒜、白酒等辛热助阳之品等；疮疡、皮肤病患者，应忌食鱼、虾、蟹等腥膻及辛辣刺激性食品。

三、剂量

（一）含义

药物的用药量就称为剂量。主要指每味干燥药物在汤剂中的成人一日内服的常用有效剂量。其次指方剂中每味药之间的比较分量，也即相对剂量。而丸、散剂或鲜品的用量，一般要特别标示注明。现剂量全国一律用公制计量单位，重量单位用"克"，容量单位用"升"、"毫升"。十六进位制与公制计量单位，按规定以下面近似值换算：1 两（16 进位制）= 30g；1 钱 = 3g；1 分 = 0.3g；1 厘 = 0.03g。

（二）确定剂量的依据

1. 药物方面　剧毒药或作用峻烈的药物，应严格控制剂量，开始时用量宜轻，一旦病情好转后，应当立即减量或停服。此外，花、叶、皮、枝等量轻质松及性味浓厚、作用较强的药物，用量宜小（3～10g）；矿物介壳质重及性味淡薄、作用温和的药物，用量宜大（10～30g）；鲜品药材含水分较多，用量宜大（30～60g）；再如羚羊角、鹿茸、珍珠等贵重药材，应尽量减少用量。

2. 应用方面　在一般情况下，同样的药物入汤剂比入丸散剂的用量要大些；单味药使用比复方中应用剂量要大些；在复方配伍使用时，主要药物比辅助药物用量要大些。

3. 患者方面　一般老年、小儿、妇女产后及体质虚弱的病人，用量宜轻，成人及平素体质壮实的患者用量宜重。一般 5 岁以下的小儿用成人药量的 1/4，5 岁以上的儿童按成人用量减半服用。病情轻重、病势缓急、病程长短与药物剂量也有密切关系。一般病情轻、病势缓、病程长者用量宜小，病情重、病势急、病程短者用量宜大。

4. 季节方面　夏季发汗解表药及辛温大热药用量不宜重，冬季发汗解表药及辛热大热药用量相对可以重些，冬季苦寒降火药则用量宜轻。总之，做到"因时制宜"、"因地制宜"。

四、煎服法

（一）煎煮方法

汤剂是中药最为常用的剂型之一，汤剂的制作对煎具、用水、火候、煮法都有一定的要求。煎药用具以砂锅、瓦罐等陶器为好，搪瓷罐次之，忌用铁、铝锅、铜锅，以免发生化学变化，影响疗效。煎药用水必须无异味、洁净澄清，含杂质少的水。一般宜先将中药浸泡 30 分钟左右，用水量以高出药面 2～3cm 为度。一般来讲，解表药、清热药宜武火煎煮，时间宜短，煮沸后煎 10～15 分钟即可；补虚药及有效成分不易煎出的矿物、骨角、甲壳等需用文火久煎，煮沸后再续煎 30～60 分钟。一般一剂中药可煎 2～3 次，煎后榨渣取汁。有的还需作特殊处理，具体如下。

1. 先煎 即应先入煎 30 分钟左右，再纳入其他药同煎。有效成分不易煎出的矿物、贝壳类药，如鳖甲、牡蛎等，以及须久煎去毒的药物，如附子、川乌，均应先煎。

2. 后下 即缩短煎煮时间。有效成分因煎煮易挥散或破坏的药物宜后下，如肉桂、砂仁、钩藤等。

3. 包煎 将药物用纱布包起来煎煮的方法。花粉、细小种子及细粉类药物应包煎，如蒲黄、葶苈子等；含淀粉、黏液质较多的药物应包煎，如车前子等；绒毛类药物应包煎，如旋覆花等。

4. 另煎 少数贵重的药物须另煎，以免煎出的有效成分被其他药物的饮片吸附，如人参等。

5. 烊化 即溶化或熔化。胶类药容易黏附于其他药渣及锅底，如此既浪费药材又易熬焦，故应先行烊化，再与其他药汁兑服，如阿胶、鹿角胶等。

6. 冲服 一些入水即化的药（含配方颗粒）及原为汁液性的药，宜用煎好的其他药液或开水冲服，如芒硝、竹沥、蜂蜜等。

实例解析

实例： 小张因近六个月工作原因常加班至深夜，近两周内常觉神疲乏力，食欲不佳，医生诊断为脾肺气虚，开了 7 付中药。小张回家后取一付用沸水泡后立即煎 20 分钟，取汁服用。问：小张的煎药方法是否正确？

解析： 小张的病为气虚，故医生开的是补虚药，需用文火久煎，时间宜长，煮沸后再续煎 30 ~ 60 分钟。另外，中药一般宜用冷水浸泡 20 ~ 30 分钟，而用沸水泡药或不浸泡均不利于有效成分的煎出，会导致药效的降低。

（二）服药方法

汤剂一般每日一剂，煎二次混合均匀后分二次服或三次服。病情急重者，可每隔 4 小时左右服药一次，昼夜不停；病情缓轻者，亦可间日服或煎汤代茶饮，以图缓治。一般峻下逐水药、驱虫药晨起空腹时服药。治疗胃肠道疾病的药物，多数宜饭前服，补虚药宜空腹服用。对胃肠道有刺激性的药、消食药亦宜饭后服用。病情急险，则当不拘时服。一般汤药多宜温服。如治寒证用热药，宜热服；特别是以辛温发表药治风寒表实证，不仅宜热服，服后还需温覆取汗。此外，对于神志不清或因其他原因不能口服时，可采用鼻饲给药法。

本章小结

炮制对中药安全性与有效性至关重要，本章从增强药物的疗效，降低或消除药物的毒副作用，改变药物的性能功效，矫嗅矫味，利于贮运、制剂、调剂等方面讲述了中药炮制的主要目的。介绍了一般修制、水制、火制、水火共制等炮制的方法。通过实例介绍了中药品种、产地、采收、储存对中药质量的影响。

中药的性能主要包括四气、五味、归经、升降浮沉、毒性等。四气反映了药物对人体阴阳盛衰、寒热变化的作用倾向。五味反映药物作用特点。升降浮沉反映药物作用的趋向性。

归经是药物作用的定位概念。毒性是反映药物安全程度的性能。

配伍可概括为"七情",即单行、相须、相使、相畏、相杀、相恶、相反。相须、相使均可提高药物疗效。相畏、相杀可降低或消除药物的毒副作用。相恶、相反可减效或产生、增强毒副作用。

用药禁忌主要包括配伍禁忌、妊娠禁忌、服药时的饮食禁忌。剂量的确定与药物的性能、用药方法、患者情况、季节、地域等有关。中药汤剂常用的特殊煎法有先煎、后下、包煎、另煎、烊化、冲服等。此外,服药的时间、次数和冷热等也对药物的疗效发挥着重要的影响。

思考题

1. 道地药材的概念是什么?

2. 中药炮制的目的是什么? 常用的炮制方法有哪些?

3. 贮存不当对中药质量有哪些影响?

4. 中药性能、四气、五味、归经、升降浮沉、毒性的含义?

5. 四气、五味分别所示的效用是什么? 影响升降浮沉的因素是什么?

6. 配伍的定义? 中药七情包括了哪几种配伍关系? 对于增效、减毒的配伍关系分别是哪些? 用药禁忌包括哪些内容? 为什么十九畏不等于相畏?

7. 什么是道地药材? 中药炮制的目的是什么? 中药的特殊煎法是哪些?

8. 影响中药毒性的因素主要有哪些?

第十二章 解 表 药

学习导引

知识要求

1. **掌握** 麻黄、桂枝、荆芥、防风、薄荷、桑叶、菊花、柴胡、葛根的药性、性能特点、功效应用、用法用量及使用注意。

2. **熟悉** 解表药的含义，性能，适用范围，使用注意及分类；羌活、白芷、牛蒡子的药性、功效应用、用法用量及使用注意。

3. **了解** 细辛的药性、功效、用法用量及使用注意。

能力要求

具备应用解表药的性能、功效应用、相似药物异同点等知识，合理推荐解表药，达到为临床各类表证的治疗提供科学用药指导的能力。

凡以发散表邪为主要作用，常用治疗表证的药物，称为解表药，又称发表药。

本类药多具辛味，主归肺、膀胱经。具有发散表邪作用，主治表证。表证以恶寒发热、头痛身疼、舌苔薄、脉浮等症状为主要临床表现，又称外感或感冒。

根据解表药功效与主治的不同，可分为发散风寒药和发散风热药两类。发散风寒药主治风寒外邪引起的风寒表证，又称风寒感冒；发散风热药主治风热引起的风热表证，又称风热感冒。

使用解表药，应根据四时气候变化的不同而进行恰当的配伍，如夏多暑湿，常配伍祛暑药和化湿药，秋多兼燥，常配伍润燥药等。若素体虚弱之人外感，则应根据气血阴阳亏虚的不同，分别与补气药、养血药、滋阴药、助阳药相配伍。温病初起，邪在卫分，应选用发散风热药物并配伍清热解毒药。

使用发汗力强的解表药，用量不宜过大，中病即止。对体虚多汗、久患疮疡、淋证、失血等津血亏耗者，虽有表证，亦需慎用。入汤剂不宜久煎。

第一节 发散风寒药

本类药物以发散风寒为主要作用，主治外感风寒表证，症见恶寒发热，无汗或汗出不畅，头身疼痛，鼻塞流涕，口不渴，舌苔薄白，脉浮紧等。部分药物兼祛风湿、止痛、止咳、通鼻窍等功效，又可治风湿痹证、头痛、咳喘、鼻渊等。

本类药物味辛，性偏温燥，多有较强的发汗作用，故燥热内盛，平素阴虚津亏者慎用。

麻黄 Mahuang《神农本草经》
EPHEDRAE HERBA

【来源】 为麻黄科植物草麻黄 *Ephedra sinica* Stapf、木贼麻黄 *E. equisetina* Bge. 或中麻黄 *E. intermedia* Schrenk et C. A. Mey. 的干燥草质茎。生用、蜜炙或捣绒用。

【性能】 辛、微苦，温。归肺、膀胱经。

【功效应用】

1. 发汗解表，用于外感风寒表实无汗证。本品外能开腠理，透毛窍，散风寒，发汗作用强，为发汗解表之要药。适宜于外感风寒，恶寒、发热头痛、无汗、脉浮紧者，常配伍桂枝，以增强发汗散寒解表之力，如麻黄汤。

2. 宣肺平喘，用于肺气不宣的喘咳证。本品能开宣肺气，通畅气机，具有良好的平喘作用，为治肺气壅遏所致喘咳之要药，常配止咳平喘药杏仁为辅助。麻黄性温，尤宜于风寒咳喘；寒痰停饮，咳嗽气喘，痰多清稀者，常配伍细辛、干姜、五味子等，如小青龙汤；肺热咳喘者，常配伍辛甘性寒、清热泻火的生石膏以清肺平喘，如麻杏甘石汤。

3. 利水消肿，用于水肿兼有表证。本品利水以消肿，并可解表，适宜于肺失宣降的水肿、小便不利兼有表证者。

知识拓展

麻黄的现代研究

本品主含麻黄碱，并含少量伪麻黄碱、挥发油、黄酮类化合物、麻黄多糖等化学成分。麻黄水煎剂、麻黄挥发油、麻黄碱等均有发汗作用。麻黄碱、伪麻黄碱、麻黄挥发油是其平喘的有效成分。麻黄的多种成分均具有利尿作用，以 d - 伪麻黄碱作用最显著。麻黄挥发油有解热、祛痰作用，并对亚甲型流感病毒、金黄色葡萄球菌、溶血性链球菌、流感嗜血杆菌、肺炎双球菌等均有抑制作用。麻黄碱有兴奋中枢神经系统、强心、升高血压、抑制肠平滑肌作用。由于麻黄能兴奋中枢神经和升高血压，故烦躁、失眠及高血压患者慎用；且麻黄易产生耐受性，用于治疗慢性喘咳等症，应当间歇性给药，持续使用则疗效降低。

【用法用量】 煎服，2~10g。发汗解表宜生用，止咳平喘多炙用。麻黄绒作用和缓，适宜于小儿、年老体弱者。

【注意事项】 表虚自汗、阴虚盗汗及肾虚咳喘者慎用。

桂枝 Guizhi《神农本草经》
CINNAMOMI RAMULUS

【来源】 为樟科植物肉桂 *Cinnamomum cassia* Presl 的干燥嫩枝。生用。

【性能】 辛、甘，温。归心、肺、膀胱经。

【功效应用】

1. 发汗解肌，用于风寒表证。本品发汗力不如麻黄，但可行里达表，解散肌腠间的风寒邪气，风寒表证无汗、有汗均可应用，表实无汗者，常配伍麻黄；表虚有汗者，常配伍白芍以调和营卫，如桂枝汤。

2. 温通经脉，用于寒滞经脉诸痛证。本品温散经脉中之寒凝而有散寒止痛之效。凡寒邪凝滞经脉所致的胸痹心痛，中焦腹痛，血寒经闭、痛经及风寒湿痹，肩背肢节疼痛等诸痛证皆可运用。

3. 助阳化气，用于阳虚诸证。本品上可助心阳，止悸动；中可扶脾阳，化痰饮；下可温肾阳，助气化。故心阳不振或心失温养所致的心悸动、脉结代；脾阳不运，水湿内停所致的痰饮、水肿；肾阳不足，膀胱气化不行所致的水肿、小便不利等。

4. 平冲降逆，用于奔豚。本品重用可助阳化气、平冲降逆，用于阴寒内盛，引动下焦冲气，上凌心胸所致奔豚者。

【用法用量】 煎服，3~10g。

【注意事项】 温热病及阴虚阳盛、血热妄行者均忌用。孕妇及月经过多者慎用。

羌活 Qianghuo《神农本草经》
NOTOPTERYGII RHIZOMA ET RADIX

【来源】 为伞形科植物羌活 *Notopterygium incisum* Ting ex H. T. Chang 或宽叶羌活 *N. franchetii* H. de Boiss. 的干燥根茎和根。生用。

【性能】 辛、苦，温。归膀胱、肾经。

【功效应用】

1. 解表散寒，用于风寒表证。本品辛温雄烈，有较强的发散风寒作用，为治风寒表证常用药。且其兼胜湿止痛之功，故尤宜于外感风寒夹湿，恶寒发热、头痛项强、肢体酸痛较重者，常与防风、细辛等祛风止痛药同用，如九味羌活汤。

2. 祛风胜湿止痛，用于风寒湿痹、头痛。本品辛散祛风、味苦燥湿、性温散寒，有较强的祛风湿、止痛作用，常与其他祛风湿药同用，主治风寒湿痹，关节疼痛。其善入足太阳膀胱经，以除头项肩背之痛见长，故上半身风寒湿痹尤为多用。其止痛，也可治风寒、风湿所致的头风痛。

【用法用量】 煎服，3~10g。

【注意事项】 本品温燥，阴血亏虚者慎用。气味浓烈，用量过多，易致呕吐。

白芷 Baizhi《神农本草经》
ANGELICAE DAHURICAE RADIX

【来源】 为伞形科植物白芷 *Angelica dahurica*（Fisch. ex Hoffm.） Benth. et Hook. f. 或杭白芷 *A. dahurica*（Fisch. ex Hoffm.） Benth. et Hook. f. var. *formosana*（Boiss.） Shan et Yuan 的干燥根。生用。

【性能】 辛，温。归胃、大肠、肺经。

【功效应用】

1. 祛风解表散寒，用于风寒表证。本品祛风散寒解表之力较温和，而以止痛、通鼻窍见长，宜于外感风寒头痛、鼻塞流涕之证。

2. 止痛，用于头痛、牙龈肿痛等疼痛证。本品长于止痛，常用治头痛、眉棱骨痛、头风痛、牙痛及风寒湿痹肢节疼痛等多种痛证，因其善入足阳明胃经，故阳明经眉棱骨痛、牙龈肿痛尤为多用。

3. 宣通鼻窍，用于鼻渊。本品祛风、散寒、燥湿，升阳明清气，宣通鼻窍，止疼痛，适宜于鼻塞不通，浊涕不止，前额疼痛之鼻渊，内服或嗅鼻外用。

4. 燥湿止带，用于带下证。本品辛温香燥，善除阳明经湿邪而燥湿止带，常用治寒湿下注，白带过多；若湿热内盛，带下黄赤，宜与清热燥湿药同用。

5. 消肿排脓，用于疮疡肿痛。本品能散结消肿止痛，治疮疡初起，红肿热痛，每与清热解毒消肿药配伍；脓成难溃者，常与益气补血药同用，共奏托毒排脓之功。

【用法用量】煎服，3~10g。

【注意事项】本品辛香温燥，阴虚血热者忌服。

细辛 Xixin《神农本草经》
ASARI RADIX ET RHIZOMA

【来源】为马兜铃科植物北细辛 *Asarum heterotropoides* Fr. Schmidt var. *mandshuricum* (Maxim.) Kitag.、汉城细辛 *A. sieboldii* Miq. var. *seoulense* Nakai 或华细辛 *A. sieboldii* Miq. 的干燥根和根茎。生用。

【性能】辛，温。有小毒。归心、肺、肾经。

【功效应用】

1. 散寒解表，用于风寒表证。本品性温味辛烈，长于祛风散寒，止痛，故宜于外感风寒头身疼痛较甚者；其又善通鼻窍，亦用于外感风寒而见鼻塞流涕者。且本品既入肺经而散在表之风寒，又入肾经而除在里之寒邪，配麻黄、附子，可治阳虚外感，如麻黄附子细辛汤。

2. 祛风止痛，用于头痛，牙痛，风湿痹痛。本品止痛力颇强，辛温走窜祛风散寒，尤宜于风寒性头痛、牙痛、痹痛等多种寒痛证。

3. 通窍，用于鼻衄，鼻渊，鼻塞流涕。本品辛散温通，散风邪，化湿浊，通鼻窍，为治鼻渊之良药，常与白芷、苍耳子、辛夷等散风寒、通鼻窍药配伍。

4. 温肺化饮，用于痰饮咳喘。本品外能发散风寒，内能温肺止咳，可治寒饮咳喘或风寒咳喘，治寒饮咳喘，常配伍干姜、五味子等同用，如小青龙汤。

实例解析

实例： 患者，男，26岁。因过敏性鼻炎、鼻塞、流涕，反复发作，听说以细辛为主组方的辛芩颗粒治疗过敏性鼻炎效果好。但自觉购买麻烦，想根据处方自制辛芩散，并按成药辛芩颗粒处方量服用。请问是否合适？

解析： 不合适。细辛有小毒。入煎剂剂量为1~3g，入丸散剂剂量0.5~1g。辛芩颗粒的制法是细辛入煎剂，根据处方折算得一日剂量为3g，自制辛芩散中细辛以散剂入药，超出其入散剂最大剂量1g，易致不良反应。现代研究也表明细辛过量使用可引起中毒。中毒主要表现为头痛、呕吐、烦躁、出汗、颈项强直、口渴、体温及血压升高等，如不及时治疗，可迅速转入痉挛状态，角弓反张，四肢抽搐，最后死于呼吸麻痹。

【用法用量】煎服，1～3g；丸散剂，0.5～1g。

【注意事项】阴虚阳亢头痛，肺燥伤阴干咳者忌用。不宜与藜芦同用。

荆芥 Jingjie《神农本草经》
SCHIZONEPETAE HERBA

【来源】为唇形科植物荆芥 *Schizonepeta tenuifolia* Briq. 的干燥地上部分。生用或炒炭用。

【性能】辛，微温。归肺、肝经。

【功效应用】

1. 解表散风，用于外感表证。本品长于发散，善祛风解表，药性微温，外感表证风寒、风热或寒热不明显者，均可广泛使用。治风寒表证，常与防风、羌活等发散风寒药同用；治风热表证，常与薄荷等发散风热药同用。

2. 透疹，用于麻疹透发不畅，风疹瘙痒。本品质轻透散，祛风止痒，宣散疹毒，常用治麻疹初起、疹出不畅以及风疹瘙痒。

3. 消疮，用于疮疡初起有表证者。本品透散邪气，祛风解表，可促痈肿消散，宜于疮肿初起有表证者。

4. 止血，用于出血证。本品炒炭后为苦涩之品，有止血作用，可用治衄血、吐血、便血、崩漏等多种出血证。

【用法用量】煎服，5～10g，不宜久煎。解表透疹消疮宜生用，止血须炒炭用。荆芥穗偏于祛风解表。

防风 Fangfeng《神农本草经》
SAPOSHNIKOVIAE RADIX

【来源】为伞形科植物防风 *Saposhnikovia divaricata*（Turcz.）Schischk. 的干燥根。生用或炒炭用。

【性能】辛、甘，微温。归膀胱、肝、脾经。

【功效应用】

1. 祛风解表，用于外感表证。本品辛散微温，发汗力不强，长于祛风解表，常与荆芥配伍，用于表证无论风寒风热证，因兼胜湿作用，也可用于风湿表证。

2. 胜湿止痛，用于风湿痹痛，风疹瘙痒。本品善祛风湿、止痹痛，常用治风湿痹证，肢节疼痛、筋脉挛急等症。其辛温发散，能祛风止痒，可治多种皮肤病，尤以风邪所致之瘾疹瘙痒较为常用。

3. 止痉，用于破伤风证。本品既能祛外风，又能息内风，可用治风毒内侵经络，引动内风而致的破伤风证，须与天南星、天麻等息风止痉药同用。

【用法用量】煎服，5～10g。

【注意事项】本品性偏温燥，故阴血不足、热盛动风者忌用。

其他发散风寒药，见表12－1。

表 12－1　其他发散风寒药简表

药名	性能	功效	主治
香薷	辛，微温。归肺、脾、胃经	发汗解表，化湿和中，利水消肿	为夏季乘凉饮冷、阳气被阴邪所遏之阴暑证，水肿，小便不利
藁本	辛、温。归膀胱经	发表散寒，祛风除湿止痛	风寒表证，表证夹湿，巅顶头痛，风寒湿痹
苍耳子	辛、苦，温；有毒	散风寒，通鼻窍，除湿止痛，止痒	鼻渊头痛，风寒头痛，表证夹湿，风湿痹痛，风湿疹痒，疥癣
辛夷	辛，温。归肺、胃经	散风寒，通鼻窍	鼻渊头痛，风寒头痛鼻塞
紫苏	辛，温。归肺、脾经	发表散寒，行气宽中，安胎，解鱼蟹毒	风寒表证，咳嗽胸闷，脾胃气滞证，食鱼蟹中毒，腹痛吐泻
生姜	辛，温。归肺、脾、胃经	发汗解表，温中止呕，温肺止咳	风寒表证，胃寒呕吐，肺寒咳嗽

第二节　发散风热药

本类药物以发散风热为主要作用，主治外感风热表证及温病初起，症见发热、微恶风寒、咽干口渴、头痛目赤、舌边尖红、舌苔薄黄、脉浮数等。部分药物兼有清头目、利咽、透疹、止痒、止咳的作用，又可治风热所致目赤多泪、咽喉肿痛、麻疹不透、风疹瘙痒以及风热咳嗽等证。

本类药物味辛、苦，性寒或凉，用治温热病初起，宜配伍清热解毒药，防止邪热入里传变。

薄荷 Bohe《新修本草》
MENTHAE HAPLOCALYCIS HERBA

【来源】为唇形科植物薄荷 *Mentha haplocalyx* Briq. 的干燥地上部分。生用。

【性能】辛，凉。归肺、肝经。

【功效应用】

1. 疏散风热，用于风热表证、温病初起。本品清轻凉散，在发散风热药中最能宣散表邪，又有一定发汗作用，为治风热表证或温病初起常用药，常与其他疏散风热药配伍同用，如银翘散。

2. 清利头目、利咽，用于风热头痛、目赤、咽喉肿痛。本品辛凉，质轻升浮，芳香通窍，善疏散上焦风热，清头目、利咽喉，可治风热上攻所致的头痛等症。

3. 透疹，用于麻疹不透、风疹瘙痒。本品既能透疹，又可辛散风热之邪以利疹毒外透，常与其他散风热、解热毒药同用。

4. 疏肝行气，用于肝郁气滞、胸闷胁胀。本品能疏肝行气，常配伍疏肝理气调经药治肝郁气滞，胸胁胀闷，月经不调。

【用法用量】煎服，3～6g；后下。薄荷叶长于发汗，薄荷梗偏于行气。

【注意事项】本品发汗耗气，故体虚多汗者不宜使用。

牛蒡子 Niubangzi《名医别录》
ARCTII FRUCTUS

【来源】 为菊科植物牛蒡 *Arctium lappa* L. 的干燥成熟果实。生用或炒用。

【性能】 辛、苦，寒。归肺、胃经。

【功效应用】

1. 疏散风热，用于风热表证、温病初起。本品辛散苦泄，升散之中具有清降之性，发散之力不及薄荷，但长于祛痰，清利咽喉，故常用于风热表证、温病初起而见咽喉红肿疼痛，或咳嗽痰多者。

2. 宣肺透疹，用于麻疹不透、风疹瘙痒。本品清泄透散，能疏散风热，清热解毒而促使疹子透发，为透疹要药。

3. 解毒利咽，用于热毒证。本品善清热解毒，有较好的利咽、消痈肿之功，故可用于咽喉肿痛、疮痈、痄腮等热毒病证。因其兼滑肠通便，故上述病证兼有大便热结不通者尤宜。

【用法用量】 煎服，6~12g。入汤剂宜打碎，炒用可缓其滑肠及寒性。

【注意事项】 本品性寒滑肠，故脾虚便溏者慎用。

桑叶 Sangye《神农本草经》
MORI FOLIUM

【来源】 为桑科植物桑 *Morus alba* L. 的干燥叶。生用或蜜炙用。

【性能】 甘、苦，寒。归肺、肝经。

【功效应用】

1. 疏散风热，用于风热表证、温病初起。本品疏散风热，又能清肺热，故常用治风热表证，或温病初起，风热犯肺，发热、咽痒、咳嗽等症，常与菊花相须为用，如桑菊饮。

2. 清肺润燥，用于肺热咳嗽、燥热咳嗽。本品苦寒清泄肺热，甘寒凉润肺燥，故可用于肺热或燥热伤肺，咳嗽痰少，色黄而黏稠，或干咳少痰，咽痒等症。

3. 清肝明目，用于目赤昏花。本品苦寒入肝能清肝热，且甘润益阴以明目，常用治风热上攻、肝火上炎所致的目赤、涩痛、多泪，可配伍菊花等清肝明目药同用。治肝肾精血不足，眼目昏花，视物不清者，常配伍黑芝麻等滋补精血药同用。

此外，本品尚能凉血止血，可用治血热妄行之咳血、吐血、衄血。

【用法用量】 煎服，5~10g；或入丸、散。外用煎水洗眼。蜜制能增强润肺止咳的作用。

菊花 Juhua《神农本草经》
CHRYSANTHEMI FLOS

【来源】 为菊科植物菊 *Chrysanthemum morifolium* Ramat. 的干燥头状花序。生用。

【性能】 甘、苦，微寒。归肺、肝经。

【功效应用】

1. 疏散风热，用于风热表证、温病初起。本品辛香轻散，善疏散风热、清利头目，但发散表邪之力不强。治风热或温热犯肺，发热、头痛、咳嗽等症，每与桑叶相须为用。

2. 平肝明目，用于目赤肿痛、眼目昏花、肝阳上亢、头痛眩晕。本品性寒，有清肝明目作用，为治肝经风热或肝火上攻所致目赤肿痛常用药。治肝肾精血不足，眼目昏花，视物不清，又常配伍枸杞子等补肝肾明目药。本品又能平肝阳，常用治肝阳上亢，头痛眩晕，每与石决明等平肝潜阳药同用。通过配伍，亦可治肝火上攻而眩晕头痛，以及肝经热盛、热极动风者。

3. 清热解毒，用于痈肿疔毒。本品能清热解毒，可用治痈肿疔毒，但其力不及野菊花。

【用法用量】煎服，5~10g。疏散风热多用黄菊花，平肝、清肝明目常用白菊花。

柴胡 Chaihu《神农本草经》
BUPLEURI RADIX

【来源】为伞形科植物柴胡 *Bupleurum chinense* DC. 或狭叶柴胡 *B. scorzonerifolium* Willd. 的干燥根。生用或醋炙用。

【性能】辛、苦，微寒。归肝、胆、肺经。

【功效应用】

1. 疏散退热，用于表证发热、少阳证寒热往来。本品苦辛微寒，善发散解表，且长于退热。外感表证发热，无论风热、风寒表证，皆可配用。本品又能疏散少阳半表半里之邪，常与黄芩同用清解半表半里之邪热，治少阳证往来寒热，如小柴胡汤。

2. 疏肝解郁，用于肝郁气滞。本品性善条达肝气，为疏肝解郁之要药。治肝失疏泄，气机郁滞所致的胸胁或少腹胀痛、情志抑郁、妇女月经失调、痛经等肝郁气滞证，常与香附、白芍等配伍，如柴胡疏肝散。

3. 升举阳气，用于气虚下陷之脏器脱垂。本品能升举阳气，与升麻相须为用，配伍补气、升阳之黄芪、人参等，用治中气不足，气虚下陷所致的脱肛、子宫下垂、肾下垂等脏器脱垂。

此外，本品还可退热截疟，为治疟疾寒热的常用药。

【用法用量】煎服，3~10g。解表退热宜生用，且用量宜稍重；疏肝解郁宜醋炙，升阳可生用或酒炙，其用量均宜稍轻。

【注意事项】阴虚阳亢，肝风内动，阴虚火旺及气机上逆者忌用或慎用。

葛根 Gegen《神农本草经》
PUERARIAE LOBATAE RADIX

【来源】为豆科植物野葛 *Pueraria lobata*（Willd.）Ohwi 的干燥根。生用或煨用。

【性能】甘、辛，凉。归脾、胃、肺经。

【功效应用】

1. 解肌退热，用于表证发热，项背强痛。本品辛甘而凉，善疏散风邪，解表退热，表证发热无论风寒、风热，均可选用。本品长于解肌散邪，尤宜于表证兼有项背强痛者。

2. 生津止渴，用于热病口渴、消渴证。本品能升阳生津止渴，可用治热病口渴、消渴证。

3. 透疹，用于麻疹不透。治麻疹初起，表邪外束，疹出不畅，常与薄荷、牛蒡子等同用。

4. 升阳止泻，用于热痢、泄泻。本品能升脾胃清阳而止泻，尤宜于脾虚泄泻，常配伍益气健脾药同用。治湿热泻痢，常与黄芩、黄连等清热燥湿药同用。

此外，本品还有通经活络、解酒毒功效。用治高血压头晕，头痛，颈项疼痛，冠心病，心绞痛等，如愈风宁心片。还可用治醉酒伤中，恶心呕吐，脘腹痞满，多以地上部分葛花解酒之力更甚，亦可用本品与陈皮、枳椇子等解酒毒之品同用。

知识拓展

葛根的现代研究

本品主含黄酮类物质如大豆苷、大豆苷元、葛根素等，还有大豆素-4，7-二葡萄糖苷、葛根素-7-木糖苷，葛根醇、葛根藤素及异黄酮苷和淀粉。葛根主要有解热、扩张皮肤血管、镇静、抗过敏、扩张冠脉血管和脑血管、抗缺氧、降压等作用。因葛根能直接扩张血管，使外周阻力下降，而有明显降压作用，能较好缓解高血压病人的"项紧"症状，故临床常用治高血压病颈项强痛，如北京同仁堂生产的愈风宁心片即由葛根一味药组成。

【用法用量】煎服，10~15g。解表退热、透疹、生津宜生用，升阳止泻宜煨用。

其他发散风热药，见表 12-2。

表 12-2　其他发散风热药简表

药名	性能	功效	主治
蔓荆子	辛，苦，微寒。归膀胱、肝、胃经	疏散风热，清利头目，祛风止痛	风热头痛头昏，牙痛，风热目赤肿痛或目昏多泪，风湿痹痛，肢体拘急
蝉蜕	甘，寒。归肺、肝经	疏散风热，透疹止痒，明目退翳，息风止痉	风热表证，温病初起，咽痛音哑，麻疹不透，风疹瘙痒，目赤翳障，痉挛抽搐
淡豆豉	苦，辛，凉。归肺、胃经	解表，除烦	风热表证，热郁胸中之烦闷不眠
升麻	辛，微甘，微寒。归肺、脾、胃、大肠经	发表透疹，清热解毒，升举阳气	表证发热，麻疹不透，热毒证，气虚下陷之脏器脱垂

相似解表药功效主治的比较，见表 12-3。

表 12-3　相似解表药功效主治比较

药名	共同点	不同点
麻黄	发汗解表，用于风寒表证	发汗力强，用于风寒表实证；又宣肺平喘，利水消肿
桂枝		发汗力缓，用于表实无汗、表虚有汗均宜；又温通经脉，助阳化气，平冲降逆
荆芥	祛风解表，药性和缓，风寒、风热均宜	轻透力强，并能宣透疹毒，以治麻疹不透，疮疡初起，炒炭又能止血，用治吐衄下血
防风		祛风力强，善祛风而胜湿止痛、止痉，为治风通用之品，常用治外感风寒夹湿之头痛身疼，风湿痹痛及破伤风等证
桑叶	疏散风热，平抑肝阳，清肝明目	主入肺经，疏散风热之力较强，善清肺润燥，用治肺热、燥热咳嗽，尚能凉血止血
菊花		主入肝经，平肝、清肝明目力较强，善治肝阳上亢之头痛眩晕及肝经风热之目赤肿痛，又能清热解毒

┌─ **本 章 小 结** ─┐

　　解表药主要用治表证，根据其性能特点不同，分为发散风寒药与发散风热药两类。

　　发散风寒均有发散风寒功效，主治风寒感冒。代表的药物有麻黄、桂枝、羌活、白芷、细辛、防风、荆芥。其中麻黄、桂枝均长于发汗；羌活、白芷、细辛均长于散风寒止痛，用治风寒表证疼痛者；防风、荆芥长于祛风解表，凡风寒、风热表证皆宜。

　　发散风热药均有发散风热功效，主治风热表证或温病卫分证。代表药物有薄荷、牛蒡子、桑叶、菊花、柴胡、葛根。其中薄荷、牛蒡子均能疏散风热，利咽、透疹，主治风热表证、咽喉肿痛、疹出不透；桑叶与菊花两者均能疏散风热、平抑肝阳、清肝明目，治风热感冒或温病初起、肝阳上亢之头痛、风热上攻或肝火上炎所致的目赤肿痛；柴胡、葛根均有发表退热，升阳，用治风热感冒发热、清阳不升等。

思考题

1. 简述解表药的含义、性能特点、功效及主治。

2. 比较麻黄与桂枝、荆芥与防风、桑叶与菊花的功效与应用异同点。

3. 试述麻黄、白芷、细辛、薄荷、菊花、柴胡、葛根的功效、主治病证、用法用量及使用注意。

　　4. 哪些药物长于治疗感冒引起的头痛？哪些解表药长于明目？哪些解表药长于治疗咽喉疼痛？哪些解表药长于升阳？

第十三章　清　热　药

学习导引

知识要求

1. **掌握**　石膏、知母、栀子、黄芩、黄连、黄柏、生地黄、玄参、金银花、连翘、板蓝根、青蒿的药性、性能特点、功效应用、用法用量及使用注意。
2. **熟悉**　清热药的含义、适用范围，使用注意及分类；白头翁、牡丹皮的药性、功效应用、用法用量及使用注意。
3. **了解**　天花粉、地骨皮的药性、功效、用法及使用注意。

能力要求

具备应用清热药的性能、功效应用、相似药物异同点等知识，合理推荐清热药，达到为临床各类热证的治疗提供科学用药指导的能力。

凡以清解里热为主要功效，常用治里热证的药物，称为清热药。

清热药性皆寒凉，寒能清热；味苦或甘，苦能清泄，甘寒养阴生津，作用趋向以沉降为主。清热药均有清解里热的功效，主治里热证。包括温病气分证、热入营血分证、血热证、脏腑实热、热毒证、湿热证、阴虚内热等。

里热证有实热、虚热之分，有热在气分、营血分之别。根据清热药的性能、功效及主治证的不同，一般分为清热泻火药、清热燥湿药、清热解毒药、清热凉血药和清虚热药五大类。

使用清热药，应注意辨清热证的虚实、热邪所在病程的阶段、部位，选择相应的药物并进行适当的配伍。如兼有表证，宜配解表药；兼见大便秘结者，宜配泻下药。因热为阳邪，易耗气伤阴，故常配益气生津药。

本类药物性多寒凉，易伤阳气，脾胃气虚，食少便溏者慎用；苦燥伤阴，热证伤阴或阴虚患者慎用苦寒药。

第一节　清热泻火药

本类药物以清热泻火为主要功效，主治温病气分证症见高热、汗出、烦渴、脉洪大有力及肺、胃、心、肝等脏腑实热证。

本类药物味多甘、苦，性多寒凉，主归肺、胃经。虚寒证慎用或忌用。

石膏 Shigao《神农本草经》
GYPSUM FIBROSUM

【来源】为硫酸盐类矿物硬石膏族石膏，主含含水硫酸钙（$CaSO_4 \cdot 2H_2O$）。研碎生用或煅用。

【性能】甘、辛，大寒。归肺、胃经。

【功效应用】

1. 清热泻火、除烦止渴，用于温热病气分实热证。本品生用辛甘大寒，清泄气分热邪力强，为治温热病气分证高热烦渴之要药，常与知母相须为用，以增强清热泻火、生津止渴之力，如白虎汤。

2. 清肺胃热，用于肺热喘咳证、胃火亢盛之头痛牙痛。本品善清肺经实热，治热邪壅肺气急喘促，常与止咳平喘之麻黄、杏仁等配伍，如麻杏石甘汤。本品亦善清泻胃火，为治胃火上攻之牙龈肿痛，头痛，咽喉肿痛等常用药。

3. 敛疮止血，用于疮疡不敛、湿疹瘙痒、水火烫伤、外伤出血。本品煅后研末外用，能收湿敛疮，生肌止血，用治溃疡不敛，湿疹，水火烫伤，外伤出血。

实例解析

实例： 患者，女，12 岁。近日感冒，身热不解，咳逆气急，鼻煽，口渴，无汗，舌苔薄黄，脉滑而数者。医生诊断为主治外感风邪，邪热壅肺证。为其开具生石膏、杏仁等为主的处方。患者家属说家里有煅石膏，可否使用？

解析： 生石膏主含含水硫酸钙（$CaSO_4 \cdot 2H_2O$），功能清热泻火，除烦止渴，善清肺经实热，治热邪壅肺证。而煅石膏是用生石膏经明煅法炮制后失去了结晶水而成，功能收湿敛疮，生肌止血，外用治疮疡不敛，湿疹瘙痒，水火烫伤。两者功效和主治不同，故不可代替使用。

【用法用量】生石膏 15~60g，宜先煎。煅石膏外用适量，研末撒敷患处。清热泻火、除烦止渴宜生用，敛疮、止血宜煅用。

【注意事项】脾胃虚寒者慎用。

知母 Zhimu《神农本草经》
ANEMARRHENAE RHIZOMA

【来源】为百合科植物知母 *Anemarrhena asphodeloides* Bge. 的干燥根茎。生用或盐水炙用。

【性能】苦、甘，寒。归肺、胃、肾经。

【功效应用】

1. 清热泻火，用于温病气分热证。本品苦寒清泄气分实热，甘寒养阴生津，为治温热病气分证高热烦渴要药，常与石膏相须为用。

2. 清肺养阴润燥，用于肺热咳嗽、阴虚燥咳。本品既清肺热、又养肺阴，肺热或阴虚肺燥所致咳嗽均可使用。治阴虚劳嗽、肺燥咳嗽，常配川贝母。

3. 清胃生津止渴，用于津伤口渴、消渴病、阴虚肠燥便秘。本品能清泄胃热，又可滋养胃阴生津止渴。胃火内盛或阴虚燥热所致津伤口渴均可选用。亦可配伍用治胃热所致头痛、牙龈肿痛、津伤肠燥便秘。

4. 滋养肾阴，用于肾阴虚证。本品能滋肾阴，泻相火，用治阴虚火旺所致骨蒸潮热、盗汗，常与黄柏配伍以清热降火坚阴，如知柏地黄汤。

【用法用量】煎服，6~12g。

【注意事项】脾胃虚寒、脾虚便溏者忌用。

栀子 Zhizi《神农本草经》
GARDENIAE FRUCTUS

【来源】为茜草科植物栀子 *Gardenia jasminoides* Ellis 的干燥成熟果实。生用、炒用或炒焦用。

【性能】苦，寒。归心、肺、三焦经。

【功效应用】

1. 泻火除烦，用于热病心烦。本品苦寒，有较强清泄气分热邪作用，又兼泻心火而除烦，为治热病心烦、躁扰不宁之要药，配伍淡豆豉，治温病初起胸中烦闷及虚烦不眠。

2. 清热利湿，用于湿热黄疸、淋证。本品善清利肝胆湿热以退黄，用治肝胆湿热郁蒸之黄疸、小便短赤，常配茵陈、大黄等同用，如茵陈蒿汤；本品还可泻肝胆火，治肝经火热，目赤肿痛；本品尚能清利下焦湿热而通淋，常配利尿通淋药同用，治疗热淋或血淋。

3. 凉血止血，用于血热出血证。本品能清热凉血止血，用治血热妄行之吐血、衄血，尿血，崩漏，常与清热凉血药配伍。

4. 清热解毒，用于热毒疮疡。治疮疡红肿热痛，常配清热解毒消肿药同用。

此外，生栀子粉与黄酒调成糊状，外敷，可治扭挫伤痛。

知识拓展

栀子的现代研究

本品主含栀子苷、羟异栀子苷、栀子素、西红花素、西红花酸、栀子花甲酸、栀子花乙酸、绿原酸。还含挥发油、多糖、胆碱及多种微量元素。主要有解热、抗菌、抗病毒、抗炎、镇静、镇痛、抑制中枢、降压、保肝利胆、利尿、泻下、止血、防治动脉粥样硬化等作用。现代可用栀子治疗小儿发热、食管炎和口疮、扭挫外伤、冠心病、急性病毒性肝炎高胆红素血症、急性卡他性结膜炎等。

【用法用量】煎服，6~10g。消肿止痛宜用生品外敷，凉血止血宜用焦栀子。

【注意事项】脾虚便溏者忌用。

天花粉 Tianhuafen《神农本草经》
TRICHOSANTHIS RADIX

【来源】 为葫芦科植物栝楼 *Trichosanthes kirilowii* Maxim. 或双边栝楼 *T. rosthornii* Harms 的干燥根。生用。

【性能】 甘、微苦，微寒。归肺、胃经。

【功效应用】

1. 清热泻火，用于热病烦渴。本品清泄气分实热，且长于生津止渴，故宜于温病气分热盛伤津口渴。配伍发散风热药亦可用治表热证见口渴者。

2. 清胃止渴，用于胃热口渴、消渴病。本品能生津止渴，清胃热，可单用或配伍清胃生津药用于胃热口渴者。配伍养阴药，可用治消渴病。

3. 清肺润燥，用于肺热咳嗽、燥热咳嗽。本品能清肺热，又能生津以润肺燥，可用治肺热或燥热咳嗽。

4. 消肿排脓，用于痈肿疮疡。本品略能清热解毒消肿排脓。治疮疡初起，热毒炽盛，未成脓者可使消散，脓已成者可溃疮排脓，内服、外敷均可，单用或与清热解毒消肿药同用。

【用法用量】 煎服，10～15g。

【注意事项】 孕妇慎用。不宜与川乌、制川乌、草乌、制草乌、附子同用。

其他清热泻火药，见表13–1。

表13–1　其他清热泻火药简表

药名	性能	功效	主治
芦根	甘，寒。归肺、胃经	清热生津，清肺祛痰，清胃止呕，利尿	热病烦渴，肺热咳嗽，肺痈吐脓，胃热口渴，呕吐，水肿
决明子	苦、甘，微寒；归肝、大肠经	清肝明目，缓下通便	目疾诸证，肠燥便秘
密蒙花	苦、甘，微寒。归肝经	清热养肝，明目退翳	肝热目疾，肝虚目暗，视物昏花
夏枯草	辛、苦，寒。归肝、胆经	清热泻火，明目，散结消肿	目赤肿痛，头痛眩晕，目珠夜痛，瘰疬、瘿瘤，热毒疮痈

第二节　清热燥湿药

本节药物以清热燥湿为主要功效，主治多种湿热证。症见身热不扬，头身困重，胸脘痞闷，黄疸尿赤，阴肿阴痒，舌苔黄腻等。兼具清热泻火、清热解毒功效，又可主治脏腑实热证、热毒证。

本类药物苦寒而燥，主归脾、胃、肝、胆、大肠、膀胱经。寒凉易伤阳败胃，苦燥易伤阴耗液，故脾胃虚弱及阴津不足者慎用。

黄芩 Huangqin《神农本草经》

SCUTELLARIAE RADIX

【来源】为唇形科植物黄芩 *Scutellaria baicalensis* Georgi 的干燥根。生用、炒用或酒炙用。

【性能】苦，寒。归肺、胆、脾、大肠、小肠经。

【功效应用】

1. 清热燥湿，用于湿温、暑湿，淋证、黄疸、泻痢等多种湿热证。本品苦寒，清热燥湿作用较强，善清肺胃胆及大肠之湿热，尤长于清中上焦湿热，常与化湿、行气、利水渗湿药配伍。

2. 清热泻火，用于肺热咳嗽、高热烦渴。本品善清泻肺火，常用于肺热壅盛咳嗽痰黄。治伤寒邪入少阳，寒热往来，本品善清半表半里之热，配柴胡以和解少阳。温热病上焦气分热盛壮热不退，配栀子等清热泻火药同用。

3. 清热解毒，用于热毒疮痈。本品能清解热毒，可用治火毒炽盛之痈肿疮毒。

4. 止血，用于血热出血证。本品既清热凉血，又能止血，常用治血热妄行之吐血、衄血、便血、崩漏等证。

5. 清热安胎，用于胎动不安。本品具清热安胎之功，可治胎热之胎动不安。

【用法用量】煎服，3~10g。清湿热、热毒诸证宜生用。胎热胎动不安宜炒用，血热出血宜炒炭，清上焦热宜用酒炒。

【注意事项】本品苦寒，故脾胃虚寒者忌用。

黄连 Huanglian《神农本草经》

COPTIDIS RHIZOMA

【来源】为毛茛科植物黄连 *Coptis chinensis* Franch.、三角叶黄连 *C. deltoidea* C. Y. Cheng et Hsiao 或云连 *C. teeta* Wall. 的干燥根茎。生用或炙用。

【性能】苦，寒。归心、脾、胃、肝、胆、大肠经。

【功效应用】

1. 清热燥湿，用于胃肠湿热、泻痢、呕吐。本品大苦大寒，清热燥湿力尤著，尤长于清中焦、大肠湿热，为治湿热泻痢要药。湿热痢疾便下脓血，里急后重，又常与木香同用，如香连丸。湿热蕴结脾胃，脘腹痞闷恶心呕吐，可配半夏、黄芩等，如半夏泻心汤。治肝火犯胃，呕吐吞酸，常配吴茱萸，如左金丸。

2. 清热泻火，用于高热神昏、心烦不寐、血热吐衄。本品有清脏腑实热作用广泛，尤善清心、胃经实热，为治心、胃热盛诸证之要药，如热病高热、烦躁、神昏，心烦不寐，口舌生疮，胃火牙痛，血热吐衄等。

3. 清热解毒，用于痈肿疖疮。本品清热解毒力强于黄芩、黄柏，内服或制为软膏外用，为治皮肤疮痈疖疮等。

【用法用量】煎服，2~5g。外用适量。生用清热力强，姜汁炙清胃止呕，酒炙清上焦热，吴茱萸炙舒肝和胃止呕。

知识拓展

黄连的现代研究

本品主含小檗碱、黄连碱、药根碱、巴马亭（掌叶防己碱）、棕榈碱、非洲防己碱、木兰碱、表小檗碱等异喹啉类生物碱。尚含黄柏酮、黄柏内酯、阿魏酸、绿原酸等化学成分。主要具有解热、抗菌、抗病毒、抗原虫、抗炎、抗过敏、促进免疫功能、抗肿瘤、抗心率失常、降压、抑制胃肠平滑肌、抗溃疡、利胆、降血糖、抑制血小板聚集等药理作用。

【注意事项】本品大苦大寒，脾胃虚寒者禁用，阴虚津伤者慎用。

黄柏 Huangbo《神农本草经》
PHELLODENDRI CHINENSIS CORTEX

【来源】为芸香科植物黄皮树 *Phellodendron chinense* Schneid. 的干燥树皮。

【性能】苦，寒。归肾、膀胱经。

【功效应用】清热燥湿，泻火解毒，退虚热。

1. 清热燥湿，用于黄疸、痢疾、淋证、带下、湿疹、湿疮。本品长于清下焦湿热，为治下焦湿热证常用药，常用治湿疹、湿疮、湿热痿证等，常与黄芩、黄连等相须为用；亦可配健脾燥湿的苍术同用以增强除湿之功，如二妙散。

2. 解毒疗疮，用于疮痈肿毒。本品功能清热解毒，常用治皮肤疮痈疔疖，内服外用均可。

3. 泻火除蒸，用于阴虚火旺、盗汗骨蒸。本品主入肾经而善退虚热，泻相火，常与知母相须为用，治阴虚火旺，五心烦热，盗汗骨蒸，腰酸遗精等症。

实例解析

实例：患者，男，40岁。因工作需要，近一个月饮酒、抽烟多，近日出现牙痛牵引头痛，口气热臭，便秘，舌红苔黄，脉滑数。医生诊断为牙周炎、三叉神经痛等属胃火上攻证。请问患者应该选用哪些清热泻火药。

解析：患者为胃火上攻证，故宜选用清泻胃火为主的药物进行治疗。如黄连性寒善清心经实火，泻胃之热，是治胃热呕吐，胃火消渴以及肝火犯胃之良品。此外，石膏、知母均可清胃火，均可选用。

【用法用量】煎服，3~12g。外用适量。生用清热燥湿，解毒力强；盐水炙多用于阴虚火旺证。

【注意事项】脾胃虚寒证忌用。

其他清热燥湿药，见表13-2。

表 13-2　其他清热燥湿药简表

药名	性能	功效	主治
苦参	苦，寒。归心、肝、胃、大肠、膀胱经	清热燥湿，杀虫，利尿	泻痢、黄疸、湿疹等湿热证，疥癣瘙痒，滴虫性阴痒带下
龙胆	苦，寒。归肝、胆经	清热燥湿，泻肝胆火	湿热黄疸，阴肿阴痒，带下，湿疹，肝火头痛，目赤耳聋，胁痛口苦

第三节　清热凉血药

本类药物以清热凉血为主要功效，治疗温热病营分、血分热证或血热出血证。因常兼养阴、止血、解毒、活血之功，也可用治其他阴虚证、热毒证或瘀血证。

本类药物多为苦甘咸寒之品，归心、肝经。兼有养阴作用的药物性偏滋腻，故湿盛便溏者慎用；兼有活血化瘀作用的药物，孕妇及月经期慎用。

地黄 dihuang《神农本草经》
REHMANNIAE RADIX

【来源】为玄参科植物地黄 *Rehmannia glutinosa* Libosch. 的新鲜或干燥块根。生用。

【性能】甘、苦，寒。归心、肝、肾经。

【功效应用】

1. 清热凉血，用于热入营血、温毒发斑、吐血衄血。本品善清营、血分热邪，功能凉血、止血、养阴，为治温热病热入营血之要药。热伤营阴，壮热烦渴者，多配清气分热药以清营透热，如清营汤。治血分热证，神昏舌绛，常与凉血止血药同用。治热病后期，夜热早凉，常与清虚热、养阴药同用。

2. 凉血止血，用于血热出血证。本品善清热凉血、止血，血热妄行所致吐血、衄血、咳血、便血、尿血、崩漏等证，均可选用，常与凉血止血药同用。

3. 养阴生津，用于阴虚证。本品具养阴清热之功，适用于多种阴虚燥热证，尤长于养胃阴以生津止渴、增液通便。治阴虚骨蒸潮热，与知母、地骨皮等滋阴降火药同用。治热病伤津烦渴，与麦冬、沙参等养胃阴药同用。治阴虚内热消渴多饮，与山药、黄芪等益气生津药同用。治津伤便秘，配玄参等滋阴润燥药同用。

知识拓展

地黄的现代研究

本品主要含梓醇、二羟梓醇、乙酰梓醇、地黄苷、桃叶珊瑚苷、密力特苷、单密力特苷、去羟栀子苷、筋骨草苷等环菇烯苷类。此外，尚含 β-谷甾醇、多种氨基酸和糖类等化学成分。主要具有镇静、抗菌、抗炎、促进免疫功能、降血糖、利尿、降压、止血等药理作用。现代可用地黄治疗席汉氏综合征、红斑狼疮性肢痛、便秘、关节炎及皮肤病、原发性血小板减少性紫癜、糖尿病神经病变、功能性子宫出血等。

【用法用量】煎服，10~15g。鲜品12~30g，或鲜品捣汁入药。鲜地黄长于清热凉血，干地黄长于滋阴凉血，炒炭多用于止血。

【注意事项】脾虚湿滞，腹满便溏者不宜使用。

玄参 Xuanshen《神农本草经》
SCROPHULARIAE RADIX

【来源】为玄参科植物玄参 *Scrophularia ningpoensis* Hemsl. 的干燥根。生用。

【性能】甘、苦、咸，微寒。归肺、胃、肾经。

【功效应用】

1. 清热凉血，用于温热病热入营血。本品咸寒入血分而能清热凉血，苦寒入肺胃又能泻火解毒，兼能养阴，常用于温病热入营血及气血两燔。治温病热入营血，热伤营阴，身热夜甚、舌绛脉数，常配其他清营凉血药同用。治温病气血两燔，常配清热泻火、凉血清心之品以气血两清。

2. 解毒散结，用于咽喉肿痛，疮痈，瘰疬。本品有泻火解毒，滋阴降火功效，利咽效佳。故常用治热毒壅盛或虚火上炎所致的咽喉肿痛。本品能泻火解毒、凉血滋阴，也适用于热毒疮痈、痰火郁结瘰疬。

3. 滋阴降火，用于阴虚证。本品能滋养肾、肺、胃阴而降火，常用治肾阴不足，骨蒸潮热，肺阴虚劳嗽，阴虚胃热，消渴多饮。

【用法用量】煎服，9~15g。

【注意事项】脾胃虚寒，食少便溏者忌用。不宜与藜芦同用。

牡丹皮 Mudanpi《神农本草经》
MOUTAN CORTEX

【来源】为毛茛科植物牡丹 *Paeonia suffruticosa* Andr. 干燥根皮。生用或酒炙用。

【性能】苦、辛，微寒。归心、肝、肾经。

【功效应用】

1. 清热凉血，用于热入营血，温毒发斑，血热吐衄，阴虚发热，夜热早凉，无汗骨蒸。本品能清血分热，又能活血化瘀以散瘀滞。治温病热入营血，伤及血络之出血或发斑，常与其他清热凉血止血药配用。治热毒炽盛，斑疹紫黑，应配伍解毒、活血药同用。本品善入血分而清透阴分伏热，为治无汗骨蒸之要药，用治温病后期，邪伏阴分，夜热早凉，热退无汗者，常与清虚热药配伍。

2. 活血化瘀，用于经闭痛经，跌扑伤痛，痈肿疮毒。本品辛行苦泄，有活血化瘀之功，用于瘀血所致的经闭、痛经，可与活血通经药同用。治癥瘕积聚，则与破血消癥药同用。治火毒炽盛，痈肿疮毒，则配伍清热解毒等药。

【用法用量】煎服，6~12g。清热凉血宜生用，活血化瘀宜酒炙用。

【注意事项】虚寒证及孕妇忌用。

其他清热凉血药，见表13-3。

表13－3　其他清热凉血药简表

药名	性能	功效	主治
赤芍	苦、微寒。归肝经	清热凉血，散瘀止痛	温热病血分热证，瘀血证
紫草	甘、咸，寒。归心、肝经	清热凉血，活血，解毒，透疹	温热病热入营血，斑疹紫黑，疮疡，湿疹，水火烫伤，麻疹不透
水牛角	苦，寒。归心、肝经	清热凉血，泻火解毒，定惊	温热病热入营血，痈肿疮疡，咽喉肿痛

第四节　清热解毒药

本类药物以清热解毒为主要功效，主治热毒所致的疮痈疔疖，温热病，痢疾等证以及虫蛇咬伤、癌肿等。

本类药物性寒凉，易伤脾胃，宜中病即止，不可过服。

金银花 Jinyinhua《新修本草》
LONICERAEJAPONICAE FLOS

【来源】为忍冬科植物忍冬 *Lonicera japonica* Thund. 的干燥花蕾或带初开的花。生用或炒炭、或制成露剂使用。

【性能】甘，寒。归肺、心、胃经。

【功效应用】

1. 疏散风热，用于温热病、风热表证。本品既能疏散风热，又能清热解毒，常用于外感风热及温病卫分证，宜配伍发散风热药，常与连翘同用，如银翘散。用于温病各阶段，可透热转气，引热外出。

2. 清热解毒，用于热毒疮痈、咽痛、痢疾。本品清热解毒力强，为治热毒疮痈之要药。疮痈红肿热痛，单用有效，内服外敷均可。本品亦为治咽喉肿痛常用药，无论风热或热毒所致者均宜。可单用浓煎频服，或配清热燥湿解毒治痢药以治热毒痢疾。

此外，金银花露尚能解暑热，与荷叶、西瓜翠衣等同用，可治暑热烦渴。

知识拓展

金银花的现代研究

本品主含绿原酸、异绿原酸、咖啡酸等有机酸，木犀草素、金丝桃苷等黄酮，三萜皂苷、挥发油等化学成分。主要具有解热、抗菌、抗病毒、抗内毒素、抗炎、降血脂、利胆、保肝、抗肿瘤等药理作用。现代可用金银花治疗呼吸道感染、腹泻、痢疾、肝胆炎性病证、荨麻疹、湿疹、泌尿系统和生殖系统感染、高脂血症、癌症等。

【用法用量】煎服，6~15g。治血痢及便血多炒炭用。

【注意事项】本品性寒，故脾胃虚寒及气虚疮疡脓清者忌用。

连翘 Lianqiao《神农本草经》
FORSYTHIAE FRUCTUS

【来源】为木犀科植物连翘 *Forsythia suspensa*（Thunb.）Vahl 的干燥果实。生用。

【性能】苦，微寒。归肺、心、小肠经。

【功效应用】

1. 疏散风热，用于温热病、风热表证。本品与金银花功用相似，常相须为用，用于温病各个阶段。治风热表证及温病初起，亦常与发散风热药同用。本品疏散之力稍逊于银花，苦寒清降之性更强，尤长于清心火，治热邪内陷心包高热烦躁、神昏等症，常配凉血解毒、清心安神药。

2. 清热解毒、消肿散结，用于痈肿疮毒、瘰疬痰核。本品苦寒，主入心经，能清心火，解疮毒，尤长于消散痈肿结聚，故有"疮家圣药"之称。治痈肿疮毒，常与金银花、蒲公英等解毒消肿药同用，若疮痈红肿未溃，常与穿山甲、皂角刺等消肿排脓药配伍；若疮疡脓出、红肿溃烂，常与消痈排脓药同用。治痰火郁结，瘰疬痰核，常与清肝散结、化痰消肿药同用。

本品苦寒通降，兼有清心利尿之功，多与利尿通淋药配伍，治疗湿热壅滞小便不利或淋沥涩痛。

实例解析

实例：患者，男，32 岁。素体抵抗能力较差，经常感冒，正值流感高发季节，为了预防流感，故连续服用双黄连口服液（由金银花、黄芩、连翘组成）两周。近日出现食欲不振，形寒乏力，大便溏薄等不适症状。为什么会出现以上症状？

解析：因为患者所服的双黄连口服液的处方组成为金银花、黄芩、连翘，此三味药均能清热泻火、清热解毒，寒凉之性很强。长期服用寒凉药的不良反应是伤阳，易损伤脾胃阳气，影响脾的运化功能，故出现食欲不振等上述症状。

【用法用量】煎服，6～15g。连翘心长于清心火。

【注意事项】脾胃虚寒及气虚疮疡脓清者不宜用。

蒲公英 Pugongying《新修本草》
TARAXACI HERBA

【来源】为菊科植物蒲公英 *Taraxacum mongolicum* Hand. – Mazz.、碱地蒲公英 *T. borealisinense* Kitam. 或同属数种植物的干燥全草。生用或鲜用。

【性能】苦、甘，寒。归肝、胃经。

【功效应用】

1. 清热解毒、消肿散结，用于热毒疮痈。本品苦寒，既能清热解毒，又能消肿散结，常单用内服或鲜品外敷，治乳痈肿痛，为治乳痈要药。配其他清热解毒药，亦常用治皮肤疮痈疔疖，肠痈，肺痈，咽喉肿痛，毒蛇咬伤。

2. 利尿通淋，用于热淋涩痛、湿热黄疸。本品能利尿通淋，清利湿热，对湿热所致的淋证、黄疸等有较好疗效。

此外，本品尚能清肝明目，以治肝火上炎目赤肿痛，可单用取汁点眼，或浓煎内服。

【用法用量】煎服，10~15g。

【注意事项】用量过大可致缓泻，脾虚便溏者慎用。

白头翁 Baitouweng《神农本草经》
PULSATILLAE RADIX

【来源】为毛茛科植物白头翁 *Pulsatilla chinensis*（Bge.）Regel 的干燥根。生用。

【性能】苦，寒。归胃、大肠经。

【功效应用】

1. 清热解毒，用于疮痈肿毒、阴痒带下。本品有解毒凉血消肿之功，可与清热解毒消痈药同用，以治痄腮、瘰疬、疮痈肿痛等热毒证，内服或局部外敷。

2. 凉血止痢，用于热毒血痢。本品苦寒降泄，清热解毒，凉血止痢，尤善清胃肠湿热及血分热毒，为治痢之良药。治热毒或湿热痢疾，里急后重，下痢脓血，可单用，或配伍黄连、黄柏等清热燥湿药。

本品还能利湿杀虫，煎汤外洗，又可治滴虫性阴痒，带下。

【用法用量】煎服，9~15g。外用适量。

板蓝根 Banlangen《新修本草》
ISATIDIS RADIX

【来源】为十字花科植物菘蓝 *Isatis indigotica* Fort. 的干燥根。生用。

【性能】苦，寒。归心、胃经。

【功效应用】

1. 清热解毒，用于温热病、风热表证。本品苦寒清热解毒，入血分凉血消斑，入心、胃经，以解毒利咽散结见长，亦常用于温病各阶段及风热表证。治外感风热或温病初起，以发热头痛咽痛者尤宜，可单用，或与金银花等疏散风热药同用。

2. 凉血利咽，用于咽喉肿痛、丹毒、痈肿疮毒。本品善清热解毒、凉血消肿利咽，尤常用于热毒内盛、疫毒或风热所致咽喉红肿疼痛，可单用或与解毒、利咽、散风热药同用。

实例解析

实例：患者，男，23岁。一年前因急性扁桃体炎导致咽喉不利，在医生指导下使用板蓝根颗粒，一周后痊愈。近三个月患者常觉咽喉不适，红肿不明显，干咳，口干欲饮。患者自行到药店购买板蓝根颗粒服用，结果一周后不见好，反而病性有所加重，并伴有食欲不振，大便溏薄等症状。为什么？

解析：板蓝根药性苦寒，长于清热解毒，凉血，利咽，主治的咽痛是由于热毒内盛、疫毒或风热所致之咽喉红肿疼痛，属实热证。患者一年前的急性扁桃体炎为热毒内盛者之实证，故用板蓝根颗粒疗效好。而近期的咽痛是属阴虚火旺证，故宜用养阴退虚热的药物治疗，不宜用板蓝根颗粒，否则易致苦寒伤阴败胃，出现食欲不振，大便溏薄等。

【用法用量】煎服，9~15g。
【注意事项】虚寒证慎用。

其他清热解毒药，见表13-4。

表13-4　其他清热解毒药简表

药名	性能	功效	主治
大血藤	苦，微寒。归大肠、肝经	清热解毒，活血止痛	肠痈腹痛，热毒疮痈，瘀血疼痛，风湿痹痛
鱼腥草	辛，微寒。归肺经	清热解毒，消痈排脓，清利湿热	热毒疮痈，肺热咳嗽，湿热证
穿心莲	苦，寒。归心、肺、大肠、膀胱经	清热解毒，燥湿	痈肿疮疡，外感风热，温病初起，肺热咳嗽，泻痢、黄疸等湿热证
大青叶	苦、寒。归心、胃经	清热解毒，凉血消斑	温热病，风热表证，咽喉肿痛，热毒疮痈
青黛	咸，寒。归肝经	清热解毒，凉血消斑，泻火定惊	温毒发斑，咽痛，疮肿，血热出血证，惊风抽搐
马齿苋	酸，寒。归肝、大肠经	清热解毒，凉血止血，止痢	热毒血痢，痈肿疔疮，血热出血
败酱草	辛、苦，微寒。归胃、大肠、肝经	清热解毒，消痈排脓，活血止痛	肠痈肺痈，痈肿疮毒，瘀滞腹痛
重楼	苦，微寒。有小毒。归肝经	清热解毒，消肿止痛，凉肝定惊	痈肿疔疮，毒蛇咬伤，咽喉肿痛，惊风抽搐
射干	苦，寒。归肺经	清热解毒，消痰，利咽	咽喉肿痛，痰多咳喘
土茯苓	甘、淡，平。归肝、胃经	解毒，除湿，通利关节	梅毒，肢体拘挛，淋证，带下，痈肿疮毒
熊胆	苦，寒。归肝、胆、心经	清热解毒，息风止痉，清肝明目	热毒疮痈，惊痫抽搐，目赤翳障
山豆根	苦，寒；有毒。归肺、胃经	清热解毒，利咽消肿	咽喉肿痛，痈肿疮毒，牙龈肿痛，肺热咳嗽
白花蛇舌草	微苦、甘，寒。归胃、大肠、小肠经	清热解毒，利湿通淋	痈肿疮毒，咽喉肿痛，毒蛇咬伤，淋证，黄疸
半边莲	辛，平。归小肠、肺经	清热解毒，利尿消肿	痈肿疔疮，蛇虫咬伤，臌胀，黄疸，湿疹
野菊花	苦、辛，微寒。归肝、心经	清热解毒	痈疽疔疖，咽喉肿痛，目赤肿痛，头痛眩晕
紫花地丁	苦、辛，寒。归心、肝经	清热解毒，凉血消肿	疔疮肿毒，乳痈肠痈，虫蛇咬伤
马勃	辛，平。归肺经	清热解毒，利咽，止血	咽喉肿痛，咳嗽，失音，出血证
木蝴蝶	苦、甘，凉。归肺、肝、胃经	清肺利咽，疏肝和胃	喉痹音哑，肺热咳嗽，肝胃气滞疼痛

第五节 清虚热药

本类药物以清虚热为主要功效,主治阴虚内热证。常见于肝肾阴虚,虚热内生所致的骨蒸潮热、手足心热、虚烦不寐、盗汗遗精、舌红少苔、脉细数以及温热病后期,邪热未尽,阴液已伤所致夜热早凉、热退无汗、舌质红绛、脉象细数等。

本类药物多为苦寒或甘寒之品,归肝、肾经。因阴虚内热证以阴虚为本,发热为标,而本类药物重在清虚热以治标。故使用本类药物时,常须配与补阴药,以期标本兼治。

青蒿 Qinghao《神农本草经》
ARTEMISIAE ANNUAE HERBA

【来源】为菊科植物黄花蒿 *Artemisia annua* L. 的干燥地上部分。生用。

【性能】苦、辛,寒。归肝、胆经。

【功效应用】

1. 清虚热、除骨蒸,用于阴虚内热证。本品苦寒清热,辛香透散,长于清退虚热,略兼凉血作用,故历来为治温病后期,夜热早凉及阴虚骨蒸潮热之佳品,常与鳖甲、地黄等同用,如青蒿鳖甲汤。治阴虚发热,小儿疳热,还可与退虚热、凉血热药同用。

2. 解暑热,用于暑热证。本品苦寒清热,芳香而散,外能解暑热,内可除湿热,故可用治外感暑热,头昏头痛,发热口渴等症。

3. 截疟,用于疟疾寒热。本品辛寒芳香,主入肝胆、截疟之功甚强,尤善除疟疾寒战壮热,为治疟疾寒热之要药。如单用较大剂量鲜品捣汁服,或随证配伍黄芩、柴胡等同用。本品芳香透散,又长于清透少阳邪热,可治疗湿热郁遏少阳,寒热如疟,口苦膈闷。

实例解析

实例:20世纪60年代中期,急需寻找能替代氯喹治疗疟疾的新药。科研工作者发现古人常用青蒿治疗疟疾效果显著。故在实验室对青蒿进行水提取,对所得的提取物及不同的提取部位进行研究,结果很不理想。为什么临床处方用药有效,而实验室的药效实验结果不理想呢?

解析:《肘后备急方》有"青蒿一握,以水二升渍,绞取汁,尽服之。"用治疟疾的记载。古人将青蒿"绞取汁",也就提示"水煎"时会破坏青蒿中的有效成分或是其成分难溶于水。现在黄花蒿茎叶中提取所得的抗间日疟、恶性疟以及耐氯喹疟疾的有效成分青蒿素,在水中几乎不溶。现采用萃取法提取或化学合成的青蒿素为高效、速效抗疟药,且对氯喹有抗药性的疟原虫亦有效。

【用法用量】煎服,6~12g,后下;截疟,鲜用绞汁服。

【注意事项】脾虚泄泻者不宜用。

地骨皮 Digupi《神农本草经》
LYCII CORTEX

【来源】 为茄科植物枸杞 *Lycium chinense* Mill. 或宁夏枸杞 *L. barbarum* L. 的干燥根皮。生用。

【性能】 甘，寒。归肺、肝、肾经。

【功效应用】

1. 凉血除蒸，用于阴虚发热、骨蒸盗汗。本品能清肝肾之虚热，除有汗之骨蒸，为退虚热、疗骨蒸之佳品。

2. 清肺降火，用于肺热咳嗽。本品善清泄肺热，常与桑白皮配伍，用治肺热咳嗽气喘。

3. 凉血止血，用于血热出血证。本品甘寒入血分，能清热凉血、止血，常配凉血止血药，用治血热妄行的吐血、衄血、尿血等。

【用法用量】 煎服，9～15g。

【注意事项】 外感风寒发热及脾虚便溏者不宜用。

其他清虚热药，见表 13－5。

表 13－5　其他清虚热药简表

药名	性能	功效	主治
白薇	苦、咸，寒。归胃、肝、肾经	清热凉血，利尿通淋，解毒疗疮	虚热证，热淋，血淋，痈肿疮毒，虫蛇咬伤
胡黄连	苦，寒。归肝、胃、大肠经	清虚热，除疳热，清湿热	骨蒸潮热，疳积发热，湿热泻痢
银柴胡	甘，微寒。归肝、胃经	清虚热，除疳热	阴虚发热，疳积发热

相似清热药功效主治的比较，见表 13－6。

表 13－6　相似清热药功效主治比较

药名	共同点	不同点
石膏	清热泻火，生津止渴	重在清解，为治阳明热盛、高热烦渴的要药；又善清泄肺胃实热，用肺热咳嗽、胃火牙痛等；煅后外用收湿敛疮
知母		重在清润，既能润肺燥、滋胃阴，治肺燥咳嗽、内热消渴；又能滋肾阴、降虚火，治阴虚骨蒸潮热
黄芩	清热燥湿，泻火解毒	偏于清上焦湿热及肺火，为治湿温、暑温初起及肺热咳嗽之要药；还能止血，清热安胎
黄连		善清中焦湿热及心胃之火，既为治湿热泻痢之要药，又为治心火亢盛、烦躁不寐及胃热呕吐之良品；且善解毒疗疮
黄柏		善清下焦湿热，为治湿热下注之带下、淋浊、黄疸及足膝肿痛等证之良药；且长于泻相火、清虚热
地黄	清热凉血，养阴生津	功偏养阴凉血，阴虚血热多用；又凉血止血，治血热出血
玄参		功偏降火滋阴，解毒散结，火盛阴亏之咽喉肿痛及痈疮肿毒、瘰疬痰核等证多用
金银花	清热解毒，疏散风热	清透解毒力强，又可凉血止痢，治疗热毒血痢
连翘		善于清心热、消痈散结，有"疮家圣药"之称，兼治瘰疬痰核

本 章 小 结

清热药，根据其性能特点、功效主治的不同，分为清热泻火药、清热燥湿药、清热解毒药、清热凉血药、清虚热药等五类。

清热泻火药均有清热泻火功效，主治温病气分证及脏腑实热证。代表药物有石膏、知母、栀子、天花粉。其中石膏、知母长于清泻肺胃热；栀子长于清泄三焦火邪，尤善清心泻火除烦；天花粉善清肺胃之实热，又滋养肺胃之津液。

清热燥湿药均有清热燥湿功效，主治湿热病证。代表药物有黄芩、黄连、黄柏。三者兼能泻火解毒，治脏腑实热证、热毒疮痈等证。

清热凉血药均有清热凉血功效，主治温热病营血分证。代表药物有地黄、玄参、牡丹皮。其中地黄、玄参善治热病津伤之证；牡丹皮兼能活血化瘀，治无汗骨蒸。

清热解毒药均有清热解毒功效，主治热毒病证。代表药物有金银花、连翘、板蓝根、蒲公英、白头翁。其中金银花、连翘兼能疏散风热，常配伍用治各种热毒病证、风热表证、温热病卫气营血各阶段；板蓝根宜治热毒内蕴所致咽喉红肿热痛以及温病发斑等；蒲公英为治乳痈要药；白头翁为治热毒血痢之良药。

清虚热药均有退虚热功效，主治阴虚内热证。代表药物青蒿、地骨皮。青蒿退虚热作用明显，可治疗各种原因引起的阴虚内热证；地骨皮退虚热之力不及青蒿，又治肺热咳嗽、有汗骨蒸以及血热出血。

思考题

1. 简述清热药的含义、功效、适应范围、使用注意。
2. 试比较石膏与知母、地黄与玄参、金银花与连翘、青蒿与地骨皮各组药物功效及应用之异同。
3. 简述栀子、板蓝根、蒲公英、地黄、玄参、牡丹皮、青蒿的功效与主治病证。
4. 黄芩、黄连、黄柏均能清热燥湿与泻火解毒，在主治病证方面分别有何特点？

第十四章 泻下药

学习导引

知识要求

1. **掌握** 大黄、芒硝、火麻仁、巴豆霜的性能、功效应用、用法用量和注意事项。

2. **熟悉** 芦荟、番泻叶、甘遂、芫花的性能、功效应用；泻下药的含义、性能、功效应用、分类、配伍应用、使用注意。

3. **了解** 郁李仁、京大戟、牵牛子的功效应用。

能力要求

具备应用泻下药的性能、功效应用和使用注意等知识，达到为临床治疗各种原因引起的大便秘结、肠胃积滞、水饮内停、实热内结等里实积滞证，合理推荐泻下药的能力。

凡能引起腹泻或润滑大肠、促进排便的药物，称为泻下药。

本类药物多苦寒沉降，归大肠经。具有排除肠胃积滞的功效，适用于各种原因引起的大便秘结、水饮内停、实热内结等里实积滞证。

根据泻下药作用的强弱及主治病证的不同，一般分为攻下药、润下药和峻下逐水药。

泻下药主治里实证。由于积滞内停，易致气机壅塞，故常配伍行气药。如里实兼表邪者，当先解表后攻里，必要时可与解表药同用，表里双解，以免表邪内陷。里实而正虚者，应与补虚药同用，攻补兼施，使攻邪而不伤正。若属热积便秘，应配伍清热药。属寒积便秘，应配伍温里药。

泻下作用峻猛的药，易伤正气及脾胃，故久病体弱、脾胃虚弱者当慎用；妇女胎前产后及月经期应慎用或忌用；应用作用较强的泻下药时，当中病即止，慎勿过剂，以免损伤胃气。

大黄 Dahuang 《神农本草经》
RHEI RADIX ET RHIZOMA

【来源】 为蓼科植物掌叶大黄 *Rheum palmatum* L.、唐古特大黄 *R. tanguticum* Maxim. ex Balf. 或药用大黄 *R. officinale* Baill. 的干燥根及根茎。生用，或酒炒，酒蒸，炒炭用。

【性能】 苦，寒。归脾、胃、大肠、肝、心包经。

【功效应用】

1. 泻下攻积，用于大便秘结、肠胃积滞。为治疗积滞便秘的要药，尤宜于热结便秘，阳明腑实证。腹胀满硬痛，大便坚硬燥结，舌焦黑起刺，脉数而有力，常配伍芒硝等，如大承气汤。

2. 清热泻火，凉血，用于血热吐血、衄血、咯血及火热上炎之目赤、咽喉肿痛、牙龈肿痛。血热吐血、衄血、咯血，常配伍黄连、黄芩，如泻心汤。火热上炎之目赤、咽喉肿痛、牙龈肿痛，常配伍芒硝、栀子等，如凉膈散。

3. 解毒，用于肠痈腹痛、热毒疮疡、烧烫伤。为治疗肠痈要药，常配伍牡丹皮、桃仁等，如大黄牡丹汤。治疗热毒疮疡疔毒常配伍金银花、蒲公英、连翘等。治疗烧烫伤常与地榆同用，麻油调敷患处。

4. 逐瘀通经，用于瘀血诸证。妇女产后瘀阻腹痛、恶露不尽、妇女瘀血经闭及跌打损伤、瘀血肿痛等，常与活血化瘀药配伍。

5. 利湿退黄，用于湿热黄疸、湿热痢疾、热淋。用于黄疸尿赤，常配茵陈、栀子，如茵陈蒿汤；治疗淋证，常配木通、车前子、栀子等，如八正散。

此外，酒大黄善清上焦血分热毒，用于目赤咽肿、齿龈肿痛。熟大黄泻下力缓，泻火解毒，用于火毒疮疡。大黄炭凉血化瘀止血，用于血热有瘀出血症。

知识拓展

大黄的现代研究

大黄主要含有蒽醌类衍生物，以结合型和游离型两种类型存在。另含鞣质等化学成分。游离型蒽醌具有抗菌的药理作用；大部分蒽醌与葡萄糖苷成结合状态，具有泻下药理作用，其中结合型番泻苷 A 和大黄酸苷是大黄泻下作用的主要成分，而番泻苷 A 的泻下作用最强。此外，大黄还具有抗肿瘤、降血脂、解热、抗炎、利胆、利尿、止血等药理作用。临床上大黄可治疗便秘、肝炎、肝昏迷、急性胆囊炎、消化性溃疡、急性细菌性痢疾等疾病。

【用法用量】3 ~ 15g，用于泻下不宜久煎。外用适量，研末调敷患处。

【注意事项】苦寒易伤胃气，脾胃虚弱者应慎用；孕妇及月经期、哺乳期慎用。

芒硝 Mangxiao《名医别录》
NATRII SULFAS

【来源】为硫酸盐类矿物经加工精制而成的结晶体，主含含水硫酸钠（$Na_2SO_4 \cdot 10H_2O$）。生用。

【性能】咸、苦，寒。归胃、大肠经。

【功效应用】

1. 泻下通便，润燥软坚，用于实热积滞、腹满胀痛、大便燥结。常配伍大黄等，如大承气汤、调胃承气汤。

2. 清火消肿，用于咽痛、口疮、目赤及痈疮肿痛。咽喉肿痛、口舌生疮，常配伍硼砂、冰片等，如冰硼散；目赤肿痛，可外用滴眼；乳痈，可外敷。

芒硝的现代研究

芒硝主含含水硫酸钠，尚含少量硫酸镁、硫酸钙和氯化钠等化学成分。主要具有泻下药理作用，其泻下作用机制为硫酸钠水解产生大量硫酸根离子，不易被肠壁吸收，使肠内渗透压升高，阻止肠腔内水分吸收，致肠容积扩大，刺激肠壁引起肠蠕动增加而致泻。此外还具有利胆、利尿、抗炎、抗肿瘤等药理作用。芒硝临床上除了治疗各种便秘外，还用于治疗急性乳腺炎、胆绞痛等；也可用于消化道造影、镜检前清洁肠道等。

【用法用量】6~12g，一般不入煎剂，待汤剂煎得后，溶入汤液中服用。外用适量。

【注意事项】孕妇慎用；不宜与硫黄、三棱同用。

火麻仁 Huomaren《神农本草经》
CANNABIS SEMEN

【来源】为桑科植物大麻 *Cannabis sativa* L. 的干燥成熟种子。打碎生用。

【性能】甘，平。归脾、胃、大肠经。

【功效应用】

润肠通便，兼有滋养补虚作用，用于血虚津亏、肠燥便秘证。多用于老人、产妇及体弱津血不足的肠燥便秘证。常配伍大黄、厚朴等，如麻子仁丸。

实例解析

实例：火麻仁别名又叫麻子仁，《伤寒论》记载的"麻子仁丸"为中医名方，具有润肠泄热，行气通便之功效，方中重用火麻仁为君药，火麻仁的药效物质基础和作用机制是什么？

解析：火麻仁其质润多脂、滋脾润肠、润燥通便在方中为君药，其主要含有丰富的脂肪油，另含酯类等化学成分。火麻仁脂肪油可直接润滑肠壁和粪便，内服后在肠内分解产生脂肪酸，刺激肠黏膜，加快蠕动，减少大肠的水分吸收而产生缓泻的作用。此外，火麻仁还具有降血脂、降血压等药理作用。

【用法用量】10~15g，打碎入煎。

巴豆霜 Badoushuang《神农本草经》
CROTONIS SEMEN PULVERATUM

【来源】为大戟科植物巴豆 *Croton tiglium* L. 的干燥成熟果实的炮制加工品。

【性能】辛，热；有大毒。归胃、大肠经。

【功效应用】

1. 峻下冷积，用于寒积便秘。常配伍大黄、干姜等，如三物备急丸。

2. 逐水退肿，用于腹水臌胀。常配伍杏仁为丸服。

3. 豁痰利咽，用于喉风、喉痹。用巴豆霜吹入喉部，引起呕吐，排出痰涎，使梗阻症状得以缓解。或与贝母、桔梗配伍，治痰涎壅塞之寒实结胸者，如三物小白散。

4. 外用蚀疮，用于痈肿脓成未溃、疥癣恶疮、疣痣。

实例解析

实例： 药典规定巴豆只能外用于恶疮疥癣、疣痣，内服需按药典规定制霜或取巴豆仁碾细测定脂肪油含量后，加适量的淀粉，使脂肪油含量为 18.0% ~ 20.0% 才可应用，这样做的原因是什么？

解析： 巴豆主要含有巴豆油、有机酸及甘油酯、生物碱、脂肪油、植物毒蛋白、氨基酸及酶等。巴豆的毒性主要在油，巴豆油系一种峻泻剂，对胃肠黏膜具有强烈的刺激和腐蚀作用，可引起恶心、呕吐与腹痛，重则发生出血性胃肠炎，大便内可带血和黏膜；对肾亦有刺激作用；皮肤接触巴豆油后，能引起急性皮炎；人服巴豆油 1ml 可致死。因此，内服使用巴豆要首先制霜，并严格控制服用剂量。

【用法用量】 巴豆外用适量，研末涂患处，或捣烂以纱布包擦患处；巴豆霜 0.1 ~ 0.3g，多入丸散用，外用适量。

【注意事项】 孕妇禁用；不宜与牵牛子同用。

其他泻下药，见表 14 - 1。

表 14 - 1　其他泻下药简表

药名	性能	功效	主治
芦荟	苦寒。归肝、胃、大肠经	泻下，清肝，杀虫	热结便秘；肝经火旺；小儿疳积证
番泻叶	甘、苦，寒。归大肠经	泻热行滞，通便，利水	热结便秘；腹水肿胀
郁李仁	辛、苦、甘，平。归脾、大肠、小肠经	润肠通便，下气利水	肠燥便秘；水肿胀满、脚气浮肿
甘遂	苦，寒；有毒。归肺、肾、大肠经	泻水逐饮，消肿散结	水肿胀满、胸腹积水、痰饮积聚、气逆咳喘、二便不利；风痰癫痫；痈肿疮毒
京大戟	苦，寒；有毒。归肺、脾、肾经	泻水逐饮，消肿散结	水肿胀满、胸腹积水、痰饮积聚、气逆咳喘、二便不利；痈肿疮毒、瘰疬痰核
芫花	苦、辛，温；有毒。归肺、脾、肾经	泻水逐饮，祛痰止咳，外用杀虫疗疮	水肿臌胀；咳嗽痰喘；外治疥癣秃疮、痈肿、冻疮
牵牛子	苦，寒；有毒。归肺、肾、大肠经	泻下，逐水，杀虫，攻积	水肿、臌胀；实热积滞、大便秘结；痰饮咳喘；虫积腹痛

本章小结

　　泻下药均具有排除肠胃积滞的功效，主治里实积滞证。多苦寒沉降，归大肠经。大黄、芒硝均通便泻热，治实热积滞证常相须为伍；又能清热泻火，治目赤肿痛、咽喉肿痛、口疮等。此外，大黄兼具有解毒和逐瘀通经的功效，用于肠痈腹痛、热毒疮疡、烧烫伤以及瘀血诸证。芒硝兼具有软坚的功效，用于大便燥结。火麻仁除具有润肠通便的功效外，兼有滋养补虚作用。巴豆有大毒，常制霜后应用，能峻下冷积、逐水、利咽，用于寒积便秘，腹水臌胀和喉风、喉痹等。

思考题

1. 试述泻下药的分类，功效主治及使用注意。
2. 试述大黄、巴豆的性能、功效应用及注意事项。

第十五章　祛风湿药

学习导引

知识要求

1. **掌握**　独活、蕲蛇、木瓜、防己、秦艽、五加皮的性能、功效应用、用法用量和注意事项。

2. **熟悉**　徐长卿、威灵仙、桑寄生、川乌的性能、功效应用；祛风湿药的含义、性能、功效应用、分类、配伍应用、使用注意。

3. **了解**　海风藤、雷公藤、香加皮、乌梢蛇的性能、功效应用。

能力要求

具备应用祛风湿药的性能、功效应用、用法用量和使用注意等知识，达到为临床治疗风湿痹痛、筋脉拘挛、麻木不仁、腰膝酸痛等病证，合理推荐祛风湿药的能力。

凡以祛除风寒湿邪为主，常用以治疗风湿痹证为主的药物，称为祛风湿药。

本类药物多辛苦，性或温或凉，归肝、脾、肾经。部分药物有毒。具有祛除肌表、经络风湿的作用。适用于风湿痹痛、筋脉拘挛、麻木不仁、腰膝酸痛、下肢痿弱等。

祛风湿药根据其药性和功效的不同，常分为祛风湿散寒药、祛风湿清热药和祛风湿强筋骨药三大类。

使用祛风湿药时，应根据痹证的类型、邪犯的部位、病程的新久等，选择药物并作适当的配伍。如风邪偏盛的行痹，应选择善能祛风的祛风湿药，佐以养血活血之品；湿邪偏盛的着痹，应选用温燥的祛风湿药，佐以健脾燥湿、利湿之品；寒邪偏盛的痛痹，当选用散寒较强的祛风湿药，佐以通阳温经、活血之品。

痹证多属慢性疾患，需较长时间治疗，为服用方便，本类药可作酒剂或丸散剂常服。部分药物辛温香燥，易耗伤阴血，故阴亏血虚者应慎用。

独活 Duhuo《神农本草经》
ANGELICAE PUBESCENTIS RADIX

【来源】为伞形科植物重齿毛当归 *Angelica pubescens* Maxim. f. *biserrata* Shan et Yuan 的干燥根。生用。

【性能】辛、苦，微温。归肾、膀胱经。

【功效应用】

1. 祛风除湿、解表，用于风寒夹湿表证。头痛身重，一身尽痛常配伍羌活、藁本、防风等，如羌活胜湿汤。

2. 通痹止痛，用于风寒湿痹。主入肾经，性善下行，无论新久，尤以腰膝、腿足关节等下部寒湿疼痛为宜。风寒湿痹初起，常配伍当归、白术、牛膝等，如独活汤；痹证日久、腰膝酸软，常配伍桑寄生、杜仲、人参等，如独活寄生汤。

此外，止痛还可用于风扰肾经、伏而不出之少阴头痛。常配伍细辛、川芎等，如独活细辛汤。

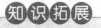

独活的现代研究

独活主含香豆素类、挥发油类，以及少量甾醇和糖类化学成分。香豆素类主要具有抗肿瘤作用及对损伤神经元的保护作用；挥发油类主要具有抗炎、镇痛等药理作用。独活在临床上以独活寄生汤为基础治疗痹证，多用于治疗肩周炎、坐骨神经痛、腰椎间盘突出、强制性脊柱炎、以及风湿性关节炎等。独活中呋喃香豆素类化合物进入机体会有光敏作用，使用时需要注意。

【用法用量】 煎服，3~10g。

【注意事项】 本品辛温苦燥，易伤气耗血，无风寒湿邪或气血虚者慎用。

蕲蛇 Qishe《雷公炮炙论》
AGKISTRODON

【来源】 为蝰科动物五步蛇 *Agkistrodon acutus*（Güenther）的干燥体。生用或酒炙用。

【性能】 甘、咸，温；有毒。归肝经。

【功效应用】

1. 祛风湿，用于治疗风湿顽痹、肌肤麻木、筋脉拘挛。常配伍防风、羌活、当归等祛风活血之品。也可以用本品配伍全蝎、天麻、羌活、当归、芍药等制成药酒，如白花蛇酒。

2. 通经络，用于中风、口眼㖞斜、半身不遂。常配伍黄芪、天麻、桂枝、当归、白芍、何首乌等。

3. 定惊搐，用于痉挛抽搐，惊厥之证，亦可用于小儿惊风、破伤风。常配伍乌梢蛇、蜈蚣等，如定命散，用于治疗角弓反张抽搐。

此外，还用于麻风、疥癣、瘰疬、梅毒、恶疮等。

【用法用量】 煎服，3~9g；研末吞服，一次1~1.5g，一日2~3次。

【注意事项】 阴虚内热者忌服。

木瓜 Mugua《名医别录》
CHAENOMELIS FRUCTUS

【来源】 为蔷薇科植物贴梗海棠 *Chaenomeles speciosa*（Sweet）Nakai 的干燥近成熟果实。

生用。

【性能】酸，温。归肝、脾经。

【功效应用】

1. 舒筋活络，用于风湿筋脉挛急及脚气肿痛。风湿筋脉挛急常配伍乳香、没药等，如木瓜煎；寒湿脚气水肿常配伍吴茱萸、槟榔等，如鸡鸣散。

2. 和胃化湿，用于吐泻转筋。寒湿阻于中焦之腹痛吐泻转筋常配伍吴茱萸、小茴香、紫苏等，如木瓜汤；湿热阻于中焦之腹痛吐泻转筋常配伍蚕沙、薏苡仁、黄连等，如蚕矢汤。

此外，还可用于消化不良，筋伤口渴等。

【用法用量】煎服，6~9g。

【注意事项】本品酸收，内有郁热、小便短赤者忌用。

防 己 Fangji《神农本草经》
STEPHANIAE TETRANDRAE RADIX

【来源】为防己科植物粉防己 *Stephania tetrandra* S. Moore 的干燥根。生用。

【性能】苦，寒。归膀胱、肺经。

【功效应用】

1. 祛风止痛，用于风湿痹证。对湿热偏盛、肢体酸重、关节红肿疼痛尤为适宜。常配伍滑石、薏苡仁、蚕沙、栀子等，如宣痹汤。

2. 利水消肿，用于水肿、痰饮、脚气。风水相搏、头面身肿、汗出恶风常配伍黄芪、白术、甘草等，如防己黄芪汤；皮水、一身悉肿、小便短少常配伍茯苓、黄芪、桂枝等，如防己茯苓汤；湿热壅滞、腹胀水肿常配伍椒目、葶苈子、大黄等，如己椒苈黄丸；脚气足胫肿痛、重着、麻木常配伍吴茱萸、槟榔等。

3. 清热燥湿，治湿疹疮毒。可与苦参、金银花等配伍。

实例解析

实例： 比利时学者曾报道服用含防己的减肥中草药后，会出现慢性肾功能衰竭，停止用药也难以恢复。《中国药典》随后也取消了来源为马兜铃科植物广防己作为防己药用，为什么？

解析： 研究表明，马兜铃酸是引起慢性肾功能衰竭的毒性物质基础，该类物质主要在马兜铃科马兜铃属植物中为主，其中又以关木通、广防己为常见，因此两种药物发生的中毒最为多见。而防己科植物粉防己主要含有生物碱类成分。此外，本品尚含有黄酮苷、多糖、酚类、有机酸、挥发油等。主要具有抗炎、抗心律失常、降压和抗癌等药理作用。临床上主要用于治疗高血压、阵发性室上性心动过速、矽肺等。

【用法用量】煎服，5~10g。

【注意事项】本品苦寒伤胃，不宜大量内服；脾胃虚寒、食欲不振、阴虚及无湿热者忌服。

秦艽 Qinjiao《神农本草经》

GENTIANAE MACROPHYLLAE RADIX

【来源】为龙胆科植物秦艽 *Gentiana macrophylla* Pall.、麻花秦艽 *G. straminea* Maxim.、粗茎秦艽 *G. Crassicaulis* Duthie ex Burk. 或小秦艽 *G. dahurica* Fisch. 的干燥根。生用。

【性能】辛、苦，平。归胃、肝、胆经。

【功效应用】

1. 祛风湿，止痹痛，用于寒热新久各种风湿痹痛，尤宜于热痹。热痹常配伍防己、牡丹皮、络石藤、忍冬藤等；寒痹常配伍天麻、羌活、当归、川芎等，如秦艽天麻汤。

2. 退虚热，用于骨蒸潮热、疳积发热。骨蒸潮热常配伍青蒿、地骨皮、知母等，如秦艽鳖甲散；小儿疳积发热常配伍薄荷、炙甘草等，如秦艽散。

3. 清湿热，用于湿热黄疸。常配伍茵陈、栀子、大黄等，如山茵陈丸。

此外，本品还能治痔疮、肿毒等。

知识拓展

秦艽的现代研究

秦艽药材来源较广，2005 年版药典将秦艽、麻花秦艽、粗茎秦艽和小秦艽 4 种植物收载为中药秦艽的基原植物，以根入药。药材来源虽然较广，但环烯醚萜苷类化合物是秦艽药材的特征成分和主要药用成分。此外，还含有黄酮类、挥发油和糖类等。秦艽药材本身不含生物碱，在提取分离过程中使用氨水，使得化学很不稳定的龙胆苦苷与氨水反应，形成秦艽碱甲素（龙胆碱）、秦艽碱乙素（龙胆次碱）及秦艽碱丙素（龙胆醛碱）等。秦艽具有抗炎、镇静、镇痛、解热、抗过敏、保肝利胆等药理作用。临床上主要用于治疗风湿、急性黄疸型肝炎、心脑血管、神经系疾病等疾病。

【用法用量】煎服，3～10g。

【注意事项】脾虚便溏者不宜用之。

五加皮 Wujiapi《神农本草经》

ACANTHOPANACIS CORTEX

【来源】为五加科植物细柱五加 *Acanthopanax gracilistylus* W. W. Smith 的干燥根皮。生用。

【性能】辛、苦，温。归肝、肾经。

【功效应用】

1. 祛风除湿，用于风湿日久。本品可祛风湿，又可强筋骨，治风湿日久累及肝肾，腰膝酸软疼痛。或单用或配伍当归、牛膝、地榆等，如五加皮酒。

2. 补益肝肾，强筋壮骨，用于肝肾不足、筋骨痿软及小儿行迟。肝肾不足、筋骨痿软常配伍杜仲、牛膝等，如五加皮散；小儿行迟常配伍龟甲、牛膝、木瓜等，如五加皮散。

3. 利水消肿，用于水肿、脚气。水肿常配伍茯苓皮、大腹皮、生姜皮、陈皮等，如五皮饮；寒湿壅滞之脚气肿痛常配伍远志等，如五加皮丸。

实例解析

　　实例：有些药商将香加皮充当五加皮出售，二者是否可以相互替代应用于临床？

　　解析：五加皮为五加科植物细柱五加的干燥根皮，又称南五加皮，主要含有皂苷类、挥发油类及树脂等化学成分，无毒；香加皮为萝藦科植物杠柳的干燥根皮，又称北五加皮，主含强心苷类化学成分，有毒。五加皮具有祛风湿，补肝肾，强筋骨作用，现代常用于风湿关节炎，急性肾炎，外伤骨折等。香加皮也具有祛风湿，强筋骨作用，但现代常用于充血性心衰，心脏性水肿。五加皮长于补肝肾强筋骨，香加皮长于利水消肿。两药作用不尽相同，药典也将其分列为2种不同的药材，因此临床使用时要分别入药，不能代用。同时也要灵活掌握两药用量，以保证用药安全有效。

　　【用法用量】煎服，5～10g。或酒浸、入丸、散服。

　　其他祛风湿药，见表15－1。

表15－1　其他祛风湿药简表

药名	性能	功效	主治
徐长卿	辛，温。归肝、胃经	祛风，化湿，止痛，止痒	风湿痹痛；胃痛胀满、牙痛、腰痛、跌扑伤痛；风疹、湿疹
威灵仙	辛、咸，温。归膀胱经	祛风湿，通经络	风湿痹痛、肢体麻木、筋脉拘挛、屈伸不利；诸骨鲠喉
桑寄生	苦、甘，平。归肝、肾经	祛风湿，补肝肾，强筋骨，安胎	风湿痹痛、腰膝酸软、筋骨无力；妊娠下血、胎动不安
海风藤	辛、苦，微温。归肝经	祛风湿，通经络，止痹痛	风寒湿痹、肢节疼痛、筋脉拘挛、屈伸不利；跌打损伤、瘀血肿痛
川乌	辛、苦，热；有大毒。归心、肝、肾、脾经	祛风除湿，温经止痛	风寒湿痹；诸寒疼痛；麻醉止痛
雷公藤	苦、辛，寒。有大毒。归肝、肾经	祛风湿，活血通络，消肿止痛，杀虫解毒	风湿顽痹；麻风、顽癣、湿疹、疥疮等多种皮肤病
香加皮	辛、苦，温；有毒。归肝、肾、心经	利水消肿，祛风湿，强筋骨	下肢浮肿、心悸气短、风寒湿痹、腰膝酸软
乌梢蛇	甘，平。归肝经	祛风，通络，止痉	风湿顽痹、麻木拘挛、中风口眼㖞斜、半身不遂、抽搐痉挛；破伤风、麻风；疥癣、皮肤瘙痒

本 章 小 结

　　祛风湿药均具有祛除风寒湿邪的功效，主治风湿痹证。性或温或凉，味多辛苦，归肝、脾、肾经。独活祛风除湿、通痹止痛，善治腰以下风寒湿痹及少阴伏风头痛。蕲蛇祛风通络，治风湿痹痛、半身不遂及麻风疥癣。木瓜舒筋活络、和胃化湿，用于风湿筋脉挛急及吐泻转筋。防己、秦艽均能祛风止痛，治风湿痹痛；防己兼能利水、燥湿，用于水肿、痰饮及湿疹疮毒等；秦艽兼退虚热、清湿热，用于骨蒸潮热、疳积发热及湿热黄疸等。五加皮能祛风湿、补肝肾、强筋骨，善治风湿痹痛兼肝肾不足腰膝酸软；兼能利水，治水肿及脚气浮肿。

思考题

1. 何谓祛风湿药，分哪几类？
2. 比较羌活、独活功效应用的异同点。
3. 试述木瓜的功效应用。
4. 试述防己、秦艽的功效应用及其异同点。

第十六章 化 湿 药

学习导引

知识要求

1. **掌握** 广藿香、苍术、厚朴、砂仁的性能、功效应用和用法用量。

2. **熟悉** 佩兰、豆蔻的性能、功效应用；化湿药的含义、性能、功效应用、配伍应用、使用注意。

3. **了解** 草豆蔻、草果的功效应用。

能力要求

具备应用化湿药的性能、功效应用及使用注意等知识，达到为临床治疗各类湿浊内阻、脾胃运化功能失调而引起的病证，合理推荐化湿药的能力。

凡气味芳香，性偏温燥，具有化湿运脾作用，用于治疗湿阻中焦的药物，称为化湿药，又称芳香化湿药。

本类药物多辛香温燥，主入脾胃经。善化中焦湿浊、舒畅气机而健运脾胃，有化湿健脾、和中开胃之功。适用于脾为湿困、运化失健所致的脘腹痞满、呕吐泛酸、大便溏薄、食少体倦、舌苔白腻等症。

湿邪为病，有寒湿、湿热之分，湿邪之成又与多种因素有关。在使用化湿药时，应根据湿证的不同性质和成因选择药物和适当配伍：寒湿者，配温里之药；湿热者，配清热燥湿之品；气滞者，当行气化湿；脾虚者，宜补脾醒脾。

本类药多辛香温燥，易耗气伤阴，故阴虚血燥气虚者慎用。又因其气芳香，大多含挥发油，故入汤剂不宜久煎，以免降低疗效。

广藿香 Guanghuoxiang《名医别录》
POGOSTEMONIS HERBA

【来源】为唇形科植物广藿香 *Pogostemon cablin*（Blanco）Benth. 的干燥地上部分。生用，或鲜用。

【性能】辛，微温。归脾、胃、肺经。

【功效应用】

1. 芳香化湿，用于湿滞中焦证。寒湿困脾所致的脘腹痞闷、少食作呕、神疲体倦，常配伍苍术、厚朴等，如不换金正气散；脾虚湿困，常配伍人参、茯苓、木香、葛根等，如七味白术散。

2. 发表解暑，用于暑湿及湿温初起。夏月外感风寒、内伤生冷而致恶寒发热、头痛脘闷、呕吐泄泻，常配伍紫苏、厚朴、半夏等，如藿香正气散；湿温初起，湿热并重常配伍黄芩、滑石、茵陈等，如甘露消毒丹。

3. 和中止呕，用于湿浊中阻之呕吐。呕吐频频、舌苔浊垢常配伍半夏、丁香等，如藿香半夏汤。偏于湿热者常配伍黄连、竹茹；偏于脾胃虚弱者，常配伍党参、白术；妊娠呕吐常配伍砂仁、苏梗。

【用法用量】3～10g。

【注意事项】胃热作呕、中焦之火盛极者禁用。

苍术 Cangzhu《神农本草经》
ATRACTYLODIS RHIZOMA

【来源】为菊科植物茅苍术 *Atractylodes lancea*（Thunb.）DC. 或北苍术 *A. Chinensis*（DC.）Koidz. 的干燥根茎。生用或麸炒用。

【性能】辛、苦，温。归脾、胃、肝经。

【功效应用】

1. 燥湿健脾，用于湿滞中焦证。湿滞中焦、脾失健运之脘腹胀闷、呕恶食少、吐泻、舌苔白腻，常配伍厚朴、陈皮等，如平胃散；脾虚湿聚、水湿内停之痰饮、水肿，常配伍茯苓、泽泻、猪苓等，如胃苓汤；下部湿浊带下、湿疮、湿疹，常配伍龙胆、黄芩、栀子。

2. 祛风湿，用于风湿痹证，尤宜于着痹。着痹，常配伍薏苡仁、独活等，如薏苡仁汤；湿热痹痛，常配伍石膏、知母等，如白虎加苍术汤；湿热痿证，常配伍黄柏、薏苡仁、牛膝等，如四妙散。

3. 散寒解表，用于风寒夹湿表证。证见恶寒发热，头痛身痛，无汗鼻塞的风寒夹湿表证，常配伍川芎、羌活、白芷、细辛等，如神术散；若太阳头痛，可与白术、厚朴、茯苓、半夏曲等同用，如苍术除湿汤。

4. 明目，用于夜盲症及眼目昏花。单用或常配伍羊肝、猪肝等。

实例解析

实例： 苍术来源有茅苍术和北苍术。茅苍术为菊科植物茅苍术的干燥根茎；北苍术为菊科植物北苍术的干燥根茎。植物来源不同，为什么均可以作为苍术药用？

解析： 北苍术和茅苍术均为菊科苍术属植物，均以燥湿健脾、祛风散寒为主要功效，用于治疗脘腹胀满、风湿痹病和风寒感冒等病症。药物的治疗作用与其所含有的化学成分密切相关。有学者对北苍术和茅苍术的挥发油成分进行了分析比较，分别鉴定出47种和50种化学成分，并测定了其相对含量。比较了北苍术和茅苍术的挥发油成分，结果表明从北苍术和茅苍术中均检出苍术的主要药效成分，且相对含量较高。这表明将北苍术、茅苍术统称为苍术具有一定的科学性。

【用法用量】煎服，3~9g。

【注意事项】阴虚内热，气虚自汗者忌服。

厚朴 Houpo《神农本草经》
MAGNOLIAE OFFICINALIS CORTEX

【来源】为木兰科植物厚朴 *Magnolia officinalis* Rehd. et Wils. 或凹叶厚朴 *M. officinalis* Rehd. et Wils. var. *biloba* Rehd. et Wils. 的干燥干皮、根皮及枝皮。生用或姜汁炙用。

【性能】苦、辛，温。归脾、胃、肺、大肠经。

【功效应用】

1. 行气、燥湿，用于湿阻中焦证。治湿阻中焦，脾胃气滞之脘腹胀满、不思饮食、嗳气吞酸、倦怠便溏等，常配伍陈皮、苍术等，如平胃散。

2. 消积、除满，用于胃肠气滞证。治实热积滞之腹胀便秘，常配伍大黄、芒硝、枳实等，如大承气汤；治食积不化，脘腹胀痛、嗳腐吞酸，与枳实、麦芽等配伍，如枳实消痞丸。

3. 消痰平喘，用于肺气壅逆及痰饮咳喘。痰饮阻肺、肺气不降、咳喘胸闷，常配伍苏子、陈皮、半夏等，如苏子降气汤；寒饮化热、胸闷气喘、喉间痰声漉漉，常配伍石膏、杏仁等，如厚朴麻黄汤；宿有喘病，外感风寒而发者，常配伍桂枝、杏仁等，如桂枝加厚朴杏子汤此外，痰气互结于咽喉、咯之不出、吞之不下之梅核气，常配伍半夏、茯苓、苏叶等，如半夏厚朴汤。

知识拓展

厚朴的现代研究

厚朴主要含有多种酚类、挥发油类和少量生物碱类。厚朴酚类和生物碱类具有调节胃肠运动、抗溃疡等的药理作用。厚朴酚能明显抑制小鼠盐酸性溃疡的形成，显著抑制胃酸分泌和抗溃疡作用；厚朴碱与厚朴挥发油饱和水溶液对金黄色葡萄球菌、肺炎双球菌、痢疾杆菌和枯草杆菌等有一定的抑菌作用；厚朴酚与木兰箭毒碱具有神经－肌肉接头阻断作用，能引起中枢性肌松弛作用；挥发油具有促进消化液分泌作用。厚朴临床上主要用于治疗细菌性痢疾、促进胃十二指肠术后胃肠功能恢复、肌强直等疾病。

【用法用量】煎服，3~10g。

【注意事项】气虚津亏及孕妇慎用。

砂仁 Sharen《药性论》
AMOMI FRUCTUS

【来源】为姜科植物阳春砂 *Amomum villosum* Lour. 、绿壳砂 *A. villosum* Lour. var. *xanthioides* T. L. Wu et Senjen 或海南砂 *A. longiligulare* T. L. Wu 的干燥成熟果实。打碎生用。

【性能】辛，温。归脾、胃、肾经。

【功效应用】

1. 化湿开胃，用于湿阻中焦及脾胃气滞证。湿阻中焦证，常配伍厚朴、陈皮、枳实；脾胃气滞证，常配伍木香、枳实等，如香砂枳术丸；脾弱气滞常配伍人参、白术、茯苓等，如香砂六君子。

2. 温脾止泻，用于脾胃虚寒，呕吐泄泻。砂仁辛香性温，能温中健脾止泄泻，和胃调中而止呕。常用于治疗虚寒吐泻、冷痢之证。如见大便清稀，甚至如水样，腹痛肠鸣，喜暖喜按，倦怠乏力，可单用砂仁研末服；对于平素脾胃虚寒之人，感受寒湿之气，或热痢过服寒凉药物，可配伍干姜、炮附子等。

3. 理气安胎，用于气滞妊娠恶阻及胎动不安。气滞妊娠恶阻，常配伍苏梗、白术；气血不足、胎动不安常配伍人参、白术、熟地等，如泰山磐石散。

知识拓展

砂仁的现代研究

不同来源的砂仁均主要含有挥发油类、皂苷类、黄酮类和有机酸类化学成分。有学者从砂仁中总共分离鉴定了 29 个成分，因品种、产地不同挥发油的含量会略有差别。砂仁在诸多方剂中均有应用，现代制剂中常利用 β-环糊精包合技术将砂仁的挥发油制成包合物以保证产品质量和疗效。砂仁主要作用于消化系统。此外，其醇提取物具有抗炎、抗氧化、利胆、镇痛等药理作用。临床上主要用于治疗消化系统疾病如胃及十二指肠溃疡、肠炎、肝病、小儿腹痛和慢性腹泻及化疗引起的胃肠道症状等疾病。在妇产科疾病、抗肿瘤等方面也具有确切的医疗价值。

【用法用量】煎服，3~6g，后下。
【注意事项】阴虚血燥、火热内炽者慎用。

其他化湿药，见表 16-1。

表 16-1　其他化湿药简表

药名	性能	功效	主治
佩兰	辛，平。归脾、胃、肺经	芳香化湿，醒脾开胃，发表解暑	湿滞中焦证。也可用于脾经湿热、口中甜腻、多涎、口臭等；暑湿及湿温初起
草豆蔻	辛，温。归脾、胃经	燥湿行气，温中止呕	寒湿内阻，脘腹胀满冷痛、嗳气呕逆、不思饮食
豆蔻	辛，温。归肺、脾、胃经	化湿行气，温中止呕，开胃消食	湿浊中阻；脾胃气滞；胃寒呕吐
草果	辛，温。归脾、胃经	燥湿温中，截疟除痰	寒湿中阻之脘腹冷痛。呕吐泄泻、舌苔浊腻；疟疾

本章小结

化湿药具有化湿运脾的功效，主治湿阻中焦证。性偏温燥，气味芳香，主入脾胃经。广藿香芳香化湿、发表解暑、和中止呕，用于湿滞中焦证、暑湿及湿温初起以及湿浊中阻之呕吐等，其化湿力强。苍术与厚朴辛苦温燥，治湿阻中焦诸症。苍术健脾、祛风湿，兼解表、明目；厚朴行气、消积兼平喘。砂仁辛温，化湿开胃、温脾止泻、止呕，治湿阻中焦、脾胃气滞及胃寒呕吐等，兼安胎。

思考题

1. 试述化湿药的含义、功效应用、配伍应用及注意事项。
2. 比较苍术与厚朴功效应用异同点。
3. 试述砂仁的药性、功效应用。

第十七章　利水渗湿药

学习导引

知识要求

1. **掌握**　茯苓、薏苡仁、泽泻、车前子、金钱草、茵陈的性能、功效应用、用法用量和注意事项。

2. **熟悉**　猪苓、滑石、石韦、虎杖、海金沙的性能、功效应用；利水渗湿药的含义、性能、功效应用、分类、配伍应用和使用注意。

3. **了解**　瞿麦、草薢、木通的功效应用。

能力要求

具备应用利水渗湿药的性能、功效应用、用法用量和注意事项等知识，达到临床治疗各类水湿内停的病证，合理推荐利水渗湿药的能力。

凡以通利水道，渗泄水湿为主要功效，常用以治疗水湿内停病证为主要作用的药物，称利水渗湿药。

本类药物味多甘淡或苦，性多寒凉或平，多入膀胱、脾及小肠经。具有利水渗湿、利尿通淋、利湿退黄等功效。适用于小便不利、水肿、淋浊、黄疸、水泻、带下、湿疮、痰饮等病证。

根据药物作用特点的不同，利水渗湿药可分为利水消肿药、利尿通淋药、利湿退黄药等三类。

使用利水渗湿药，应根据不同证候适当配伍。水肿骤起有表证者，宜配宣肺发汗药；水肿日久，脾肾阳虚者，则配温补脾肾药；寒湿相并者，宜配温里散寒药；湿热交蒸者，多配清热泻火药；热伤血络而尿血者，常配凉血止血药。根据气行则水行，气滞则水停的现象，利水渗湿药常与行气药配伍，以提高疗效。

本类药易耗伤津液，阴虚津伤、肾虚遗尿遗精者应慎用。通利作用较强的利尿药，孕妇应慎用。

茯苓 Fuling《神农本草经》
PORIA

【来源】为多孔菌科真菌茯苓 *Poria cocos*（Schw.）Wolf 的干燥菌核。生用。

【性能】甘、淡，平。归心、肺、脾、肾经。

【功效应用】

1. 利水渗湿，用于治疗寒热虚实各种水肿证。用于水湿内停所致之水肿、小便不利，常配伍泽泻、猪苓、白术、桂枝等，如五苓散；水热互结，伤阴而致水肿、小便不利，常配伍滑石、阿胶、泽泻等，如猪苓汤；脾肾阳虚水泛证，常配伍附子、生姜等，如真武汤。

2. 健脾，用于脾虚诸证。脾虚气弱、倦怠、食少纳呆常配伍人参、白术等，如四君子汤；脾虚湿盛泄泻，常配伍山药、白术、薏苡仁、莲子等，如参苓白术散；脾虚湿聚、痰饮内生而见头晕目眩，常配伍桂枝、白术等，如苓桂术甘汤。

3. 宁心，用于心悸失眠证。心脾两虚、气血不足之心悸、失眠，常配伍人参、黄芪、当归、远志等，如归脾汤；本品淡渗利湿，使水不凌心而宁心安神，用于水气凌心之心悸，常配伍桂枝、白术、生姜等，如茯苓甘草汤。

知识拓展

茯苓的现代研究

茯苓主要成分为茯苓多糖，含量高达80%以上；另含三萜类化合物；此外，尚含有蛋白质、组氨酸、胆碱、葡萄糖及无机盐等其他成分。茯苓对健康人的利尿作用不明显，但可明显增加水肿患者尿液的排出；茯苓多糖和茯苓素等具有增强免疫功能和抗肿瘤的药理作用；茯苓多糖也能有效抑制大鼠肾内草酸钙结晶的形成和沉积，具有较好的防结石作用；茯苓中三萜类化合物能使胰岛素的分化诱导活性增强；其醇提取物具有保肝作用，能明显减轻肝硬化程度。茯苓在临床上主要用于水肿和肿瘤的治疗。

【用法用量】煎服，10~15g。

薏苡仁 Yiyiren《神农本草经》
COICIS SEMEN

【来源】为禾本科植物薏苡 *Coix lacryma – jobi* L. var. *mayuen*（Roman.）Stapf 的干燥成熟种仁。生用或炒用。

【性能】甘、淡，凉。归脾、胃、肺经。

【功效应用】

1. 利水渗湿，用于水肿、小便不利、尤善治脚气水肿。脾虚湿盛之水肿常配伍黄芪、白术、茯苓；脚气水肿常配伍防己、木瓜、苍术。

2. 健脾止泻，用于脾虚湿盛之泄泻。常配伍人参、茯苓、白术等，如参苓白术散。

3. 除痹，用于湿痹拘挛。湿痹而筋脉拘急疼痛，常配伍独活、防风、苍术等，如薏苡仁汤；风湿久痹、筋脉拘急，单用煮粥服，如薏苡仁粥；风湿身痛发热，常配伍麻黄、杏仁等，如麻杏薏甘汤。

4. 排脓、解毒散结，用于肺痈、肠痈。肺痈胸痛、咳吐脓痰，常配伍苇茎、冬瓜仁、桃仁等，如苇茎汤；肠痈，常配伍附子、败酱草、牡丹皮等，如附子薏苡败酱散。

（知识拓展）

薏苡仁的现代研究

薏苡仁的主要活性成分包括酯类、不饱和脂肪酸类、糖类及内酰胺类等。其中，酯类是首先被发现的具有抗肿瘤活性的成分，也是报道最多最受关注的化学成分。薏苡仁醇提物有较强的抗肿瘤作用，作用的机制主要包括抑制肿瘤血管的形成、促进细胞凋亡和抑制细胞增殖以及对酶的抑制调节等几个方面；薏苡仁中酯类成分可升高外周淋巴细胞的数量，增强机体免疫功能；薏苡仁多糖通过影响胰岛素受体后糖代谢的某些环节和抑制肝糖原分解、肌糖原酵解和糖异生等对小鼠有显著降血糖作用。薏苡仁临床上主要用于治疗肿瘤、扁平疣、传染性软疣和水肿等。

【用法用量】煎服，9～30g。清利湿热、除痹排脓宜生用，健脾止泻宜炒用。

【注意事项】孕妇慎用；津液不足者慎用。

泽泻 Zexie《神农本草经》
ALISMATIS RHIZOMA

【来源】为泽泻科植物泽泻 *Alisma orientalis*（Sam.）Juzep. 的干燥块茎。生用、麸炒或盐水炒用。

【性能】甘、淡，寒。归肾、膀胱经。

【功效应用】

1. 利水消肿，用于水肿、小便不利、泄泻、痰饮。水湿停蓄之水肿、小便不利，常配伍茯苓、猪苓、桂枝等，如五苓散；脾虚水谷不分、泄泻，常配伍厚朴、苍术、陈皮等，如胃苓汤；痰饮停聚、清阳不升之头目昏眩，常配伍白术等，如泽泻汤。

2. 泄热，用于热淋涩痛，遗精。本品能清膀胱之热，泄肾经虚火，下焦湿热者尤宜。热淋，常配伍木通、车前子；肾阴不足、相火偏亢之遗精，常配伍熟地黄、山茱萸、牡丹皮等，如六味地黄丸。

（知识拓展）

泽泻的现代研究

泽泻主含三萜类成分，均为原萜烷型四环三萜；还含有桉叶烷型、吉玛烷型和愈创木烷型等三种类型的倍半萜类及二萜类等化学成分。泽泻水煎液能抑制草酸钙结晶生长和聚集；泽泻醋酸乙酯提取物能通过抑制肾组织内草酸钙晶体的形成和减少肾间 α 腺蛋白酶抑制物的表达与抑制肾骨蛋白的表达来抑制尿结石的形成；泽泻水提物和醇提物能明显降低肥胖小鼠血清总胆固醇和甘油三酯，升高高密度脂蛋白-胆固醇的浓度，有明显的降血脂作用；萜类成分具有抗肿瘤等药理作用。临床上用于治疗水肿、泌尿系统疾病和心、脑血管疾病，如尿路感染、急性肾炎、高脂血症等。

【用法用量】6 ~ 10g。

车前子 Cheqianzi《神农本草经》
PLANTAGINIS SEMEN

【来源】为车前科植物车前 Plantago asiatica L. 或平车前 P. depressa Willd. 的干燥成熟种子。生用或盐水炙用。

【性能】甘，寒。归肝、肾、肺、小肠经。

【功效应用】

1. 清热利尿通淋，用于淋证、水肿。多用于热淋、血淋。湿热下注于膀胱之小便淋漓涩痛，常配伍木通、滑石、瞿麦等，如八正散；肾虚腰重脚肿，常配伍牛膝、熟地黄、山茱萸、肉桂等，如济生肾气丸。

2. 渗湿止泻，用于暑湿泄泻或水泻证。尤宜于小便不利之水泻证，常配伍香薷、茯苓等，如车前子散。

3. 明目，用于目赤涩痛、目暗昏花、翳障。肝火上炎之目赤涩痛，常配伍菊花、决明子；肝肾阴亏、两目昏花，常配伍熟地黄、菟丝子等，如驻景丸。

4. 祛痰，用于肺热痰多咳喘。常配伍瓜蒌、浙贝母、枇杷叶等。

【用法用量】9 ~ 15g。包煎。

【注意事项】肾虚精滑者及孕妇慎用。

滑石 Huashi《神农本草经》
TALCUM

【来源】为硅酸盐类矿物滑石族滑石，主含含水硅酸镁 $Mg_3(Si_4O_{10})(OH)_2$。研粉或水飞用。

【性能】甘、淡，寒。归膀胱、肺、胃经。

【功效应用】

1. 利尿通淋，用于小便不利、淋漓涩痛，用治热淋、石淋。湿热下注之热淋，小便不利，常配伍木通、车前子、瞿麦等，如八正散；石淋，常配伍海金沙、金钱草、木通等，如二金排石汤。

2. 清热解暑，用于暑温、湿温证。暑热烦渴、小便短赤，常配伍甘草等，如六一散；暑温初起及暑温夹湿之头痛，恶寒，常配伍薏苡仁、杏仁、白蔻仁等，如三仁汤。

3. 外用祛湿敛疮，用于湿疹、湿疮、痱子。湿疹、湿疮单用或常配伍枯矾、煅石膏；痱子，常配伍薄荷、甘草。

【用法用量】10 ~ 20g，先煎。外用适量。

【注意事项】脾虚、热病伤津及孕妇慎用。

金钱草 Jinqiancao《本草纲目拾遗》
LYSIMACHIAE HERBA

【来源】 为报春花科植物过路黄 *Lysimachia christinae* Hance 的干燥全草。生用。

【性能】 甘、咸，微寒。归肝、胆、肾、膀胱经。

【功效应用】

1. 利湿退黄，用于湿热黄疸及肝胆结石证。湿热黄疸证，常配伍茵陈、栀子、虎杖；肝胆结石证，常配伍茵陈、大黄、郁金等，如利胆排石汤。

2. 利尿通淋，用于淋证，尤宜于石淋证。石淋，常配伍海金沙、鸡内金、滑石；热淋，常配伍车前子、萹蓄。

3. 解毒消肿，用于恶疮肿毒、毒蛇咬伤。可外用鲜品捣汁内服或捣烂外敷，或配伍蒲公英、野菊花同用。

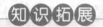

金钱草的现代研究

金钱草主含黄酮类化合物，还含有苷类、挥发油类、氨基酸、胆碱、甾醇、内脂类等化学成分。黄酮类成份中羧基及酚羟基可以与尿液中的钙离子络合，降低钙离子的浓度，减少草酸钙的过饱和度，从而抑制草酸钙晶体的生长，对泌尿系统结石有一定的作用；金钱草的水煎液能显著地降低高尿酸血症小鼠血清尿酸的水平；并能促进铅离子的排出。临床上主要用于治疗结石病、腮腺炎、黄疸型肝炎、急性胰腺炎、胆囊炎等。

【用法用量】 15～60g。

茵 陈 Yinchen《神农本草经》
ARTEMISIAE SCOPARIAE HERBA

【来源】 为菊科植物滨蒿 *Artemisia scoparia* Waldst. et Kit. 或茵陈蒿 *A. capillaris* Thunb. 的干燥地上部分。生用。

【性能】 苦、辛，微寒。归脾、胃、肝、胆经。

【功效应用】

1. 利胆退黄，用于黄疸。为治各种黄疸的要药。身目发黄、小便短赤之阳黄证，常配伍栀子、黄柏、大黄等，如茵陈蒿汤；黄疸湿重于热，常配伍茯苓、猪苓等，如茵陈五苓散；脾胃寒湿郁滞、阳气不得宣运之阴黄，常配伍附子、干姜等，如茵陈四逆汤。

2. 清利湿热，用于湿温、湿疮、湿疹。治湿温证湿热并重者，配伍滑石、黄芩、木通等，如甘露消毒丹；治湿疹、湿疮瘙痒，可单用煎汤外洗，或配伍黄柏、苦参、地肤子等。

实 例 解 析

实例：1985 年版《中国药典》"茵陈"项下规定其基源植物为滨蒿或茵陈蒿的干燥幼苗，春季采收。古书也有"三月茵陈四月蒿，五月六月当柴烧"的说法。那么茵陈真的只能在春季采收吗？

解析：滨蒿和茵陈蒿均含有绿原酸和 6,7 - 二甲氧基香豆素，均具有保肝利胆药理作用。以滨蒿为例，只在幼苗中含有绿原酸，而花蕾和果实里才含有 6,7 - 二甲氧基香豆素。1990 年版《中国药典》起规定这两种植物的干燥地上部分入药，在春季幼苗高 6～10cm 时采收（绵茵陈）或秋季花蕾长成时采割（花茵陈）。并对"绵茵陈"和"花茵陈"的成分含量加以控制。可见，茵陈不仅只在春季幼苗时采收，只是不同时期含有的成分不同，但两种成分均具有相同的药理作用。

【用法用量】6～15g。外用适量，煎汤熏洗。
【注意事项】蓄血发黄及血虚萎黄者慎用。

其他利水渗湿药，见表 17 - 1。

表 17 - 1   其他利水渗湿药简表

药名	性能	功效	主治
猪苓	甘、淡，平。归肾、膀胱经	利水渗湿	水湿内停所致水肿、小便不利；阴虚有热小便不利；水湿泄泻
瞿麦	苦，寒。归心、小肠经	利尿通淋，活血通经	小便不通、淋沥涩痛；经闭或月经不调
石韦	甘、苦，微寒。归肺、膀胱经	利尿通淋，清肺止咳，凉血止血	小便短赤、淋沥涩痛；肺热喘咳；血热妄行、崩漏吐衄
海金沙	甘、咸，寒。归膀胱、小肠经	清利湿热，通淋止痛	热淋、石淋、血淋、膏淋、尿道涩痛，为治诸淋涩痛要药。也可利水消肿，治疗水肿证
萆薢	苦，平。归肾、胃经	利湿去浊，祛风除痹	膏淋、白浊、白带过多；风湿痹痛、关节不利、腰膝疼痛
木通	苦，寒。归心、小肠、膀胱经	利尿通淋，清心除烦，通经下乳	淋证、水肿；尤善治心烦尿赤、口舌生疮；经闭乳少；湿热痹痛
虎杖	微苦，微寒。归肝、胆、肺经	利湿退黄，清热解毒，散瘀止痛，止咳化痰	湿热黄疸、淋浊、带下；风湿痹痛；痈肿疮毒、水火烫伤；经闭、癥瘕、跌打损伤；肺热咳嗽；热结便秘；胆石症及尿路结石

┌ 本 章 小 结 ┐

利水渗湿药均有通利水道、渗泄水湿的功效，主治水湿内停病证。性多寒凉或平，味多甘淡或苦，多入膀胱、脾及小肠经。茯苓、薏苡仁能利水渗湿、健脾，主治水肿、小便不利及脾虚诸证。茯苓兼宁心安神；薏苡仁兼清热除痹、排脓。茯苓、泽泻均甘淡而利水渗湿，治水湿内停证。茯苓性平治水湿内停无论寒热；泽泻性寒兼热者尤宜。车前子、滑石均清热利尿通淋，主治湿热淋痛、小便不利、水肿兼热及暑湿泄泻。车前子长于渗湿止泻，又清肝明目、清肺化痰；滑石长于清解暑热，又祛湿敛疮，治暑热烦渴。金钱草、茵陈均清热利湿退黄。金钱草善利尿通淋、排石，兼解毒消肿；茵陈治各种黄疸的要药，兼治湿疹、湿疮。

思考题

1. 试述利水渗湿药的含义，功效主治及分类。
2. 简述茯苓、泽泻、车前子的药性、功效应用。
3. 比较茯苓和薏苡仁的功效应用的异同点。
4. 比较茵陈与金钱草的功效应用的异同点。

第十八章 温里药

凡以温里祛寒为主要功效，常用以治疗里寒证为主的药物，称温里药，又称祛寒药。

本类药物药味多辛，性温热。其味辛能散、能行，性温热能通，善走脏腑而能温里祛寒，温经止痛，适用于里寒证。个别药尚可助阳、回阳，用以治疗虚寒证，亡阳证。

温里药因其主要归经的不同而有多种效用。主入脾胃经者，能温中散寒止痛，可治外寒入侵，直中脾胃或脾胃虚寒证，症见脘腹冷痛、呕吐泄泻、舌淡苔白等；主入肺经者，能温肺化饮，用治肺寒痰饮证，症见痰鸣咳喘、痰白清稀、舌淡苔白滑等；主入肝经者，能暖肝散寒止痛，用治寒侵肝经的少腹痛、寒疝腹痛或厥阴头痛等；主入肾经者，能温肾助阳，用治肾阳不足证，症见阳痿宫冷、腰膝冷痛、夜尿频多、滑精遗尿等；主入心肾两经者，能温阳通脉，用治心肾阳虚证，症见心悸怔忡、畏寒肢冷、小便不利、肢体浮肿等；或回阳救逆，用治亡阳厥逆证，症见畏寒倦卧、汗出神疲、四肢厥逆、脉微欲绝等。

使用温里药应根据不同证候作适当配伍。若外寒已入里，表寒仍未解者，当与辛温解表药同用；寒凝经脉、气滞血瘀者，配以行气活血药；寒湿内阻，宜配芳香化湿或温燥祛湿药；脾肾阳虚者，宜配温补脾肾药；亡阳气脱者，宜与大补元气药同用。

本类药物多辛热燥烈，易耗阴动火，故天气炎热时或素体火旺者当减少用量；热伏于里，真热假寒证禁用；凡实热证、阴虚火旺、津血亏虚者忌用；孕妇慎用。

附子 Fuzi《神农本草经》
ACONITE LATERALIS RADIX PRAEPARATA

【来源】 为毛茛科植物乌头 *Aconitum carmichaelii* Debx. 的子根的加工品。炮制品有盐附子、黑附片（黑顺片）、白附片、淡附片、炮附片。

【性能】 辛、甘，大热。有毒。归心、肾、脾经。

【功效应用】

1. 回阳救逆，用于亡阳证。本品能上助心阳、中温脾阳、下补肾阳，为"回阳救逆第一品药"。常与干姜、甘草同用，治吐利汗出，发热恶寒，四肢拘急，手足厥冷，或大汗、大吐、大泻所致亡阳证，如四逆汤；本品能回阳救逆，人参能大补元气，二者同用，可治亡阳兼气脱者，如参附汤；若寒邪入里，直中三阴而见四肢厥冷，恶寒倦卧，吐泻腹痛，脉沉迟无力或无脉者，可与干姜、肉桂、人参同用，如回阳急救汤。

2. 补火助阳，用于阳虚证。本品辛甘温煦，有峻补元阳、益火消阴之效，凡肾、脾、心诸脏阳气衰弱者均可应用。配肉桂、山茱萸、熟地等，可治肾阳不足，命门火衰所致阳痿滑精、宫寒不孕、腰膝冷痛、夜尿频多者，如右归丸；配党参、白术、干姜等，可治脾肾阳虚、寒湿内盛所致脘腹冷痛、大便溏泻等，如附子理中汤；与茯苓、白术等同用，可治脾肾阳虚、水气内停所致小便不利、肢体浮肿者，如真武汤；若治心阳衰弱，心悸气短、胸痹心痛者，可与人参、桂枝等同用；治阳虚兼外感风寒者，常与麻黄、细辛同用，如麻黄附子细辛汤。

3. 散寒止痛，用于寒痹证。本品气雄性悍，走而不守，能温经通络，逐经络中风寒湿邪，故有较强的散寒止痛作用。凡风寒湿痹周身骨节疼痛者均可用之，尤善治寒痹痛剧者，常与桂枝、白术、甘草同用，如甘草附子汤。

实例解析

实例： 使用附子及其提取物制成的参附注射液在临床上治疗心衰、心律失常等心血管疾病，其作用机制是什么？

解析： 附子主含乌头类生物碱，其中去甲乌头碱具有拟异丙肾上腺素作用，能增强心肌收缩力，提高窦房结和房室结的兴奋性，加速房室传导，加快心率，改善房室传导，对烟碱、麻醉剂、维拉帕米等所致的心动过缓及多种原因所致高度房室传导阻滞均有较好疗效；并能增加冠脉血流量，降低周围血管阻力，提高心肌做功效率，改善缺血心肌氧的供求平衡，因此临床可用于心衰、心律失常的治疗。

【用法用量】 3～15g，煎服；本品有毒，宜先煎 0.5～1 小时，至口尝无麻辣感为度。

【注意事项】 孕妇及阴虚阳亢者忌用。反半夏、瓜蒌、贝母、白蔹、白及。生品外用，内服须炮制。

干姜 Ganjiang 《神农本草经》
ZINGIBERIS RHIZOMA

【来源】 为姜科植物姜 *Zingiber officinale* Rosc. 的干燥根茎。生用。

【性能】 辛，热。归脾、胃、肾、心、肺经。

【功效应用】

1. 温中散寒，用于腹痛、呕吐、泄泻。本品辛热燥烈，主入脾胃而长于温中散寒、健运脾阳，为温暖中焦之主药。多与党参、白术等同用，治脾胃虚寒，脘腹冷痛等，如理中丸；

单用本品研末服，治寒邪直中脏腑所致腹痛；常配高良姜，治胃寒呕吐，如二姜丸；可与黄芩、黄连、人参等同用，治上热下寒，寒热格拒，食入即吐者，如干姜黄芩黄连人参汤；治中寒水泻，可单用为末服，亦可与党参、白术、甘草等同用。

2. 回阳通脉，用于亡阳证。本品辛热，入心、脾、肾经，有温阳守中，回阳通脉的功效。用治心肾阳虚，阴寒内盛所致亡阳厥逆，脉微欲绝者，每与附子相须为用，如四逆汤。

3. 温肺化饮，用于寒饮喘咳。本品辛热，入肺经，善能温肺散寒化饮。常与细辛、五味子、麻黄等同用，治寒饮喘咳，形寒背冷，痰多清稀之证，如小青龙汤。

【用法用量】3～10g，煎服。

【注意事项】本品辛热燥烈，阴虚内热、血热妄行者忌用。

肉桂 Rougui 《神农本草经》
CINNAMOMI CORTEX

【来源】为樟科植物肉桂 *Cinnamomum cassia* Presl 的干燥树皮。生用。

【性能】辛、甘，大热。归肾、脾、心、肝经。

【功效应用】

1. 补火助阳，用于阳痿、宫冷。本品辛甘大热，能补火助阳，益阳消阴，作用温和持久，为治命门火衰之要药。常配附子、熟地、山茱萸等，用治肾阳不足，命门火衰的阳痿宫冷，腰膝冷痛，夜尿频多，滑精遗尿等，如肾气丸、右归饮。

2. 散寒止痛，用于腹痛、寒疝。本品甘热助阳以补虚，辛热散寒以止痛，善去痼冷沉寒。治寒邪内侵或脾胃虚寒的脘腹冷痛，可单用研末，酒煎服；或与干姜、高良姜、荜茇等同用，如大已寒丸；治寒疝腹痛，多与吴茱萸、小茴香等同用。

3. 温经通脉，用于腰痛、胸痹、阴疽、闭经、痛经。本品辛散温通，能行气血、运经脉、散寒止痛。常与独活、桑寄生、杜仲等同用，治风寒湿痹，尤以治寒痹腰痛为主，如独活寄生汤；与附子、干姜、川椒等同用，可治胸阳不振，寒邪内侵的胸痹心痛，如桂附丸；与鹿角胶、炮姜、麻黄等同用，可治阳虚寒凝，血滞痰阻的阴疽、流注等，如阳和汤；若与当归、川芎、小茴香等同用，可治冲任虚寒，寒凝血滞的闭经、痛经等证，如少腹逐瘀汤。

4. 引火归源，用于虚阳上浮诸症。本品大热入肝肾，能使因下元虚衰所致上浮之虚阳回归故里，故曰引火归源。用治元阳亏虚，虚阳上浮的面赤、虚喘、汗出、心悸、失眠、脉微弱者，常与山茱萸、五味子、人参、牡蛎等同用。

此外，久病体虚气血不足者，在补气益血方中少量加入肉桂，有鼓舞气血生长之效。

知识拓展

肉桂的现代研究

肉桂主含挥发油、香豆素、黏液、鞣质等。肉桂可扩张心、脑血管；桂皮油、桂皮醛、肉桂酸钠可镇静、镇痛、解热、抗惊厥；桂皮油能促进肠运动和消化道分泌，排除消化道积气、缓解胃肠痉挛；肉桂水、醚提物可抑制实验性胃溃疡；肉桂酸可逆转人肺腺癌细胞；桂皮油、桂皮乙醚、醇及水浸液可抑制真菌。现代可用肉桂治疗慢性胃炎、腹泻、痢疾、腰痛、颈椎病、风湿性关节炎、便秘、结肠炎、胃溃疡、口疮、慢性心力衰竭、低血压、口渴、水肿、遗尿、痛经、不孕症等。

【用法用量】1～4.5g，煎服，宜后下或焗服；研末冲服，每次1～2g。

【注意事项】阴虚火旺，里有实热，血热妄行出血及孕妇忌用。畏赤石脂。

吴茱萸 Wuzhuyu 《神农本草经》

EUODIAE FRUCTUS

【来源】为芸香科植物吴茱萸 *Evodia rutaecarpa*（Juss.）Benth.、石虎 *E. rutaecarpa*（Juss.）Benth. var. *officinalis*（Dode）Huang 或疏毛吴茱萸 *E. rutaecarpa*（Juss.）Benth. var. *bodinieri*（Dode）Huang 的干燥近成熟果实。生用或甘草汤制过用。

【性能】辛、苦，热；有小毒。归肝、脾、胃、肾经。

【功效应用】

1. 散寒止痛，用于寒凝疼痛　本品辛散苦泄，性热祛寒，主入肝经，既散肝经之寒邪，又疏肝气之郁滞，为治肝寒气滞诸痛之主药。每与生姜、人参等同用，治厥阴头痛，干呕吐涎沫，苔白脉迟等，如吴茱萸汤；常与小茴香、川楝子、木香等配伍，治寒疝腹痛，如导气汤；与桂枝、当归、川芎等同用，可治冲任虚寒，瘀血阻滞之痛经，如温经汤；与木瓜、苏叶、槟榔等配伍，治寒湿脚气肿痛，或上冲入腹，如鸡鸣散。

2. 降逆止呕，用于胃寒呕吐　本品辛散苦泄，性热祛寒，善能散寒止痛，还能疏肝解郁，降逆止呕，兼能制酸止痛。常与干姜、甘草同用，治霍乱心腹痛，呕吐不止，如吴茱萸汤；与半夏、生姜等同用，可治外寒内侵、胃失和降之呕吐；配伍黄连，可治肝郁化火，肝胃不和的胁痛口苦，呕吐吞酸，如左金丸。

3. 助阳止泻，用于虚寒泄泻　本品性味辛热，能温脾益肾，助阳止泻，为治脾肾阳虚，五更泄泻常用药，多与补骨脂、肉豆蔻、五味子等同用，如四神丸。

知识拓展

吴茱萸的现代研究

吴茱萸主含挥发油，生物碱及吴茱萸苦素等。其水、甲醇提取物可抗实验性胃溃疡；水煎剂可抗药物性胃肠痉挛，镇痛；其注射液可升血压；其煎剂、蒸馏液可降压；可抑制血小板聚集，抑制血小板血栓及纤维蛋白血栓形成；其煎剂，吴茱萸次碱和脱氢吴茱萸可碱兴奋离体、在体子宫；有保护心肌缺血的作用。现代可用吴茱萸治疗类风湿关节痛、慢性胃炎、胃下垂、胃溃疡、肠炎、高血压、心绞痛、头痛、痛经、胆心综合征、风湿性关节炎、药物性肝损害、神经性嗳气、排尿性晕厥等。

【用法用量】1.5～4.5g，煎服。外用适量。

【注意事项】本品辛热燥烈，易耗气动火，故不宜多用、久服。阴虚有热者忌用。

其他温里药，见表18-1。

表 18 –1　其他温里药简表

药名	性能	功效	主治
丁香	辛，温。归脾、胃、肺、肾经	温中降逆，补肾助阳	脾胃虚寒，呃逆呕吐，食少吐泻；心腹冷痛；肾虚阳痿，宫冷
小茴香	辛，温。归肝、肾、脾、胃经	散寒止痛，理气和胃	寒疝腹痛，睾丸偏坠胀痛，痛经，少腹冷痛；脘腹胀痛，食少吐泻
高良姜	辛，热。归脾、胃经	温中止呕，散寒止痛	脘腹冷痛；胃寒呕吐，嗳气吞酸
花椒	辛，温。归脾、胃、肾经	温中止痛，杀虫止痒	脘腹冷痛，呕吐泄泻；虫积腹痛；湿疹，阴痒
荜茇	辛，热。归胃、大肠经	温中散寒，下气止痛	脘腹冷痛，呕吐，泄泻；寒凝气滞，胸痹心痛，头痛，牙痛

本 章 小 结

　　温里药均有温里散寒功效，主治里寒证。多味辛而性温热。附子、干姜均有回阳救逆、温中散寒之功。但附子大热有毒，回阳救逆之功强于干姜，为回阳救逆之要药；又善治肾阳不足、命门火衰之证；还善治寒痹剧痛者。干姜为温中散寒之要药，又能温肺化饮。肉桂有补火助阳、散寒止痛之功，作用较为缓和，以温补命门之火为主，并能引火归源，善治下元虚冷诸证、浮阳上越之证；并善温经通脉。吴茱萸具有祛寒止痛、降逆止呕之功，为治寒凝肝脉诸痛之要药；又可治肝火犯胃，呕吐吞酸；还能助阳止泻。

思考题

1. 试述温里药含义、功效、适应证及使用注意。
2. 试述附子、干姜、肉桂、吴茱萸的功效和应用。

第十九章 理 气 药

学习导引

知识要求

1. **掌握** 陈皮、枳实、木香、香附、薤白的性能、功效应用。
2. **熟悉** 理气药的含义、性能、功效应用、配伍应用、使用注意。
3. **了解** 青皮、沉香、乌药、川楝子、荔枝核的性能、功效应用。

能力要求

具备应用理气药的性能、功效应用等知识，达到为临床治疗各类气滞或气逆等气机不畅证，合理推荐理气药的能力。

凡以疏理气机为主要作用，用于治疗气滞或气逆证的药物，称为理气药，也称行气药。

本类药物味多辛、苦，性温，气多芳香。其味辛能行，味苦能降，芳香走窜，性温通行，故可疏理气机。本类药物主归脾、胃、肝、肺经，具有理气健脾、疏肝解郁、理气宽胸、行气止痛、破气散结，降逆止呕等功效。适用于脾胃气滞及气逆所致脘腹胀痛、食欲不振、嗳气吞酸、恶心呕吐等；肝气郁滞所致胁肋胀痛、疝气、月经不调等；肺气壅滞或上逆所致胸闷胸痛、咳嗽气喘等。

使用本类药物应针对病证，选择适宜的药物，并予以相应的配伍。如脾胃气滞，选择调理脾胃气机的药物，因饮食积滞者，配伍消食导滞药；因脾胃气虚者，配伍补中益气药；因湿热阻滞者，配伍清热祛湿药；因寒湿困脾者，配伍苦温燥湿药。肝气郁滞，选择疏肝理气的药物，因肝血不足者，配伍养血柔肝药；因肝经受寒者，配伍暖肝散寒药；因瘀血阻滞者，配伍活血祛瘀药。肺气壅滞，选择理气宽胸的药物，因外邪客肺者，配伍宣肺解表药；因痰饮阻肺者，配伍祛痰化饮药。

本类药物性多辛温香燥，易耗气伤阴，故气虚、阴亏者慎用。破气药孕妇慎用。

陈皮 Chenpi 《神农本草经》
CITRI RETICULATAE PERICARPIUM

【来源】 为芸香科植物橘 *Citrus reticulata* Blanco 及其栽培变种的成熟干燥果皮。生用。

【性能】 辛、苦，温。归脾、肺经。

【功效应用】

1. 理气健脾，用于脾胃气滞证。本品辛行温通，苦温而燥，可行气、健脾、燥湿，尤宜于寒湿阻中之气滞。用于寒湿阻滞脾胃，脘腹胀痛、恶心呕吐、泄泻等，常配苍术、厚朴等，如平胃散；治疗食积气滞，脘腹胀痛，可配山楂、神曲等，如保和丸；若脾虚气滞，腹痛喜按、不思饮食、食后腹胀、便溏舌淡者，可配党参、白术、茯苓等，如异功散。

2. 燥湿化痰，用于湿痰、寒痰咳嗽。本品既能燥湿化痰，又能温化寒痰，且辛行苦泄而能宣肺止咳，为治痰之要药。治湿痰咳嗽，常配半夏、茯苓，如二陈汤；若治寒痰咳嗽，可配干姜、细辛、五味子等，如苓甘五味姜辛汤；若脾虚失运而至痰湿犯肺者，可配党参、白术同用，如六君子汤。

此外，其理气、燥湿作用还可用治呕吐、呃逆和胸痹证。治疗呕吐、呃逆，常配伍生姜、竹茹、大枣，如橘皮竹茹汤；若脾胃寒冷，呕吐不止，可配生姜、甘草同用，如姜橘汤。治疗胸痹胸中气塞短气，可配伍枳实、生姜，如橘皮枳实生姜汤。

知识拓展

陈皮的现代研究

陈皮主含黄酮类化合物、挥发油及对羟福林等。其煎剂可抑制胃肠运动；小剂量可增强心收缩力，增加心输出量，扩张冠脉，大剂量可抑制心脏；煎剂静脉注射收缩麻醉兔在体子宫；总生物碱可升高血压；其提取物可清除氧自由基和抗脂质过氧化；鲜橘皮煎剂可扩张气管；挥发油有刺激性祛痰作用；还有利胆、降胆固醇、抗菌、抗病毒等作用。现代可用陈皮治疗各种胃炎、肠炎、急性乳腺炎、支气管炎等，其提取物静脉滴注可抢救休克。

【用法用量】煎服，3～10g。

枳实 Zhishi《神农本草经》
AURANTII FRUCTUS IMMATURUS

【来源】为芸香科植物酸橙 *Citrus aurantium* L. 及其栽培变种或甜橙 *C. sinensis* Osbeck 的干燥幼果。生用或麸炒用。

【性能】苦、辛、酸，微寒。归脾、胃、大肠经。

【功效应用】

1. 破气消积，用于胃肠积滞、湿热泻痢。本品辛行苦降，善破气消积、除痞导滞而善除胀满。治饮食积滞，脘腹痞满胀痛，常配山楂、麦芽、神曲等，如曲麦枳术丸；治热结便秘，脘腹痞满胀痛，可配伍大黄、芒硝、厚朴等，如大承气汤；治湿热泻痢、里急后重，常配黄芩、黄连，如枳实导滞丸。

2. 化痰除痞，用于胸痹、结胸。本品能行气化痰以消痞，破气除满而止痛。治痰阻胸中、胸阳不振之胸中满闷、疼痛，常配薤白、桂枝、瓜蒌等，如枳实薤白桂枝汤；治痰热结胸，可配黄连、瓜蒌、半夏，如小陷胸加枳实汤；治心下痞满，食欲不振，可配半夏曲、厚朴等，如枳实消痞丸。

3. 破气，用于气滞胸胁疼痛，产后腹痛。本品善破气行滞而止痛，治疗气血阻滞之胸胁疼痛，常配川芎，如枳芎散；若属寒凝气滞，可配桂枝，如桂枳散。

可与芍药等分为末服用，用治产后瘀滞腹痛、烦躁，如枳实芍药散，或与当归、益母草同用。

此外，本品尚可用治胃扩张、胃下垂、子宫脱垂、脱肛等脏器下垂病症，可单用本品，或配伍补中益气之品黄芪、白术等以增强疗效。

知识拓展

枳实的现代研究

枳实主含挥发油、黄酮苷、N－甲基酪胺、对羟福林、去甲肾上腺素、色胺诺林、脂肪、蛋白质、胡萝卜素、核黄素、钙、磷、铁等。枳实能缓解小肠痉挛、增加胃肠收缩节律、收缩胆囊、增加奥狄氏括约肌张力、抑制血栓形成、抗溃疡；兴奋子宫；煎剂或酊剂静脉注射可强心，注射液能增加冠脉、脑、肾血流量，升高血压、利尿。现代可用枳实治疗胆汁反流性胃炎、胃下垂、子宫脱垂、心力衰竭、功能性消化不良、冠心病、心绞痛、多种原因引起的休克等。

【用法用量】煎服，3～10g，大量可用至30g。炒后性较平和。

【注意事项】孕妇慎用。

木香 Muxiang《神农本草经》
AUCKLANDIAE RADIX

【来源】为菊科植物木香 *Aucklandia lappa* Decne. 的根。生用或煨用。

【性能】辛、苦，温。归脾、胃、大肠、胆、三焦经。

【功效应用】

1. 行气止痛，用于脾胃气滞证；泻痢，里急后重；腹痛胁痛、黄疸、疝气疼痛。本品辛行苦泄温通，芳香气烈而味厚，能行三焦气分，尤擅行脾胃气滞，为行气止痛之要药，用治饮食积滞脘腹胀痛、大便秘结或泻而不爽。又能健脾，疏理肝胆，可治脾失运化、肝失疏泄而致湿热郁蒸、气机阻滞之脘腹胀痛、胁痛、黄疸等。治脾胃气滞，脘腹胀痛，可单用本品或配砂仁、藿香等同用，如木香调气散；若脾虚气滞，脘腹胀满、食少便溏，可配党参、白术、陈皮等同用，如香砂六君子汤；本品为治湿热泻痢里急后重之要药，常配黄连，如香连丸；若治饮食积滞之脘腹胀满、大便秘结或泻而不爽，可配槟榔、青皮、大黄等，如木香槟榔丸。治脘腹胀痛、胁痛、黄疸，可配郁金、大黄、茵陈等；若治寒疝腹痛及睾丸偏坠疼痛，可配川楝子、小茴香等，如导气汤。

2. 健脾消食，用于食积不消，不思饮食。本品辛香行散，苦降温通，能行气滞，消胀止痛，兼具健脾消食之功。治脾虚食少，兼食积气滞，可配砂仁、枳实、白术等同用，如香砂枳术丸。

此外，本品气芳香能醒脾开胃，故在补益方剂中用之，能减轻补益药的腻胃和滞气之弊，有助于消化吸收。

实例解析

实例： 临床上使用木香及其配伍治疗食管炎、胃炎胃痛、溃疡病、胆结石、消化不良、食欲不振、腹胀腹痛、胸腹作痛、恶心呕吐等消化道疾病，其作用成分和机制是什么？

解析： 木香丙酮提取物和木香烃内酯具有利胆和抑制小鼠胃溃疡的功效，木香醇提取物能增加胆汁流量，灌服木香药液后犬胆囊明显收缩；木香汤剂能加速胃排空和增强胃动素的释放；木香能促进生长抑素分泌，可能益于消化性溃疡治疗，木香提取物中的生物碱对组胺引起的豚鼠肠平滑肌具有显著解痉作用；木香总内酯、木香烃内酯、二氢木香烃内酯和二氢木香内酯对离体兔十二指肠有舒张作用。

【用法用量】煎服，3~6g。生用行气，煨用实肠止泻，用于泄泻腹痛。

香附 Xiangfu《名医别录》
CYPERI RHIZOMA

【来源】 为莎草科植物莎草 *Cyperus rotundus* L. 的干燥根茎。生用或醋炙用。用时捣碎。

【性能】 辛、微苦、微甘、平。归肝、脾、三焦经。

【功效应用】

1. 疏肝解郁，用于肝郁气滞胁痛、腹痛。本品入肝经，辛香行散，善散肝气郁结，味苦降泄平肝气横逆，为疏肝解郁，行气止痛之要药。治肝气郁结之胁肋胀痛，常配柴胡、川芎、枳壳等，如柴胡疏肝散；用治寒凝气滞、肝气犯胃之胃脘疼痛，可配高良姜用，如良附丸；治寒疝腹痛，多配小茴香、乌药、吴茱萸等；治气、血、痰、火、湿、食六郁所致胸膈痞满、脘腹胀痛、呕吐吞酸、饮食不化等，可配川芎、苍术、栀子等，如越鞠丸。

2. 调经止痛，用于月经不调、痛经、乳房胀痛。本品善于疏理肝气，调经止痛，为妇科调经之要药。治月经不调、痛经，可单用，或配柴胡、川芎、当归等，如香附归芎汤；若治乳房胀痛，多配柴胡、青皮、瓜蒌皮等。

3. 理气调中，用于气滞脘腹胀痛。本品能入脾经，而有宽中、消食下气等作用，常用于脾胃气滞证。治疗脘腹胀痛、胸膈噎塞、噫气吞酸、纳呆，可配砂仁、甘草同用，如快气汤，或上方再加乌药、苏叶同用，如缩砂香附汤。

知识拓展

香附的现代研究

香附主含挥发油、生物碱、黄酮类及三萜类等。香附可抑制子宫、胃肠及气管平滑肌；其挥发油有轻度雌激素样作用；其水煎剂可促进胆汁分泌，保护肝细胞；其总生物碱、苷类、黄酮类及酚类化合物有强心、减慢心律、降血压、抗炎、抗菌等的作用；香附油有抑菌作用。现代可用香附治疗痛经、肝郁不孕、乳腺增生症、不明原因的眼高压症、寒热虚实各种腰痛、男性乳房发育症、胃及十二指肠溃疡等。

【用法用量】煎服，6~10g。醋炙止痛作用增强。

薤白 Xiebai《神农本草经》
ALLII MACROSTEMONIS BULBUS

【来源】为百合科植物小根蒜 *Allium macrostemon* Bge. 或薤 *A. chinense* G. Don 的地下干燥鳞茎。生用。

【性能】辛、苦，温。归肺、胃、大肠经。

【功效应用】

1. 通阳散结，用于胸痹证。本品辛散苦降温通，善散阴寒凝滞，通胸阳，为治胸痹之要药。治寒痰阻滞、胸阳不振所致胸痹证，常配瓜蒌、半夏、枳实等，如瓜蒌薤白白酒汤、瓜蒌薤白半夏汤、枳实薤白桂枝汤等；若治痰瘀胸痹，则可配丹参、川芎、瓜蒌皮等。

2. 行气导滞，用于脘腹痞满胀痛、泻痢里急后重。本品辛行苦降，有行气导滞、消胀止痛之功。治胃寒气滞之脘腹痞满胀痛，可配高良姜、砂仁、木香等；若治胃肠气滞，泻痢里急后重，可单用本品或配木香、枳实。

【用法用量】煎服，5~10g。

知识拓展

薤白的现代研究

薤白主含大蒜氨酸、甲基大蒜氨酸、大蒜糖、前列腺素 A_1 和 B_1 等。薤白提取物可抗实验性动脉粥样硬化；抗心肌缺氧缺血及缺血再灌注心肌损伤；煎剂有抑菌、抗氧化作用。现代可用薤白治疗室性早搏、心绞痛、慢性心功能不全、痢疾、冠心病、急慢性支气管炎、阻塞性肺气肿、哮喘、液气胸，以及胃炎等病症。

其他理气药，见表19-1。

表 19 - 1 其他理气药简表

药名	性能	功效	主治
青皮	苦、辛，温。归肝、胆、胃经	疏肝破气，消积化滞	肝郁气滞证，气滞脘腹疼痛，食积腹痛，癥瘕积聚、久疟痞块
沉香	辛、苦，微温。归脾、胃、肾经	行气止痛，温中止呕，纳气平喘	胸腹胀痛，胃寒呕吐，虚喘证
乌药	辛，温。归肺、脾、肾、膀胱经	行气止痛，温肾散寒	寒凝气滞之胸腹诸痛证，尿频，遗尿
川楝子	苦，寒。有小毒。归肝、胃、小肠、膀胱经	行气止痛，杀虫	肝郁化火所致诸痛证，虫积腹痛
荔枝核	辛、微苦，温。归肝、胃经	行气散结，散寒止痛	疝气痛，睾丸肿痛，胃脘久痛，痛经，产后腹痛

本 章 小 结

　　理气药长于疏理气机，主治气机不畅证。多味辛苦而性温。陈皮长于理气健脾，兼以燥湿化痰，为理气健脾之佳品。枳实长于消积除痞导滞，用于积滞痞满等。木香、香附均为理气止痛常用药。木香善调肠胃气滞，且健脾消食；香附善调肝郁气滞，并能调经止痛。薤白善宣胸中阳气，散阴寒之痰结，为治胸痹之要药。

思考题

1. 试述理气药的含义、功效主治及使用注意。
2. 简述陈皮、青皮、木香、香附的性能和主要功效、临床应用。

第二十章 消食药

凡具有消食化积，以治疗饮食积滞证为主的药物，称为消食药。

本类药物多性平味甘，主归脾、胃经。具有消食化积，开胃和中的功效。适用于饮食积滞所致的脘腹胀满、嗳气吞酸、恶心呕吐、不思饮食、大便失常，以及脾胃虚弱、消化不良等症。

使用消食药，应根据不同证候适当配伍。如脾胃虚弱者，可配健胃补脾药；脾胃有寒者，可配温中暖胃药；湿阻中焦者，可配芳香化湿药；食积气滞者，可配理气药；便秘者，可配通便药；积滞化热，可配清热药。

本类药物大多效缓，但仍有耗气之弊，气虚无积滞者慎用。

山楂 Shanzha《本草经集注》
CRATAEGI FRUCTUS

【来源】为蔷薇科植物山里红 Crataegus pinnatifida Bge. var. major N. E. Br. 或山楂 C. pinnatifida Bge. 的干燥成熟果实。生用或炒黄、炒焦用。

【性能】酸、甘，微温。归脾、胃、肝经。

【功效应用】

1. 消食健胃，用于肉食积滞。本品有较好的消食化积作用，尤善消化油腻肉积，可治各种食积停滞，常与麦芽、神曲等配伍同用。治疗饮食积滞之脘腹胀满、嗳气吞酸、腹痛便溏者，可单用山楂煎服，也可配伍神曲、莱菔子等，如保和丸。

2. 行气散瘀，用于瘀阻肿痛。本品能行气血，化瘀散结，治疗气滞血瘀造成的多种疼痛证，单用或与当归、川芎配伍；治疗产后瘀滞腹痛、恶露不尽，可与当归、香附、红花等配伍。

3. 化浊降脂，用于高脂血症。单用本品制剂治疗高脂血症、冠心病、高血压、可配伍三七、丹参等药物。

实例解析

实例： 临床上使用山楂消食化积，其提取物制成的片剂或胶囊剂治疗高血压、高血脂病；从山楂叶中提取总黄酮，制成的片剂可治疗冠心病、心绞痛。山楂的作用机制是什么？

解析： 山楂主含黄酮类、有机酸类等化学成分。黄酮类成分主要为槲皮素、牡荆素、牡荆素－4′－鼠李糖苷、芦丁、金丝桃苷等。总黄酮能增加冠脉流量、抗实验性心肌缺氧、抗心律不齐；可明显降低血中胆固醇、甘油三酯含量。牡荆素－4′－鼠李糖苷有保护心肌损伤的作用。山楂中所含的脂肪酶可促进脂肪分解，所含的山楂酸等可提高蛋白分解酶的活性，起到助消化的作用。故总黄酮类化合物是山楂降血脂和防治心血管病的有效成分，而有机酸为其消食导滞的有效成分。

【用法用量】 水煎服，9～12g。焦山楂消食导滞作用增强。用于肉食积滞，泻痢不爽。

【注意事项】 胃酸分泌过多或脾胃虚弱而无积滞者均应慎用。

鸡内金 Jineijin《神农本草经》
GALLI GIGERII ENDOTHELIUM CORNEUM

【来源】 为雉科动物家鸡 *Gallus gallus domesticus* Brisson 的干燥砂囊内壁。生用、炒用或醋炙用。

【性能】 甘，平。归脾、胃、小肠、膀胱经。

【功效应用】

1. 健胃消食，用于食积不消、小儿疳积。本品既能健运脾胃、又有直接促进食积消化的作用。食积较轻者，可单用本品炒后研末服用。食积较重者，可配伍山楂、神曲、麦芽等药物，增强消食化积之力。脾胃虚弱者，可配伍白术、党参、山药等补气健脾药。

2. 涩精止遗，用于遗精、遗尿。本品有固精、缩尿止遗的功效。治遗精较轻者，可单用本品焙干研末服用，或配伍菟丝子、芡实等药物。治遗尿和小便频数，可配伍桑螵蛸、牡蛎等。

3. 通淋化石，用于石淋、胆结石。本品有消石化坚之功。治疗胆结石、石淋，常配伍金钱草、虎杖等。

【用法用量】 煎服，3～10g；研末服，每次1.5～3g。研末服效果比煎剂好。

【注意事项】 脾虚无积滞者慎用。

知识拓展

鸡内金的现代研究

鸡内金主含胃激素、角蛋白、胃蛋白酶、淀粉酶、多种氨基酸、微量元素等化学成分。具有增加胃液分泌量，加强胃运动，加快胃排空的药理作用；鸡内金水或酸提取液能加速排除尿中放射性锶；鸡内金还具有抗凝血、降血脂、降血糖、抑制乳腺增生等药理作用。临床上鸡内金粉可治疗放疗、化疗后的口腔溃疡；生鸡内金外用，可治疗扁平疣、寻常疣等。

其他消食药，见表20-1。

表 20-1　其他消食药简表

药名	性能	功效	主治
神曲	甘、辛，温。归脾、胃经	消食和胃	饮食积滞，消化不良
谷芽	甘，温。归脾、胃经	消食和中，健脾开胃	食积不消，腹胀口臭，脾胃虚弱，不饥食少。炒谷芽偏于消食，用于不饥食少。焦谷芽善化积滞，用于积滞不消
麦芽	甘，平。归脾、胃经	行气消食，健脾开胃，回乳消胀	食积不消，脘腹胀痛，脾虚食少，乳汁郁积，乳房胀痛，妇女断乳，肝郁胁痛，肝胃气痛
莱菔子	辛、甘，平。归肺、脾、胃经	消食除胀，降气化痰	饮食停滞，脘腹胀痛，大便秘结，积滞泻痢，痰壅喘咳

本 章 小 结

消食药均有消食化积功效，主治饮食积滞证。多性平味甘，归脾、胃经。多炒用。山楂、鸡内金均治食积证，山楂尤宜于油腻肉食积滞；鸡内金消食化积作用较强，广泛用于米、面、芋、肉食等各种食积证。此外，山楂可行气散瘀，化浊降脂，治疗瘀阻肿痛和高脂血症；鸡内金能健运脾胃，通淋化石，固精止遗，治食积兼脾虚或小儿疳积，多种结石病，肾虚遗精遗尿等。胃酸分泌过多或脾胃虚弱、无积滞者均应慎用山楂；脾虚无积滞者应慎用鸡内金。

思考题

1. 试述消食药的含义、功效应用及使用注意。
2. 简述山楂、鸡内金的性能和主要临床应用。

第二十一章 驱 虫 药

学习导引

知识要求

1. **掌握** 槟榔的性能、功效应用、注意事项。
2. **熟悉** 驱虫药的含义、性能、功效应用、配伍、使用注意。
3. **了解** 苦楝皮、贯众、使君子、南瓜子、鹤草芽、雷丸的性能、功效主治。

能力要求

具备应用驱虫药的功效应用等知识，达到为临床治疗因寄生虫导致的病证，合理推荐驱虫药的能力。

凡以驱除或杀灭人体寄生虫为主要功效的药物，称为驱虫药。

本类药物主归脾、胃、大肠经；具有驱虫的作用，可麻痹或杀灭人体肠道各种寄生虫或刺激虫体使其排出体外。本类药物适合蛔虫病、钩虫病、蛲虫病、绦虫病等多种肠道寄生虫病。此类疾病多由湿热内蕴或饮食不洁或感染寄生虫卵所致。症见绕脐腹痛，时发时止，不思饮食，或多食易饥，肛门瘙痒等。有的可出现形体消瘦、面色萎黄、嗜食异物、全身浮肿等。部分患者没有明显症状，只在检查粪便时发现虫卵。

使用驱虫药时，应依据寄生虫的种类、病人体质强弱、不同兼证进行配伍。兼热者，配伍清热药；兼寒者，配伍温里药；脾胃虚弱者，配伍健脾和胃药；体质虚弱者，配伍补虚药；患虫病日久而腹内有积滞者，配伍消导药。使用驱虫药常配伍泻下药，以增强排虫作用。

驱虫药最好空腹服用，使药力直接作用于虫体，提高疗效。驱虫药多有毒性，使用时必须注意剂量，以免中毒。

槟榔 Binglang《名医别录》
ARECAE SEMEN

【来源】 为棕榈科植物槟榔 *Areca catechu* L. 的干燥成熟种子。生用、炒黄或炒焦用。

【性能】 苦、辛，温。归胃、大肠经。

【功效应用】

1. 杀虫，用于绦虫、蛔虫、姜片虫、蛲虫等多种肠寄生虫引发的疾病。杀虫作用广泛，以治绦虫、姜片虫疗效较佳。治疗绦虫病，单用或与南瓜子配伍；治疗蛔虫病、蛲虫病，可配伍使君子、苦楝皮等；治疗其他肠道寄生虫病，可配伍雷丸、榧子等。

2. 消积，用于饮食积滞。本品善行胃肠之气而消积导滞。治疗食积气滞，泻痢后重，常配伍木香、青皮、大黄等。

3. 行气利水，用于脚气、水肿等症。本品具有行气利水的作用，多为治疗脚气疼痛之要药，常配伍木瓜、吴茱萸等；治疗水肿实证，可配伍商陆、木通、泽泻等利水消肿药。

4. 截疟，用于治疗疟疾寒热。常配伍常山、草果等。

实例解析

实例：槟榔在临床上可以治疗绦虫病、蛔虫病、姜片虫病，虫积腹痛，积滞泻痢等疾病，槟榔的作用机制是什么？

解析：槟榔的化学成分为生物碱，主要为槟榔碱，其次为槟榔次碱、去甲基槟榔碱、去甲基槟榔次碱等。槟榔碱是其驱虫的有效成分，对蛔虫、钩虫、蛲虫、姜片虫等有驱杀作用；槟榔碱能麻醉猪绦虫全虫体，对猪绦虫驱虫作用较强，对牛绦虫则仅能麻痹头部和未成熟节片；槟榔碱对血吸虫的感染也有一定的预防作用。槟榔碱可使胃肠平滑肌张力升高，增加肠蠕动，增加消化液分泌，增强食欲。但应注意过量服用槟榔会出现恶心呕吐、头昏、心慌等不良反应。

【用法用量】煎服，3～10g。单用驱杀绦虫、姜片虫，剂量30～60g。焦槟榔用于治疗食积不消，泻痢后重。

【注意事项】孕妇慎用；脾虚便溏、气虚下陷者忌用。

其他驱虫药，见表21-1。

表21-1 其他驱虫药简表

药名	性能	功效	主治
苦楝皮	苦，寒；有毒。归肝、脾、胃经	杀虫，疗癣	蛔虫病，蛲虫病，虫积腹痛；外治疥癣瘙痒
绵马贯众	苦，微寒；有小毒。归肝、胃经	清热解毒，驱虫	虫积腹痛，疮疡
使君子	甘，温。归脾、胃经	杀虫消积	蛔虫病，蛲虫病，虫积腹痛，小儿疳积
鹤草芽	苦，涩，凉。归肝、小肠、大肠经	杀虫	驱杀绦虫，为驱杀绦虫之要药。兼有泻下作用，利于虫体排出
雷丸	微苦，寒。归胃、大肠经	杀虫消积	绦虫病，钩虫病，蛔虫病，虫积腹痛，小儿疳积
南瓜子	甘，平。归胃、大肠经	杀虫	绦虫病（与槟榔互补），也可用治血吸虫病

本 章 小 结

　　驱虫药是以驱除或杀灭人体寄生虫为主要功效的药物。本类药物主归脾、胃、大肠经；具有驱虫的作用，可麻痹或杀灭人体肠道各种寄生虫或刺激虫体使其排出体外。本类药物适用于蛔虫病、钩虫病、蛲虫病、绦虫病等多种肠道寄生虫引发的绕脐腹痛，不思饮食，或多食易饥、肛门瘙痒、形体消瘦、面色萎黄、嗜食异物、全身浮肿等病症。重点中药槟榔能杀虫，消积，行气，利水，截疟。用于绦虫病、蛔虫病、姜片虫病，虫积腹痛，积滞泻痢，水肿脚气，疟疾等。使用时孕妇慎用；脾虚便溏、气虚下陷者忌用。

思考题

1. 简述驱虫药的功效应用、配伍、使用注意是什么？
2. 简述槟榔的功效及临床应用，使用槟榔时应注意什么问题？

第二十二章 止血药

学习导引

知识要求

1. **掌握** 止血药的性能特点、功效及分类；小蓟、三七、白及、艾叶的性能、功效应用。
2. **熟悉** 地榆、白茅根、蒲黄、仙鹤草的功效与主治病证。
3. **了解** 三七、蒲黄的用法用量；三七、蒲黄、白及的使用注意。

能力要求

具备应用止血药的功效应用以及辨识功效相似药物异同点等知识，达到为临床治疗出血病证，合理推荐止血药的能力。

凡具有止血功效，能够制止体内外各种出血病证的药物，称为止血药。

止血药主归心、肝两经，味多苦、涩，性有寒温之别，具有沉降趋向。止血具有制止体内外出血的直接作用。主治出血病证，常见咳血、咯血、衄血、吐血、便血、尿血、崩漏、紫癜以及外伤出血等出血症状。

止血药因具寒、温、散、敛特点，故有凉血止血、温经止血、化瘀止血、收敛止血不同功效，因而常分为凉血止血药、温经止血药、化瘀止血药、收敛止血药四类。凉血止血药主治血热妄行之出血证，症见出血色鲜红，并伴有热象，如烦渴，舌质红绛，脉数等；温经止血药主治虚寒性出血证，症见出血色黯淡，多伴有虚寒之象如面色萎黄、神疲乏力，舌淡，脉细无力等；化瘀止血药主治出血兼有瘀滞者，症见出血色紫黯或夹瘀块等；收敛止血药主治虚寒性大出血，或出血无瘀滞者。

根据出血原因和病情，选择相应止血药并配伍。如血热妄行出血者，宜选凉血止血药，并配伍清热泻火药、清热凉血药；瘀血内阻，血不循经而出血者，应选化瘀止血药，常配伍活血行气药；虚寒性出血者，应选用温经止血药或收敛止血药，并配伍益气健脾温阳之品；出血过多，气随血脱者，须急投大补元气之药以益气固脱。又前贤有"下血必升举，吐衄必降气"之说，对便血、崩漏可适当配伍升举之药，而对吐血、衄血则可配伍降气之品。

使用止血药时应注意：（1）止血不留瘀。凉血止血药和收敛止血药易凉遏恋邪，留瘀为患，应适当与活血行气药配伍同用。（2）止血药不必拘泥于炒炭。前人认为"血见黑则止"，故止血药多炒炭，可增强止血作用。但非所有止血药必炒炭，有些药炒炭后止血效果反而降低，故止血药是否炒炭用，应视具体药物而定。

实例解析

实例：《妇人大全良方》载四生丸，凉血止血，主治血热妄行，吐血、衄血，血色鲜红，口干咽燥，舌红或绛，脉弦数。

解析：方中侧柏叶凉血止血为君药；生地黄凉血清热，养阴生津，为臣药；佐以生荷叶凉血化瘀，止血不留瘀；生艾叶温行祛瘀止血，辛温而不燥，既可增强本方止血之功，又可避免寒凉止血致留瘀之弊。方中四药俱生用，取名四生丸，意在增强凉血止血作用。故止血药非必炒炭止血，当视具体情况而施用。

小蓟 Xiaoji《名医别录》
CIRSII HERBA

【来源】 为菊科植物刺儿菜 *Cirsium setosum*（Willd.）MB. 的干燥地上部分。生用或炒炭用。

【性能】 甘、苦，凉。归心、肝经。

【功效应用】

1. 凉血止血，用于血热妄行之吐血、衄血、尿血、便血、血淋、崩漏等多种出血证。本品苦泄凉清，凉血止血，常与大蓟相须为用，可配伍侧柏叶、白茅根等，如十灰散，治多种血热出血证；因其兼能利尿通淋，尤善治尿血、血淋，常与生地、栀子、淡竹叶等配伍，如小蓟饮子。鲜品捣烂外涂，治金疮出血。

2. 散瘀解毒消痈，用于痈肿疮毒。本品性凉能清热解毒，散瘀消肿，用治热毒疮疡初起，红肿热痛，可单用鲜品捣敷患处，也可与乳香、没药同用。

知识拓展

小蓟的现代研究

小蓟主含芦丁、刺槐素、蒙花苷，原儿茶酸、绿原酸、咖啡酸，豆甾醇及蒲公英甾醇等化学成分。具有止血、抗菌、降脂、利胆、利尿、强心、升压等药理作用；其水煎剂体外对白喉杆菌、肺炎球菌、金黄色葡萄球菌、溶血性链球菌、绿脓杆菌、大肠杆菌等均有不同程度的抑制作用。现代用小蓟治疗传染性肝炎、原发性高血压、蛋白尿、风湿性关节炎等；有报道用小蓟全草煎汤预防菌痢，疗效优于痢特灵。

【用法用量】 煎服，5～12g。鲜品加倍，外用适量，捣敷患处。
【注意事项】 脾胃虚寒者慎用。

地榆 Diyu《神农本草经》
SANGUISORBAE RADIX

【来源】为蔷薇科植物地榆 *Sanguisorba officinalis* L. 或长叶地榆 *S. officinalis* L. var. *longifolia*（Bert.）Yü et Li 的干燥根。生用或炒炭用。

【性能】苦、酸、涩，微寒。归肝、大肠经。

【功效应用】

1. 凉血止血，用于便血、痔血、血痢、崩漏。本品性味苦寒，入血分凉血止血，可用于多种血热出血之证。因其性沉降，尤宜于下焦血热之便血、痔血、血痢、崩漏，常与槐花相须配伍；治血痢宜与清热解毒药配伍；治崩漏宜与凉血止血药配伍。

2. 解毒敛疮，用于水火烫伤、痈肿疮毒。本品苦寒能清热解毒，其味酸涩能敛疮，为治水火烫伤之要药。治水火烫伤，可单味研末麻油调敷，或与紫草、冰片同用；治湿疹及皮肤溃烂，可以本品浓煎外洗，亦可配煅石膏、枯矾研末外掺患处；治热毒疮痈，常与清热解毒药配伍，内服外用均可，以鲜品为佳。

知识拓展

地榆的现代研究

地榆主含三萜皂苷类化合物、鞣质和黄酮类等。本品有止血、抗菌、抗炎、促进烧烫伤伤口愈合、促进细胞免疫功能，止泻、抗溃疡等作用。现代用地榆经配伍用于治疗伤寒、慢性胃炎，也可与食醋同用，治月经过多、经期延长及更年期功血。用地榆注射液（每2ml含生药2g），每日1次，每次4ml，肌内注射，治疗结核性脓疡、慢性骨髓炎，收到一定疗效。

【用法用量】煎服，9～15g；外用适量，研末涂敷患处。止血多炒炭用，解毒敛疮多生用。

【注意事项】本品性寒酸涩，凡虚寒性出血或有瘀者慎用。大面积烧烫伤患者，不宜使用地榆制剂外涂，以防其所含鞣质被大量吸收而引起中毒性肝炎。

白茅根 Baimaogen《神农本草经》
IMPERATAE RHIZOMA

【来源】为禾本科植物白茅 *Imperata cylindrica* Beauv. var. *major*（Nees）C. E. Hubb. 的干燥根茎。生用或炒炭用。

【性能】甘，寒。归肺、胃、膀胱经。

【功效应用】

1. 凉血止血，用于血热吐血、衄血、尿血。本品甘寒入血分，能清血分之热而凉血止血，适用于多种血热出血之证，因入肺、胃、膀胱经，故尤宜用于血热所致肺、胃出血及尿血，可单味大剂量煎服或鲜品捣汁服用。或配伍其它清热、凉血止血药如大蓟、小蓟、黄芩、赤芍等同用。

2. 清热利尿，用于热病烦渴、肺热咳喘、胃热呕吐、湿热黄疸、水肿尿少、热淋涩痛。本品甘寒入肺胃两经，善清肺胃之热，降泄火逆。常与芦根同用，治热病烦渴，肺热咳喘，胃热呕吐。

知识拓展

白茅根的现代研究

白茅根主含有三萜类如白茅素、芦竹素，以及苯丙素类、黄酮类、木脂素类、内酯类、糖类、甾体类及有机酸类等多种化学成分。具有利尿、止血、抗菌、抗炎及免疫调节等药理作用。现代可用白茅根治疗流行性出血热、肾病综合征、腮腺炎、流行性结膜炎及乙型肝炎表面抗原阳性等疾患。

【用法用量】煎服，9~30g，鲜品加倍，多生用，止血亦可炒炭用。

三七 Sanqi《本草纲目》
NOTOGINSENG RADIX ET RHIZOMA

【来源】为五加科植物三七 *Panax notoginseng*（Burk.）F. H. Chen 的干燥根和根茎。生用或研细粉用。

【性能】甘、微苦，温。归肝、胃经。

【功效应用】

1. 散瘀止血，用于咯血、吐血、衄血、便血、崩漏、外伤出血。本品味甘微苦性温，入肝经血分，长于止血，又善化瘀，有止血不留瘀，化瘀不伤正的特点，广泛用于体内外各种出血，无论有无瘀滞均可应用，尤以有瘀滞者为宜，单用或配伍应用，无论内服或外用均有良效，故称为治血证良药。

2. 消肿定痛，用于胸腹刺痛、跌扑肿痛。本品止血化瘀，消肿止痛，为伤科要药。凡跌扑损伤，或筋伤骨折，瘀血肿痛等皆为首选之品，可单味内服或外敷，如云南白药，亦可配伍活血行气止痛之药。良好的活血止痛作用还广泛用于胸痹心痛、癥瘕、妇人经血不调及产后瘀阻腹痛等瘀血诸症，常与活血化瘀药或活血调经药配伍。

知识拓展

三七的现代研究

三七主含皂苷成分如三七皂苷、人参皂苷等，黄酮类化合物，三七素，多糖，多种氨基酸和挥发油等化学成分。具有止血、抗血栓形成、抗炎、镇痛、镇静、抗脑缺血、抗心肌损伤、改善学习记忆、抗疲劳、抗衰老、抗肿瘤等药理作用。现代用三七治疗高脂血症、结石病、慢性肾盂肾炎、白细胞减少、血小板减少症、前列腺肥大、骨质增生、寻常疣、急性咽喉炎、复发性口疮、老年不寐等。

【用法用量】煎服，3~9g；研末吞服，一次1~3g。外用适量。

【注意事项】孕妇慎用。

蒲黄 Puhuang《神农本草经》
TYPHAE POLLEN

【来源】为香蒲科植物水烛香蒲 *Typha angustifolia* L.、东方香蒲 *T. orientalis* Presl 或同属植物的干燥花粉。生用或炒炭用。

【性能】甘，平。归肝、心包经。

【功效应用】

1. 止血，用于吐血、衄血、咯血、崩漏、外伤出血。本品甘缓不峻，性平无寒热之偏，既能止血，又善化瘀，有止血不留瘀的特点，广泛用于多种出血证，无论有无寒热瘀滞，均可应用，而以属实夹瘀者尤宜，为止血行瘀之良药。可单用冲服，亦可配伍其它止血药。

2. 化瘀，用于经闭痛经、胸腹刺痛、跌扑肿痛。本品活血通经，化瘀止痛，常用于跌打损伤、痛经、心腹疼痛等多种瘀痛证，尤宜治妇科瘀痛病证，常与五灵脂相须为用，如失笑散。

3. 通淋，用于血淋涩痛。本品既能化瘀止血，又能利尿通淋，故可用治血淋涩痛，常与生地黄、冬葵子同用，如蒲黄散。

实例解析

实例：产后恶露不尽，用生蒲黄60g，醋适量煮沸，再放入蒲黄搅拌成稠糊状，待凉后，搓如弹子大（约重9g）。用醋将药丸化开后喝下，早晚各服1次，每次服1丸，7天为一疗程，2~3个疗程。此方治疗恶露不绝46例，痊愈44例，有效1例，无效1例。

解析：产后恶露不尽，为妇人产后胞宫瘀血未尽，不及时祛瘀易致大出血。蒲黄有化瘀止血之功，止血不留瘀，化瘀不伤正，用醋同煮，增强酸收止血之功，以丸缓图，功效卓著而收功。

【用法用量】煎服，5~10g，包煎。外用适量，敷患处。止血多炒炭用，化瘀、利尿多生用。

【注意事项】孕妇慎用。

白及 Baiji《神农本草经》
BLETILLAE RHIZOMA

【来源】为兰科植物白及 *Bletilla striata* (Thunb.) Reichb. f. 的干燥块茎。生用。

【性能】苦、甘、涩，微寒。归肺、肝、胃经。

【功效应用】

1. 收敛止血，用于咯血、吐血、外伤出血。本品味涩质黏，为收敛止血要药，用于体内外多种出血证。因其主归肺、胃经，故尤善治肺、胃出血，单味研末，糯米汤调服即效，并可根据病证配伍使用；用治外伤或金创出血，可单味研末外掺或水调外敷。

2. 消肿生肌，用于疮疡肿毒、皮肤皲裂。本品寒凉苦泄，能泄血分壅滞；味涩质黏，能敛疮生肌，常用于疮疡，无论未溃、已溃或久不收口，内服外用皆可。

实例解析

实例：鼻衄，用白及研细末，过160目筛，撒布于凡士林纱条或纱球上，每次用白及粉4～5g，以之塞鼻，保留72小时。治疗鼻衄30例，痊愈27例。

解析：鼻为肺窍，用白及治鼻衄，乃白及归肺经，味涩质黏，为收敛止血要药，善治肺经血热而致鼻衄，单用一味效专力宏。

【用法用量】煎服，6～15g；研末吞服3～6g。外用适量。

【注意事项】不宜与川乌、制川乌、草乌、制草乌、附子同用。

仙鹤草 Xianhecao 《图经本草》
AGRIMONIAE HERBA

【来源】为蔷薇科植物龙芽草 *Agrimonia pilosa* Ledeb. 的干燥地上部分。生用或炒炭用。

【性能】苦、涩，平。归心、肝经。

【功效应用】

1. 收敛止血，用于咯血、吐血、崩漏下血。本品味涩收敛，药性平和，功善收敛止血，广泛用于寒热虚实所致全身各部的出血之证。如治血热妄行之出血证，常与生地黄、侧柏叶、牡丹皮等凉血止血药同用；若治虚寒性出血证，可与党参、炮姜、艾叶等补气摄血、温经止血药同用。

2. 截疟，用于疟疾。本品有截疟之功，治疗疟疾寒热，可单以本品研末，于疟发前2小时吞服，或水煎服。

3. 止痢，用于血痢。本品涩敛之性，能涩肠止泻止痢。因能止血，常用于血痢、久泻、久痢，可单用水煎服，或与其他凉血止痢药配伍。

4. 解毒，用于痈肿疮毒、阴痒带下。本品有解毒消肿、杀虫止痒的作用，可用于痈肿疮毒、阴痒带下。可单用或配伍清热解毒药治痈肿疮毒；亦可用本品大剂量水煎浓汁，外洗患部，用于滴虫性阴道炎，或与苦参、黄柏、蛇床子等煎汤外洗，用于阴痒带下。

5. 补虚，用于脱力劳伤。本品有补虚强壮作用，治疗劳力过度所致的脱力劳伤，症见神疲乏力、面色萎黄而纳食正常者，可与大枣同煮，食枣饮汁。

【用法用量】煎服，6～12g；外用适量。

仙鹤草的现代研究

仙鹤草主含仙鹤草素、仙鹤草酚B、β-谷甾醇、槲皮素、异槲皮苷、乌苏酸、鞣质、维生素K等化学成分。具有止血、抗炎、镇痛、抗疟、抗心律失常、降血糖、降血压、增强机体免疫功能、抗肿瘤等药理作用。现代可用仙鹤草治疗糖尿病、嗜睡症、小儿痫证，配伍后治疗胃癌、肺癌、肝癌、肠癌、鼻咽癌、子宫癌甚至骨癌等多种肿瘤，单味重用治疗眩晕为主的梅尼埃综合征，获得良效。

艾叶 Aiye《名医别录》
ARTEMISIAE ARGYI FOLIUM

【来源】 为菊科植物艾 *Artemisia argyi* Lévl. et Vant. 的干燥叶。生用、捣绒或炒炭用。

【性能】 辛、苦，温；有小毒。归肝、脾、肾经。

【功效应用】

1. 温经止血，用于吐血、衄血、崩漏、月经过多、胎漏下血。本品用于虚寒性出血病证，为温经止血之要药，尤宜于下元虚冷，冲任不固所致的崩漏下血，可单用本品水煎服，或与阿胶、干地黄等配伍；亦可与凉血止血药配伍，治疗血热出血，如四生丸。

2. 散寒止痛，用于少腹冷痛、经寒不调、宫冷不孕。本品入肝、脾、肾三阴经而走下焦血分，能温通经脉，暖宫散寒止痛，尤为妇科调经安胎之要药，用于下焦虚寒，少腹冷痛，月经不调，经行腹痛、宫寒不孕及带下清稀等证，常与香附、吴茱萸、当归等同用，如艾附暖宫丸；治胎动不安，胎漏下血，常与阿胶、桑寄生等配伍；治脾胃虚寒所致的脘腹冷痛，可配伍温中散寒止痛之干姜、陈皮等，也可单用艾叶煎服，或以之炒热熨敷脐腹。

3. 外用祛湿止痒，用于皮肤瘙痒。本品辛香苦燥，能祛湿止痒，用于湿疹、阴疮、疥癣等瘙痒性皮肤病，可局部煎汤外洗，或配伍黄柏、川椒、防风等煎水外洗。

此外，将本品捣绒，制成艾条、艾炷等，用以熏灸体表经穴，能温煦气血，透达经络，为温灸的主要原料。

艾叶的现代研究

艾叶主含挥发油如α-蒎烯、β-蒎烯、水芹烯、柠檬烯、龙脑，三萜类成分如α-香树脂、β-香树脂、α及β-香树脂的乙酸酯等，黄酮类成分如芹菜素、山柰酚、木犀草素、槲皮素等化学成分。具有抗菌、抗病毒、平喘镇咳祛痰、止血、抗凝血、免疫调节、抗过敏、镇静、护肝利胆等药理作用。现代可用艾叶治疗慢性支气管炎、支气管哮喘、慢性肝炎、鼻炎、黄水疮、寻常疣、烧伤疤痕增生等疾患。

【用法用量】煎服，3~9g；外用适量，供灸治或熏洗用。醋艾炭温经止血，用于虚寒性出血。

【注意事项】本品所含挥发油可引起皮肤黏膜灼热潮红。口服对胃肠有刺激作用，且可引起中毒性黄疸性肝炎，并可引起中枢神经过度兴奋，导致惊厥，孕妇可发生子宫出血及流产。一次服用大剂量艾叶即可引起中毒，故用量不宜过大。

其他止血药，见表 22-1。

表 22-1　其他止血药简表

药名	性能	功效	主治
大蓟	甘、苦，凉。归心、肝经	凉血止血，散瘀解毒消痈	衄血，吐血，尿血，便血，崩漏，外伤出血；痈肿疮毒
槐花	苦，微寒。归肝、大肠经	凉血止血，清肝泻火	便血，痔血，血痢，崩漏，吐血，衄血；肝热目赤，头痛眩晕
侧柏叶	苦、涩，寒。归肺、肝、脾经	凉血止血，化痰止咳，生发乌发	吐血，衄血，咯血，便血，崩漏下血；肺热咳嗽；血热脱发，须发早白
茜草	苦，寒。归肝经	凉血祛瘀，止血，通经	吐血，衄血，崩漏，外伤出血；瘀阻经闭，风湿痹痛，跌扑肿痛
棕榈炭	苦、涩，平。归肝、肺、大肠经	收敛止血	吐血，衄血，尿血，便血，崩漏
紫珠叶	苦、涩，凉。归肝、肺、胃经	凉血收敛止血，散瘀解毒消肿	衄血，咯血，吐血，便血，崩漏，外伤出血；热毒疮疡，水火烫伤
炮姜	辛、热。归脾、胃、肾经	温经止血，温中止痛	阳虚失血，吐衄崩漏；脾胃虚寒，腹痛吐泻
灶心土	辛，温。归脾、胃经	温中止血，止呕，止泻	虚寒性出血；胃寒呕吐、腹痛，脾虚久泻

相似止血药功效主治的比较，见表 22-2。

表 22-2　相似止血药功效主治比较

药名	共同点	不同点
大蓟	凉血止血、散瘀解毒消痈，相须用于各种血热出血证及热毒疮疡	凉血止血、散瘀消痈之力均较小蓟强
小蓟		兼利尿，善治尿血，兼治血淋、热淋
地榆	凉血止血，相须用于大肠火盛之便血、痔血	兼收敛之性，尚能解毒敛疮，为治水火烫伤要药
槐花		善清泻肝火，用于治疗肝热目赤、头痛眩晕等
芦根	清泄肺胃蕴热，利尿。用于热病烦渴，肺热咳嗽，胃热呕哕，热淋涩痛，二者常相须为用	偏行气分，长于清热泻火、生津止渴，善清透肺胃气分邪热，为治肺痈之主药。故肺痈咳吐脓痰，肺热咳嗽，胃热呕吐者多选用
白茅根		偏走血分，善除血分之热以凉血止血，且入膀胱经，长于清热利尿。故血热妄行之多种出血热淋涩痛，湿热黄疸，水肿者多选用

本 章 小 结

凉血止血药以小蓟、地榆、白茅根为代表。三药均可用于血热妄行的多种出血证。其中小蓟长于散瘀解毒消痈，治疗血热出血证及痈肿疮毒，又兼利尿，善治尿血，血淋、热淋；地榆善清下焦血热，尤宜用于便血、痔血、血痢和崩漏，为治水火烧烫伤之要药，但不宜用于大面积烧烫伤；白茅根善于凉血止血、清热利尿，治疗血热出血之尿血和血淋，然利尿力强，还可治水肿及湿热黄疸；其具清肺胃之热而生津、止咳、止呕之功，用治热病烦渴、肺热咳嗽、胃热呕逆。

温经止血药以艾叶为代表。艾叶温经止血，用于虚寒性出血；其散寒调经，主治下元虚冷，冲任不固所致的崩漏下血，月经过多，及少腹冷痛、经寒不调、宫冷不孕；外用能祛湿止痒，用治皮肤瘙痒。

化瘀止血药以三七、蒲黄为代表。两药均能化瘀，止血，止痛，用于瘀滞所致出血及痛证。然三七止血、止痛力宏，用为跌打损伤要药；蒲黄兼收敛止血，又利尿通淋，长于尿血、血淋、崩漏。

收敛止血药以白及、仙鹤草为代表。两药均能收敛止血，用于出血无瘀滞为宜。而白及尤多用于肺胃出血之证，且外用能消肿生肌，用于痈肿疮痈、皮肤皲裂、水火烫伤；然仙鹤草兼能止痢、截疟、解毒、补虚，可用于久泻久痢、疟疾寒热、痈肿疮疡、脱力劳伤。

思考题

1. 止血药的含义是什么？主要分为哪几类？各类止血药的作用特点及适应证有哪些？止血药的使用注意有哪些？

2. 大蓟与小蓟、白茅根与芦根、地榆与槐花、蒲黄与五灵脂，它们之间的配伍关系和功效是什么？

3. 为什么说三七是跌打损伤要药？

第二十三章　活血化瘀药

学习导引

知识要求

1. **掌握**　川芎、丹参、益母草、红花的性能、功效应用、特殊用法用量及使用注意。

2. **熟悉**　活血化瘀药的含义、功效与主治、使用注意；延胡索、莪术、牛膝的功效应用、特殊用法用量及使用注意。

3. **了解**　活血化瘀药的配伍应用；桃仁、水蛭的功效应用、特殊用法用量及使用注意。

能力要求

具备应用活血化瘀药的功效应用以及功效相似药物异同点等知识，达到为临床治疗各类瘀血病证，合理推荐活血化瘀药的能力。

凡具有活血化瘀功效，主治瘀血证的药物，称为活血化瘀药，或活血祛瘀药，简称活血药，又称为祛瘀药或化瘀药。其中活血化瘀作用强者，又称破血药，或逐瘀药。

本类药物多具辛味，能行散瘀血。部分动物、昆虫类药物多味咸，主入血分，以归心、肝两经为主。本类药物的活血化瘀功效均有通利血脉、促进血行、消散瘀血作用。其中药力和缓，兼有润养之功者，谓之和血、和营；药力峻猛者，称为破血、逐瘀；活血作用介于和血与破血之间者，谓之活血、化瘀、祛瘀。本类药物兼有止痛、调经、疗伤、消癥等功效，故有活血止痛、活血调经、活血疗伤、破血消癥四类功效之分。活血化瘀药主治各种瘀血证，以患处刺痛、瘀紫，痛处固定拒按，面黑唇紫，舌有瘀斑，脉多细涩或结代等症状为特点。其具体病证遍及内、外、妇、儿、伤等各科，如内科的胸痹、头痛、癥瘕积聚、风湿痹痛、中风不遂、肢体麻木；伤科的跌扑损伤、瘀肿疼痛；外科的疮疡肿痛；妇科的月经不调、痛经、经闭、产后腹痛等。

活血化瘀药依据主治病证及兼有功效，将本类药分为活血止痛药、活血调经药、活血疗伤药、破血消癥药四类。

配伍时应：（1）根据病因配伍：瘀血因寒凝者，当配温里散寒、温通经脉药；因火热而瘀热互结者，宜配清热凉血，泻火解毒药；因体虚致瘀者或久瘀致虚者，则配补益药；因痰湿阻滞者，当配化痰除湿药。（2）根据病证配伍：风湿痹痛者，当配祛风除湿通络药；癥瘕积聚者，应配伍软坚散结药；痈肿疮毒者，则配伍清热解毒药。（3）根据气血关系配伍，因气行则血行，气滞则血瘀，使用活血化瘀药时，常配伍理气药，以增强活血化瘀之功。

实例解析

实例：蔡××，男，49 岁，洗澡时发现上中腹皮下 3 个质软包块，自诉大者如纽扣大小，小者如黄豆大小，不痛，经彩色 B 超示：中上腹皮下脂肪层可见 3 个稍强回声结节，最大约 20mm×15mm×9mm，最小 7mm×6mm×4mm，边界清晰，诊断示：腹部皮下脂肪层实性结节：脂肪瘤。患者体胖，平素喜食肥甘厚味，舌体偏胖，舌质淡，苔白微腻，脉滑。处方：红花 8g，熟地 10g，赤芍 14g，当归 10g，川芎 10g，柴胡 10g，制香附 10g，佛手 10g，山楂 14g，海藻 8g，昆布 8g，白芥子 10g。经治两月半而愈。

解析：处方以桃红四物汤加味。病证为痰瘀阻滞，气血不通之痰核。以活血化瘀药川芎、赤芍、当归、山楂为主，配伍理气药柴胡、香附、佛手为辅，同时配伍化痰软坚药海藻、昆布、白芥子等，体现活血化瘀为主，行气、化痰散结为辅的治法而收功。

使用时应注意：（1）活血化瘀药行散走窜，易耗血动血，故月经过多、血虚经闭者忌用；（2）破血药易伤人正气，故体虚兼瘀者应慎用；孕妇忌用。

川芎 Chuanxiong《神农本草经》
CHUANXIONG RHZOMA

【来源】为伞形科植物川芎 *Ligusticum chuanxiong* Hort. 的干燥根茎。生用或酒炙。

【性能】辛，温。归肝、胆、心包经。

【功效应用】

1. 活血行气，用于胸痹心痛、胸胁刺痛、跌扑肿痛、月经不调、经闭痛经、癥瘕腹痛。本品辛香温通，既能活血祛瘀，又能行气止痛，为"血中气药"，适用于气滞血瘀疼痛证。治心脉瘀阻之胸痹心痛，常配伍丹参、红花、桂枝等；治肝郁气滞、胁肋刺痛，宜配伍柴胡、香附等，如柴胡疏肝散；治肝血瘀阻、积聚痞块、胸胁刺痛，多配伍桃仁、红花等；治跌扑损伤，瘀肿疼痛，则配伍乳香、没药、三七等。

本品"下行血海"，通畅气血，为妇科活血调经要药。用于妇科月经不调、经闭痛经，产后瘀阻腹痛、恶露不行等，常与当归、芍药等配伍，如四物汤。

2. 祛风止痛，用于头痛、风湿痹痛。本品辛温升散，能"上行头目"，既能活血行气，又可祛风止痛，为治头痛要药。经配伍可用于风寒、风热、风湿、血瘀、血虚、痰湿等各种病因所致的头痛，故有"头痛不离川芎"之说。

本品辛散温通，还可"旁通络脉"，具祛风通络止痛之功，用于风湿痹阻、肢节疼痛证，常配伍羌活、独活、海风藤等祛风湿通经络药。

【用法用量】煎服，3 ~ 10g。

【注意事项】本品辛温升散，阴虚火旺或肝阳上亢之头痛忌用；多汗，月经过多者慎用。

知识拓展

川芎的现代研究

川芎主要含川芎嗪、藁本内酯、丁基酞内酯、川芎内酯、新蛇床内酯、桉叶二烯、阿魏酸、咖啡酸、芥子酸、多糖等化学成分。具有改善冠状动脉血流量，降低血流阻力及血压，抗氧自由基，抗炎、抗癌、镇静、镇痛、抗血小板聚集和血栓形成，保护神经等药理作用。现代用川芎及川芎注射液治疗冠心病心绞痛、脑血栓形成和脑梗死、缺血性中风、慢性肺源性心脏病、血栓闭塞性脉管炎、慢性肾炎氮质血症、高黏血症、新生儿硬肿症等疾患。临床报道，川芎嗪联合痰热清注射液治疗 49 例慢性阻塞性肺疾病急性发作的患者，经治 14 天后有效率达 95.92%。

延胡索 Yanhusuo 《雷公炮炙论》

CORYDALIS RHIZOMA

【来源】 为罂粟科植物延胡索 *Corydalis yanhusuo* W. T. Wang 的干燥块茎。生用或醋炙用。

【性能】 辛、苦，温。归肝、脾经。

【功效应用】

活血、行气、止痛，用于胸胁、脘腹疼痛、胸痹心痛、经闭痛经、产后瘀阻、跌扑肿痛。本品辛散温通，既能活血，又能行气，具有良好的止痛功效，"专治一身上下诸痛"，广泛用于气血瘀滞所致全身各部位的疼痛，可单用或随证配伍应用。治心血瘀阻之胸痹心痛，常与丹参、瓜蒌等药配伍；治寒滞胃痛，常配伍配桂枝、高良姜等药；治肝郁气滞血瘀所致之胸胁脘腹疼痛者，常配伍川楝子，如金铃子散；治寒疝腹痛、睾丸肿胀，常配伍橘核、荔枝核等药；治经闭癥瘕，产后瘀阻，常配伍当归、蒲黄等；治跌打损伤、瘀血肿痛，可单用为末，以酒调服。

知识拓展

延胡索的现代研究

延胡索主要含延胡索甲素、乙素、丙素、丁素、庚素等 30 余种生物碱。具有镇静、镇痛、催眠、安定作用，扩张冠脉血管、降低冠脉阻力、增加冠脉血流量、抗心肌缺血、抗心律失常，扩张外周血管，降低血压，提高耐缺氧能力，抑制胃液分泌、抗溃疡等药理作用，还有一定的抗菌、抗炎、抗肿瘤作用和提高抗应激能力。现代可用延胡索治疗高血压、失眠、急慢性扭挫伤等疾患。

【用法用量】 煎服，3～10g；研末吞服，一次 1.5～3g。醋炙可增强止痛功效。

丹参 Danshen《神农本草经》

SALVIAE MILTIORRHIZAE RADIX ET RHIZOMA

【来源】 为唇形科植物丹参 *Salvia miltiorrhiza* Bge. 的干燥根及根茎。生用或酒炙用。

【性能】 苦，微寒。归心、肝经。

【功效应用】

1. 活血祛瘀，用于胸痹心痛、脘腹胁痛、癥瘕积聚、热痹疼痛。本品苦泄入血分，归心肝经，功善通行血脉，活血化瘀止痛，为治血瘀证的要药。治瘀阻心脉，胸痹心痛，脘腹胁痛，常配伍檀香、砂仁等；治癥瘕积聚，常配伍三棱、莪术等；治风湿痹痛，常配伍牛膝、续断等。

2. 通经止痛，用于月经不调、痛经经闭。本品苦泄入肝经血分，性善通行，能活血化瘀，通经止痛，为妇科活血调经要药。因祛瘀生新而不伤正，和血兼有一定补养之功，故有"一味丹参，功同四物"之说。治妇人瘀血阻滞之月经不调，痛经经闭，产后瘀滞腹痛，可单用为末酒调服，或配生地黄、当归、香附等活血调经之品。

3. 清心除烦，用于心烦不眠。本品性寒入心经，有凉血清心、除烦安神之功，治热邪入营，高热神昏，烦躁不寐，常配伍生地、玄参等。本品兼有养血之功，治心血不足之心悸失眠，常配伍酸枣仁、柏子仁、五味子等。

4. 凉血消痈，用于疮痈肿痛。本品性寒入血分，凉血活血以散瘀消痈，用于热毒瘀阻引起的疮痈肿毒，常配伍金银花、连翘等。

实例解析

实例： 山楂、菊花、丹参各10g。每天1剂，水煎代茶饮，1个月为1个疗程，连服3个月。治疗高脂血症60例，痊愈45例，显效10例，有效4例，1例因药后胃酸过多而停药。

解析： 高脂血症多肥胖因痰瘀为患，取山楂活血散瘀，丹参通行血脉以活血，菊花为风药行散，治高脂血症有活血化瘀、降脂降压之功。

【用法用量】 煎服，10～15g。活血化瘀宜酒炙用。

【注意事项】 不宜与藜芦同用。

益母草 Yìmǔcǎo《神农本草经》

LEONURI HERBA

【来源】 为唇形科植物益母草 *Leonurus japonicus* Houtt. 的新鲜或干燥地上部分。生用。

【性能】 辛、苦，微寒。归肝、心包、膀胱经。

【功效应用】

1. 活血调经，用于月经不调、痛经经闭、恶露不尽。本品辛散苦泄入血分，活血化瘀而调经，为妇科经产要药。治血瘀所致月经不调、痛经、经闭，产后恶露不尽、瘀滞腹痛，可单用熬膏内服，如益母草膏，亦可配伍活血调经药。

2. 利尿消肿，用于水肿尿少。本品利水消肿，用于水肿尿少，因能活血化瘀，更宜于水瘀互结的水肿，可单用，或配伍白茅根、泽兰等。

3. 清热解毒，用于疮痈肿毒。本品性寒清热，行散苦泄，清热解毒治疮毒，活血散瘀消痈肿。治疮痈肿毒，皮肤瘾疹，可单用煎汤外洗或鲜品外敷，或配伍黄柏、蒲公英、苦参等同用。

实例解析

实例： 益母草30g，枳壳15g，赤芍12g，红糖适量。三药水煎去渣，冲红糖服。此方治疗痛经疗效满意。

解析： 痛经为瘀阻胞宫，或寒滞经脉，气滞不行。用益母草为君药，活血调经，枳壳理气行滞，赤芍活血止痛，加红糖暖宫散寒，故治疗痛经疗效满意。

【用法用量】煎服，9～30g；鲜品12～40g。

【注意事项】孕服慎用。

桃仁 Taoren《神农本草经》
PERSICAE SMEN

【来源】为蔷薇科植物桃 *Prunus persica*（L.）Batsch 或山桃 *P. davidiana*（Carr.）Franch. 的干燥成熟种子。生用或炒用。

【性能】苦、甘，平；有小毒。归心、肝、大肠经。

【功效应用】

1. 活血祛瘀，用于经闭痛经、癥瘕积聚、肺痈肠痈、跌扑损伤。本品味苦通泄，入心肝血分，祛瘀力强，为治疗多种瘀血病症的要药，常与红花相须为用。治经闭、痛经、产后瘀阻腹痛，常配伍红花、当归、白芍等；治癥瘕积聚，常配桂枝、茯苓、赤芍等；治肺痈肠痈，常配伍牡丹皮、冬瓜仁等；治跌打损伤，常配伍红花、大黄等。

2. 润肠通便，用于肠燥便秘。本品为种仁富含油脂，能润滑肠道，用于肠燥便秘，常与当归、火麻仁等同用。

3. 止咳平喘，用于咳嗽气喘。本品苦降肺气，功善止咳平喘，治咳嗽气喘，既可单用煮粥食用，又可与杏仁同用。

知识拓展

桃仁的现代研究

桃仁主要含苦杏仁苷、苦杏仁酶、中性脂、糖脂质、磷脂、葡萄糖、蔗糖、蛋白质、氨基酸等化学成分。具有改善血流动力学、抗凝血、抗血栓、预防心肌梗死、增加脑血流量，降低脑血管阻力、抗菌、抗炎、抗氧化、镇咳、平喘、抗肝纤维化、提高机体免疫力、抗过敏、抗肿瘤等药理作用。现代可用桃仁治疗视神经萎缩等目疾、女阴瘙痒、血吸虫病性肝硬化等疾患。

【用法用量】煎服，5～10g。

【注意事项】孕妇慎用。用量过大可致中枢中毒症状，也可引起皮肤刺激，出现红疹等皮肤过敏反应。

红花 Honghua《新修本草》
CARTHAMI FLOX

【来源】 为菊科植物红花 *Carthamus tinctorius* L. 的干燥花。生用。

【性能】辛，温。归心、肝经。

【功效应用】

1. 活血通经，用于经闭、痛经、恶露不行。本品辛散温通，入心肝血分，活血祛瘀、通经止痛之力强，常用于妇产科瘀血病证，与桃仁相须为用。治经闭痛经，产后瘀阻腹痛，可单用加酒煎服，或配伍桃仁、当归、川芎等。

2. 散瘀止痛，用于癥瘕痞块、胸痹心痛、瘀滞腹痛、胸胁刺痛、跌扑损伤、疮疡肿痛。本品具较强的活血祛瘀、通经止痛功效，长于治瘀血阻滞之心、胸、腹、癥瘕痞块、跌扑损伤等诸痛证，常与桃仁相须为用，或配伍活血祛瘀、消肿止痛药。

本品能活血通脉以化瘀消斑，可用于瘀热郁滞之斑疹色暗，常配伍赤芍、紫草、大青叶等活血透疹消斑之药同用。

知识拓展

红花的现代研究

红花主要含红花黄色素、红色素、棕榈酸、肉豆蔻酸、亚油酸、葡萄糖、木糖、阿拉伯糖、β-谷甾醇等化学成分。具有抗凝血、抗血栓、扩张冠脉、降血压、调节血脂、耐缺氧、抗炎、镇痛、兴奋子宫、保肝、免疫调节、抗肿瘤等药理作用。现代可用红花治传染性肝炎、十二指肠球部溃疡、甲沟炎、胫骨软骨炎、骨质增生综合征、静脉炎、青少年近视眼、突发性耳聋、盆腔淋巴术后囊肿、精神分裂症等疾患。

【用法用量】煎服，3～10g。

【注意事项】孕妇慎用；有出血倾向者慎用。

牛膝 Niuxi《神农本草经》
ACHYRANTHIS BIDENTATAE RADIX

【来源】 为苋科植物牛膝（怀牛膝）*Achyranthes bidentata* Bl. 的干燥根。生用或酒炙用。

【性能】苦、甘、酸，平。归肝、肾经。

【功效应用】

1. 逐瘀通经，用于经闭、痛经。本品苦泄下行，功善活血通经，用于妇人瘀滞经产诸疾。治瘀阻经闭、痛经、产后腹痛、胞衣不下，常配伍当归、桃仁、红花等。

2. 补肝肾、强筋骨，用于腰膝酸痛、筋骨无力。本品性平甘补入肝肾经，既能活血祛瘀，又能补益肝肾，强筋健骨，常用治肝肾亏虚之腰膝酸软，痹痛日久，筋骨无力，多配伍独活、桑寄生等；若湿热成痿，足膝酸软，又与苍术、黄柏配伍，如三妙丸。

3. 利水通淋，用于淋证、水肿。本品性善下行，活血祛瘀，还能利水通淋，为治下焦水湿病证常用药。治热淋、血淋、砂淋，常与利尿通淋的冬葵子、瞿麦、滑石等配伍；治水肿、小便不利，常与利水消肿的泽泻、车前子配伍。

4. 引血下行，用于头痛、眩晕、牙痛、口疮、吐血、衄血。本品苦泄下行之性能引血下行，导热下泄，用治气火上逆、火热上炎之证。治气火上逆，热迫血行之吐血、衄血，常配伍生地黄、栀子等；治胃火上炎之齿龈肿痛、口舌生疮，常配伍石膏、麦冬等；治阴虚阳亢，头痛眩晕，常配伍代赭石、生牡蛎、白芍等。

本品亦作为引药下行的引经药，用于下焦及腰腿部疾病的复方中。

【用法用量】煎服，5~12g。

知识拓展

牛膝的现代研究

牛膝中的活性成分主要为含齐墩果酸、葡萄糖醛酸等三萜皂苷、蜕皮甾酮、牛膝甾酮等甾酮类成分、多糖以及多肽类物质，另还含有有机酸、生物碱、黄酮、甾醇、氨基酸和挥发油等化学成分。具有抗凝血、改善血液流变学、抗动脉粥样硬化、降血压、抗骨质疏松、子宫兴奋、抑制作用与抗生育作用、抗炎、抗菌、镇痛、抗衰老、节免疫、抗肿瘤等药理作用，蜕皮甾酮有降脂作用，并能明显降低血糖；齐墩果酸具有保肝、强心等作用。现代可用牛膝治疗麻疹合并喉炎、踝关节扭伤、鼻衄等疾患。

【注意事项】孕妇慎用。

莪术 Ezhu《药性论》
CURCUMAE RHIZOMA

【来源】为姜科植物蓬莪术 *Curcuma phaeocaulis* Val. 、广西莪术 *C. kwangsiensis* S. lee et C. F. Liang 或温郁金 *C. wenyujin* Y. H. Chen et C. Ling 的干燥根茎。生用或醋制用。

【性能】辛、苦，温。归肝、脾经。

【功效应用】

1. 行气破血，用于癥瘕积聚、瘀血经闭、胸痹心痛。本品辛散苦泄温通，入气分血分，有破血行气、散瘀消癥、化积止痛之功，用于治疗气滞血瘀、食积日久而成的癥瘕积聚，以及气滞、血瘀、食停、寒凝所致的各类痛证，常与三棱相须为用。治体虚而久瘀不消，常配伍黄芪、党参等补气之品，以消补兼施。

2. 消积止痛，用于食积胀痛。本品辛散苦泄，能行气止痛，消食化积，用治食积气滞之脘腹胀痛，常配伍青皮、槟榔等；治脾虚食积之脘腹胀痛，常配伍党参、白术等。

【用法用量】煎服，6~9g。醋制后可加强祛瘀止痛作用。

【注意事项】孕妇及月经过多者忌用。

莪术的现代研究

　　莪术主要含姜黄素（Ⅰ）、脱甲氧基姜黄素（Ⅱ）和双脱甲氧基姜黄素（Ⅲ）、β-榄香烯、莪术酮、表莪术酮、莪术二酮、表莪术二酮、莪术醇、异莪术醇、吉马酮等化学成分。具有抗凝血、抗血栓、抗早孕、抗炎、抗菌、抗病毒、抗胃溃疡、抗氧化、保肝、抗银屑病、抗肿瘤等药理作用。现代可用莪术治疗子宫颈癌、霉菌性阴道炎、宫颈糜烂、皮肤溃疡、神经性皮炎、冠心病、脑缺血性脑血管病等疾患。

水蛭 Shuizhi《神农本草经》
HIRUDO

　　【来源】为水蛭科动物蚂蟥 *Whitemania pigra* Whitman、水蛭 *Hirudo nipponia* Whitman 或柳叶蚂蟥 *W. acranulata* Whitman 的干燥全体。生用，或用滑石粉烫后用。

　　【性能】咸、苦，平；有小毒。归肝经。

　　【功效应用】

　　1. 破血通经，用于血瘀经闭、癥瘕痞块。本品咸苦通泄入血分，破血逐瘀力强，用治血滞经闭，癥瘕积聚，常与虻虫相须为用，或配三棱、莪术、桃仁等药。

　　2. 逐瘀消癥，用于中风偏瘫、跌打损伤。本品破血逐瘀，又常用于跌打损伤，中风偏瘫。治跌打损伤，常配伍苏木、自然铜等；治中风偏瘫，常配伍地龙、当归等。

水蛭的现代研究

　　水蛭主要含水蛭素、肝素、组织胺、氨基酸等化学成分。具有抗凝、抗血栓、抗炎、抗纤维化、抗肿瘤、抗细胞凋亡等药理作用。现代可用水蛭治疗冠心病、心绞痛、高脂血症、脑出血、颅内水肿、脑梗死、脑血管病所致偏瘫、肺源性心脏病、支气管哮喘、肝硬化、血小板增多症、周围血管疾病等疾患，临床报道用补阳还五汤加水蛭治疗糖尿病周围神经病变22例，临床总有效率达90.91%。

　　【用法用量】煎服，1~3g。研末服，0.3~0.5g。以入丸散或研末服为宜。

　　【注意事项】孕妇及月经过多者忌用。

　　其他活血化瘀药，见表23-1。

表 23 -1　其他活血化瘀药简表

药名	性能	功效	主治
郁金	辛、苦，寒；归肝、胆、心经	活血止痛，行气解郁，清心凉血，利胆退黄	胸胁刺痛，胸痹心痛，经闭痛经，乳房胀痛，热病神昏，癫痫发狂，血热吐衄，黄疸尿赤
乳香	辛、苦，温；归心、肝、脾经	活血定痛，消肿生肌	胸痹心痛，胃脘疼痛，痛经经闭，产后瘀阻，癥瘕腹痛，风湿痹痛，筋脉拘挛，跌打损伤，痈肿疮疡
没药	辛、苦，平；归心、肝、脾经	活血散瘀定痛，消肿生肌	胸痹心痛，胃脘疼痛，痛经经闭，产后瘀阻，癥瘕腹痛，风湿痹痛，跌打损伤，痈肿疮疡
西红花	甘、微寒；归心、肝经	活血化瘀，凉血解毒，解郁安神	经闭癥瘕，产后瘀阻，温毒发斑，忧郁痞闷，惊悸发狂
五灵脂	苦、咸、甘、温；归肝经	活血止痛，化瘀止血	心腹瘀血作痛，痛经，血瘀经闭，崩漏下血，产后瘀血腹痛
土鳖虫	咸，寒；有小毒。归肝经	破血逐瘀，续筋接骨	跌打损伤，筋伤骨折，血瘀经闭，产后瘀阻腹痛，癥瘕痞块
血竭	甘、咸，平；归肝、心经	活血定痛，化瘀止血，敛疮生肌	跌打损伤，心腹瘀痛，外伤出血，疮疡不敛
三棱	辛、苦，平；归肝、脾经	破血行气，消积止痛	癥瘕痞块，痛经，瘀血经闭，胸痹心痛，食积胀痛
姜黄	辛、苦，温；归肝、脾经	破血行气，通络止痛	胸胁刺痛，胸痹心痛，痛经经闭，癥瘕，风湿肩臂疼痛，跌扑肿痛

相似活血化瘀药功效主治的比较，见表 23 - 2。

表 23 - 2　相似活血化瘀药功效主治比较

药名	共同点	不同点
桃仁	活血通经，两者常相须用治妇科瘀血阻滞经产诸证及胸痹、心痛、跌打损伤等瘀血证	长于破瘀生新，润肠通便，止咳平喘。用于肺痈肠痈，肠燥便秘，咳嗽气喘
红花		长于活血消斑，用于血热瘀滞之斑疹紫暗
乳香	活血止痛、消肿生肌，治瘀血阻滞心腹诸痛、跌打伤肿瘀痛和痈疽疮肿。二药相须为用，为外伤科要药	长于活血伸筋，用于风湿痹痛，筋脉拘挛
没药		善长破血止痛，用于瘀滞胃痛
莪术	破血行气、消积止痛，常相须同为破血消癥之要药。治疗癥瘕痞块、胸腹胀痛、血滞经闭、食积不消等证	偏入气分，行气之功强于三棱
三棱		偏入血分，破血之力胜过莪术

┌─ 本 章 小 结 ─┐

活血止痛药以川芎、延胡索为代表，功善活血行气止痛，主要用于气滞血瘀所致的诸痛证。然川芎能上行头目，善治头痛；又能下行血海，为调经要药。延胡索止痛力强，凡一身上下血瘀气滞诸痛用之皆宜。

活血调经药以丹参、益母草、桃仁、红花、牛膝为代表，活血化瘀，善调妇人经血，用治妇科瘀血阻滞经产诸疾及胸痹、心痛、跌打损伤等瘀血证。其中丹参性寒，瘀滞因血热者最宜；红花、桃仁常相须配伍，用于血瘀证。但桃仁祛瘀力强，长于破瘀生新，用于瘀滞较重者；润肠通便，用于肠燥便秘；且润肠通便可以泄瘀，常用治肺痈、肠痈，还能止咳平喘，用于咳嗽气喘。而红花辛散温通，可疗斑疹紫暗。益母草活血调经，并能利水消肿，用治血瘀经产诸证及水瘀互结的水肿。

破血消癥药以莪术、水蛭为代表，活血力强，称为破血药，用于瘀滞时间长，病性重的癥瘕积聚、经闭、中风偏瘫等。其中莪术破血行气、消积止痛，为破血消癥之要药，常与三棱相须为用，治疗气滞、血瘀、食积、寒凝所致的痛证及癥瘕痞块、胸腹胀痛、血滞经闭、食积不消等证。水蛭为动物药，性善走窜，破血消癥，力峻效宏，用于癥瘕积聚、中风偏瘫，唯有小毒，用量宜小。

思考题

1. 试述活血化瘀药的含义、功效主治及使用注意。破血消癥药的临床应用有哪些？如何掌握有毒药物的用法用量？
2. 为什么说川芎是治头痛的要药？
3. 如何将牛膝引火（血）下行的功效用于临床？

第二十四章 化痰止咳平喘药

学习导引

知识要求

1. **掌握** 半夏、天南星、川贝母、浙贝母、瓜蒌、桔梗、苦杏仁、紫苏子、百部、桑白皮的性能、功效应用。

2. **熟悉** 化痰止咳平喘药含义、性能、功效与主治、配伍应用、使用注意。

3. **了解** 白附子、前胡、芥子、昆布、海藻、旋覆花、白前、竹沥、竹茹、天竺黄、礞石、海浮石、葶苈子、紫菀、款冬花、枇杷叶、白果的性能、功效应用。

能力要求

具备应用化痰止咳平喘药的性能、功效应用以及功效相似药物异同点等知识,达到为临床治疗各类痰证、咳嗽气喘证,合理推荐化痰止咳平喘药的能力。

凡以祛痰或消痰为主要作用,治疗痰证的药物,称化痰药;以制止或减轻咳嗽和喘息为主要作用,治疗咳嗽、气喘的药物,称为止咳平喘药。因病证上痰、咳、喘三者常相互兼杂,且化痰药多兼止咳、平喘作用,而止咳平喘药又每兼化痰作用,故将化痰药与止咳平喘药合并一章。

本类药物中化痰药多辛、苦,辛可散可行,苦能燥能泄,具有祛痰、消痰功效。性偏温者,主治湿痰寒痰证;性偏寒凉者,主治热痰燥痰。止咳平喘药大多味苦,主归肺经,具有止咳平喘功效,用于外感、内伤所致咳嗽喘息。化痰药主治痰证。痰既是病理产物,又是致病因素,致病范围广,病情复杂。痰阻于肺,见咳喘痰多;痰蒙心窍,见昏厥、癫痫;痰蒙清阳,见眩晕;痰扰心神,见睡眠不安;肝风夹痰,见中风、惊厥;痰阻经络,见肢体麻木,半身不遂,口眼㖞斜;痰火互结,见瘰疬、瘿瘤;痰凝肌肉,流注骨节,见阴疽流注等,皆可用化痰药治疗。止咳平喘药用于外感、内伤所致的各种咳嗽和喘息。

根据药性、功能及临床应用的不同,化痰止咳平喘药可分为化痰药及止咳平喘药两类。

应用本章药物,根据病证不同,选择不同的化痰药及止咳平喘药,因咳喘每多夹痰,痰多易发咳嗽,故化痰、止咳、平喘三者常配伍同用。再则应根据痰、咳、喘的不同病因病机而配伍:治疗痰证,因脾虚津液不归正化而聚湿生痰,常配健脾燥湿药同用。痰易阻滞气机,"气行则痰消",故常配理气药以加强化痰之功。治疗咳嗽喘息,外感而致者,当配解表散邪药;火热而致者,应配清热泻火药;里寒者,配温里散寒药;虚劳者,配补虚药。此外,可配平肝息风、开窍、安神药,用于癫痫、惊厥、眩晕、昏迷者;配软坚散结、温阳通滞散结之品，用于痰核、瘰疬、瘿瘤者，阴疽流注者。

某些温燥之性强烈的化痰药，凡痰中带血等有出血倾向者，宜慎用；麻疹初起有表邪之咳嗽，不宜单用止咳药，治当以疏解清宣为主，以免恋邪而致久喘不已及影响麻疹之透发。

第一节　化痰药

本节药物，味多辛苦，主归肺、脾经。温性化痰药，有祛痰、消痰之功，部分药物外用有消肿止痛、软坚散结的作用，主治寒痰、湿痰证。如咳嗽气喘、痰多色白、苔腻之证；由寒痰、湿痰所致的眩晕、肢体麻木、阴疽流注，以及疮痈肿毒。寒凉性化痰药，有清化热痰，润燥化痰的功效，主治热痰、燥痰证。如咳嗽气喘，痰黄质稠之热痰，或痰稠难咯，唇舌干燥的燥痰。

温燥之性的温化寒痰药，不宜用于热痰、燥痰之证。寒凉性化痰药，不宜用于寒痰、湿痰证。

半夏 Banxia《神农本草经》
PINELLIAE RHIZOMA

【来源】为天南星科植物半夏 *Pinellia ternata*（Thunb）Breit. 的块茎。生用或炮制用。生用即生半夏。用白矾制者为清半夏；用生姜、白矾制者为姜半夏；用石灰、甘草制者为法半夏。

【性能】辛，温。有毒。归脾、胃、肺经。

【功效应用】

1. 燥湿化痰，用于湿痰、寒痰证。本品辛温而燥，可燥湿化痰，并能止咳。可治湿痰、寒痰，尤宜于脏腑之湿痰。治痰湿壅滞，咳嗽声重，痰白质稀者，常配陈皮、茯苓，如二陈汤；治寒痰咳喘，痰多清稀，可配细辛、干姜等，如小青龙汤；湿痰上犯清阳之头痛、眩晕，甚则呕吐痰涎者，则配天麻、白术以化痰息风，如半夏白术天麻汤。

2. 降逆止呕，用于呕吐。半夏味苦降逆，又燥湿和胃，用于各种原因的呕吐，皆可随证配伍。尤宜痰饮或胃寒所致的胃气上逆呕吐，常配生姜，如小半夏汤；配黄连，则治胃热呕吐；配石斛、麦冬，则治胃阴虚呕吐；配人参、白蜜，则治胃气虚呕吐，如大半夏汤。

3. 消痞散结，用于心下痞、结胸、梅核气。半夏辛开散结，化痰消痞。治痰热阻滞致心下痞满不适者，常配干姜、黄连、黄芩，如半夏泻心汤；若配瓜蒌、黄连，可治痰热结胸，如小陷胸汤；治梅核气，气郁痰凝者，可配紫苏、厚朴、茯苓等，如半夏厚朴汤。

4. 外用消肿止痛，用于瘿瘤、痰核、痈疽肿毒及毒蛇咬伤。本品内服能消痰散结，外用能消肿止痛。治瘿瘤痰核，常配昆布、海藻、贝母等；治痈疽发背、无名肿毒初起或毒蛇咬伤，可生品研末调敷或鲜品捣敷。

【用法用量】煎服，3~9g，一般宜用炮制品。姜半夏长于降逆止呕，法半夏长于燥湿且温性较弱。外用适量。

【注意事项】不宜与川乌、制川乌、草乌、制草乌、附子同用。其性温燥，阴虚燥咳，血证，热痰，燥痰应慎用。

半夏的现代研究

半夏主含挥发油、β－谷甾醇、左旋麻黄碱、胆碱、葡萄糖苷、氨基酸、皂苷、多糖、脂肪及淀粉等。半夏可止呕、止咳、抑制胃液分泌作用；其稀醇、水浸液、多糖及生物碱可抗肿瘤；水浸剂可抗心律失常和室性早搏；水煎醇沉液可防治胃溃疡；煎剂可降低兔眼内压，半夏蛋白可抗早孕。现代可用半夏治疗病毒性心肌炎、颈部淋巴结炎、慢性咽炎、咽部充血水肿之失音、急性中耳炎，且可止吐、减少脑CT副作用。

天南星 Tiannanxing《神农本草经》
ARISAEMATIS RHIZOMA

【来源】 为天南星科植物天南星 *Arisaema erubcscens*（Wall.）Schott、异叶天南星 *A. heterophyllum* Bl. 或东北天南星 *A. amurense* Maxim. 的块茎。生用或炮制用。生用即生南星。用生姜、白矾制者为制天南星。

【性能】 苦、辛，温。有毒。归肺、肝、脾经。

【功效应用】

1. 燥湿化痰，用于湿痰、寒痰证。本品性温而燥，燥湿化痰之功较强，尤宜于顽痰证。治湿痰阻肺，咳喘痰多，胸膈胀闷，常与半夏相须为用，并配枳实、橘红，如导痰汤；若热痰咳嗽，可配黄芩等，如小黄丸。

2. 祛风解痉，用于风痰眩晕、中风、癫痫、破伤风。本品归肝经，走经络，善祛风痰而止痉厥。治风痰眩晕，配半夏、天麻等；治风痰留滞经络，半身不遂，手足麻木，口眼㖞斜等，可配半夏、川乌、白附子等，如青州白丸子；治破伤风角弓反张，痰涎壅盛，则配白附子、天麻、防风等，如玉真散。治癫痫，可配半夏、全蝎、僵蚕等，如五痫丸。

3. 外用散结消肿，用于痈疽肿痛、蛇虫咬伤。本品外用能消肿散结止痛。治痈疽肿痛、痰核，可研末醋调敷；治毒蛇咬伤，可配雄黄外敷。

【用法用量】 煎服，3～9g，多制用。外用适量。

【注意事项】 阴虚燥痰及孕妇忌用。

川贝母 Chuanbeimu《神农本草经》
FRITILLARIAE CIRRHOSAE BULBUS

【来源】 为百合科植物川贝母 *Fritillaria cirrhosa* D. Don、暗紫贝母 *F. unibracteata* Hsiao et K. C. Hsia、甘肃贝母 *F. przewalskii* Maxim.、梭砂贝母 *F. delavayi* Franch.、太白贝母 *F. taipaiensis* P. Y. Li 或瓦布贝母 *F. unibracteata* Hsiao et K. C. Hsiavar. *wabuensis*（S. Y. Tang te S. C. Yue）Z. D. Liu. S. Wang et S. C. Chen 的鳞茎。按不同性状习称"松贝"、"青贝"、"炉贝"和"栽培品"。生用。

【性能】 苦、甘，微寒。归肺、心经。

【功效应用】

1. 清热化痰，润肺止咳，用于虚劳咳嗽、肺热燥咳。本品性寒味苦、甘，能清泄肺热化痰，润肺止咳，尤宜于内伤久咳的燥痰、热痰之证。治阴虚劳嗽，久咳有痰者，常配沙参、麦冬等；治肺热、肺燥咳嗽，常配知母以清肺润燥，化痰止咳，如二母散。

2. 散结消肿，用于瘰疬、乳痈、肺痈。本品能化痰散结。治痰火郁结之瘰疬，常配玄参、牡蛎等药，如消瘰丸；治热毒壅结之乳痈、肺痈，常配蒲公英、鱼腥草等以清热解毒，消肿散结。

【用法用量】煎服，3～10g；研末服1～2g。

【注意事项】不宜与川乌、制川乌、草乌、制草乌、附子同用。脾胃虚寒及有湿痰者不宜用。

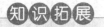

川贝母的现代研究

川贝母主含多种生物碱、川贝母皂苷及无机元素。川贝母总生物碱及非生物碱部分有镇咳作用；其流浸膏及生物碱有祛痰作用；川贝碱有降压、抗溃疡、散瞳、增加子宫张力作用。现代可用川贝母治疗肝硬化腹水、婴幼儿消化不良、乳头皲裂。

浙贝母 Zhebeimu 《轩岐救正论》
FRITILLARIAE THUNBERGII BULBUS

【来源】为百合科植物浙贝母 *Fritillaria thunbergii* Miq. 的鳞茎。生用。

【性能】苦，寒。归肺、心经。

【功效应用】

1. 清热化痰，用于风热、痰热咳嗽。本品功似川贝母而苦泄清热力胜，长于清化热痰，降泄肺气。治风热咳嗽常配桑叶、牛蒡子同用，治痰热郁肺之咳嗽，多配瓜蒌、知母等。

2. 散结消痈，用于瘰疬、瘿瘤、乳痈疮毒、肺痈。本品苦泄寒凉，可清解热毒，化痰散结消痈，治痰火瘰疬结核，可配玄参、牡蛎等，如消瘰丸；治瘿瘤，配海藻、昆布；治疮毒乳痈，多配连翘、蒲公英等，内服外用均可；治肺痈咳吐脓血，常配鱼腥草、芦根、桃仁等。

【用法用量】煎服，5～10g。

【注意事项】不宜与川乌、制川乌、草乌、制草乌、附子同用。

瓜蒌 Gualou 《神农本草经》
TRICHOSANTHIS FRUCTUS

【来源】为葫芦科植物栝楼 *Trichosanthes kirilowii* Maxim. 和双边栝楼 *T. rosthornii* Harms 的成熟果实。整个果实干燥生用，为全瓜蒌；将皮与种子分别干燥生用，前者为瓜蒌皮，后者为瓜蒌仁。

【性能】甘、微苦，寒。归肺、胃、大肠经。

【功效应用】

1. 清热化痰，用于痰热咳喘。本品甘寒而润，可清肺热，润肺燥而化热痰、燥痰。用于痰热阻肺，咳嗽痰黄，质稠难咯，胸膈痞满者，可配黄芩、胆南星、枳实等，如清气化痰丸。若治燥热伤肺，干咳无痰或痰少质黏，咯吐不利者，则配川贝母、天花粉、桔梗等。

2. 宽胸散结，用于胸痹、结胸。本品能利气宽胸，导痰浊下行而奏宽胸散结之效。治痰气互结，胸阳不通之胸痹疼痛，不得卧者，常配薤白、半夏同用，如栝楼薤白白酒汤、栝楼薤白半夏汤。治痰热结胸，胸膈痞满，按之则痛者，则配黄连、半夏，如小陷胸汤。

3. 消痈散结，用于肺痈、肠痈、乳痈。本品清热散结消肿，可配清热解毒药以治痈证，如治肺痈咳吐脓血，配鱼腥草、芦根等；治肠痈，可配败酱草、红藤等，治乳痈初起，红肿热痛，配当归、乳香、没药，如神效瓜蒌散。

4. 润肠通便，用于肠燥便秘。瓜蒌仁质润，可润肠通便，用于肠燥便秘，常配火麻仁、郁李仁、生地等。

【用法用量】煎服，全瓜蒌 10～20g。瓜蒌皮 6～12g，瓜蒌仁 10～15g 打碎入煎。

【注意事项】本品甘寒而滑，脾虚便溏者及寒痰、湿痰证忌用。不宜与川乌、制川乌、草乌、制草乌、附子同用。

知识拓展

瓜蒌的现代研究

瓜蒌主含油脂类、皂苷、有机酸、无机元素及氨基酸等。瓜蒌有祛痰、镇咳作用；瓜蒌注射液可扩冠脉，有抗急性心肌缺血作用；有降血脂、抑菌作用。栝楼酸可抑制血小板聚集。现代可用瓜蒌治疗冠心病、喘息性气管炎及肺心病哮喘、妇女乳房纤维腺瘤、带状疱疹。

桔梗 Jiegeng《神农本草经》
PLATYCODONIS RADIX

【来源】为桔梗科植物桔梗 *Platycodon grandiflorum*（Jacq.）A. DC. 的根。生用或炒用。

【性能】苦、辛，平。归肺经。

【功效应用】

1. 宣肺、祛痰，用于咳嗽痰多、胸闷不畅。本品辛苦，利于肺气宣发肃降，并可祛痰，咳嗽痰多，无论寒热皆可应用。风寒者，常配紫苏、杏仁，如杏苏散；风热者，可配桑叶、菊花、杏仁，如桑菊饮；若治痰滞胸痞，常配枳壳用。

2. 利咽，用于咽喉肿痛、失音。本品宣肺泄邪可利咽开音。若外邪犯肺，咽痛失音，常配甘草、牛蒡子等用，如桔梗汤及加味甘桔汤。治咽喉肿痛，热毒盛者，可配射干、马勃、板蓝根等。

3. 排脓，用于肺痈吐脓。本品性散上行，祛痰又能利肺气以排壅肺之脓。治肺痈咳嗽胸痛，咯痰腥臭，可配甘草用之，如桔梗汤；可配鱼腥草、冬瓜仁等以加强清肺排脓之效。

此外，本品又可宣开肺气而通二便，用治癃闭、便秘。

【用法用量】煎服，3～10g；或入丸、散。

【注意事项】本品性升散，凡气机上逆、呕吐、呛咳、眩晕、阴虚火旺咳血等不宜用，胃、十二指肠溃疡者慎服。用量过大易致恶心呕吐。

知识拓展

桔梗的现代研究

桔梗主含皂苷、植物甾醇、多聚糖、脂肪油、脂肪酸、无机元素、微量元素等。桔梗有祛痰、镇咳、抗炎和增强免疫作用；可预防应激性溃疡；桔梗皂苷有镇静、镇痛、解热作用，又能降血糖、降胆固醇、松弛平滑肌；还有抗肿瘤、抗氧化、保肝、抑制胃酸分泌、降血压等作用。现代可用桔梗治疗小儿病毒性与消化不良性肠炎、抗精神病药物所致的排尿困难及黄褐斑。

其他化痰药，见表24-1。

表24-1 其他化痰药简表

药名	性能	功效	主治
白附子	辛、甘，温。有毒。归胃、肝经	祛风痰，止痉，止痛，解毒散结	中风痰壅，口眼㖞斜、惊风癫痫、破伤风。痰厥头痛、眩晕。瘰疬痰核，毒蛇咬伤
芥子	辛，温。归肺、胃经	温肺化痰，利气，散结消肿	寒痰喘咳，悬饮；阴疽流注，肢体麻木，关节肿痛
竹沥	甘，寒。归心、肺、肝经	清热豁痰，定惊利窍	痰热咳喘。中风痰迷，惊痫癫狂
前胡	苦、辛，微寒。归肺经	降气化痰，疏散风热	痰热咳喘。风热咳嗽
旋覆花	苦、辛、咸，微温。归肺、胃经	降气行水化痰，降逆止呕	咳喘痰多，痰饮蓄结，胸膈痞满，噫气，呕吐
竹茹	甘，微寒。归肺、胃经	清热化痰，除烦止呕	痰热、肺热咳嗽，痰热心烦不寐。胃热呕吐、妊娠恶阻
天竺黄	甘，寒。归心、肝经	清热化痰，清心定惊	小儿惊风，中风癫痫，热病神昏。痰热咳喘
昆布	咸，寒。归肝、肾经	消痰软坚，利水消肿	瘿瘤、瘰疬、睾丸肿痛、痰饮水肿
海藻	咸，寒。归肝、肾经	消痰软坚，利水消肿	瘿瘤、瘰疬、睾丸肿痛、痰饮水肿
白前	辛、苦，微温。归肺经	降气化痰	咳嗽痰多，气喘
礞石	咸，平。归肺、肝经	坠痰下气，平肝镇惊	气逆喘咳。癫狂，惊痫
海浮石	咸，寒。归肺、肾经	清肺化痰，软坚散结，利尿通淋	瘰疬，瘿瘤。血淋、石淋、痰热咳喘

第二节　止咳平喘药

本类药物主归肺经，其味或辛或苦或甘，苦可泄肺气，辛可行肺气，而达到止咳平喘之功。部分药物尚有清肺、润肺、敛肺及化痰之功。

本节药物主治咳嗽气喘之证，有外感内伤之别，寒热虚实之异。故临床随证选用不同的止咳、平喘药，并配伍相应的药物。

表证、麻疹初起，不能单用止咳药。个别麻醉镇咳定喘药，因易成瘾，易恋邪，用之宜慎。

苦杏仁 Kuxingren《神农本草经》
ARMENIACAE SEMEN AMARUM

【来源】 为蔷薇科植物山杏 *Prunus armeniaca* L. var. *ansu* Maxim.、西伯利亚杏 *P. sibirica* L.、东北杏 *P. mandshurica*（Maxim.）Koehne 或杏 *P. armeniaca* L. 的成熟种子。晒干，生用。

【性能】 苦，微温。有小毒。归肺、大肠经。

【功效应用】

1. 止咳平喘，用于咳嗽气喘。本品主入肺经，味苦降泄，肃降肺气而有良好止咳平喘之功，为治咳喘之要药，不论新久寒热，各种咳喘证，皆可配伍用之。如风寒咳喘，胸闷气逆，常配麻黄、甘草，以散风寒宣肺平喘，如三拗汤；若风热咳嗽，发热汗出，配桑叶、菊花，以散风热宣肺止咳，如桑菊饮；若燥热咳嗽，痰少难咯，可配桑叶、贝母、沙参，以清肺润燥止咳，如桑杏汤；肺热咳喘，配石膏等以清肺泄热宣肺平喘，如麻杏石甘汤。

2. 润肠通便，用于肠燥便秘。本品质润多脂，味苦而下气，能润肠通便。治肠燥便秘，常配柏子仁、郁李仁等同用，如五仁丸。

实例解析

实例：临床上使用苦杏仁治疗咳嗽气喘，其作用成分和机制是什么？

解析：苦杏仁主含氰苷类成分苦杏仁苷，苦杏仁苷分解产生的的氰氢酸对呼吸中枢有抑制作用，从而达到镇咳、平喘作用，能使呼吸加深，咳嗽减轻，痰易咳出。此外，苦杏仁还有抗炎、增强机体细胞免疫等作用。

【用法用量】 煎服，5～10g，宜打碎入煎，或入丸、散。

【注意事项】 阴虚咳喘及大便溏泻者忌用。本品有小毒，用量不宜过大；婴儿慎用。

紫苏子 Zisuzi《本草经集注》
PERILLAE FRUCTUS

【来源】 为唇形科植物紫苏 *Perilla frutescens*（L.）Britt. 的成熟果实。生用。

【性能】 辛，温。归肺、大肠经。

【功效应用】

1. 降气化痰，止咳平喘，用于咳喘痰多。本品降肺气，化痰涎。用治痰壅气逆，咳嗽气喘，痰多胸痞，常配白芥子、莱菔子，如三子养亲汤。若上盛下虚之久咳痰喘，则配肉桂、当归、厚朴等，如苏子降气汤。

2. 润肠通便，用于肠燥便秘。本品质润，能润燥滑肠，又能降泄肺气助大肠传导。治肠燥便秘，常配杏仁、火麻仁、瓜蒌仁等，如紫苏麻仁粥。

【用法用量】煎服，3～10g；煮粥食或入丸、散。

【注意事项】阴虚喘咳及脾虚便溏者慎用。

百部 Baibu《名医别录》
STEMONAE RADIX

【来源】为百部科植物直立百部 *Stemona sessilifolia*（Miq.）Miq.、蔓生百部 *S. japonica*（BL.）Miq. 或对叶百部 *S. tuberosa* Lour. 的干燥块根。生用或蜜炙用。

【性能】甘、苦，微温。归肺经。

【功效应用】

1. 润肺止咳，用于新久咳嗽、百日咳、肺痨咳嗽。本品甘润苦降，微温不燥，擅润肺止咳，无论外感、内伤、新久、寒热，均可用之。治风寒咳嗽，常配荆芥、桔梗、紫菀等，如止嗽散；久咳不已，气阴两虚则配黄芪、沙参、麦冬等，如百部汤；治肺痨咳嗽阴虚者，常配沙参、麦冬、川贝母等。

2. 杀虫灭虱，用于蛲虫、阴道滴虫、头虱及疥癣等。本品有杀虫灭虱之功，治蛲虫病多以单味浓煎，睡前保留灌肠；治阴道滴虫，可单用或配蛇床子、苦参等煎汤坐浴外洗，治头虱、体虱及疥癣，可制成20%乙醇液或50%水煎剂外搽。

【用法用量】煎服，3～9g；外用适量。久咳虚嗽宜蜜炙用。

桑白皮 Sangbaipi《神农本草经》
MORI CORTEX

【来源】为桑科植物桑 *Morus alba* L. 的根皮。生用或蜜炙用。

【性能】甘，寒。归肺经。

【功效应用】

1. 泻肺平喘，用于肺热咳喘。本品性寒，主入肺经，能清泻肺火兼泻肺中水气而平喘。治肺热咳喘，常配地骨皮同用，如泻白散；若水饮停肺，胀满喘急，可配麻黄、杏仁、葶苈子等宣肺逐饮之药；治肺虚有热而咳喘气短、潮热、盗汗者，则配人参、五味子、熟地等补益药，如补肺汤。

2. 利水消肿，用于水肿。本品能降泻肺气，通调水道而利水消肿。治全身水肿，面目肌肤浮肿，胀满喘急，小便不利者，常配茯苓皮、大腹皮、陈皮等，如五皮散。

此外，本品还可清肝降压、止血，用治肝阳肝火偏旺之高血压症及衄血、咯血等。

【用法用量】煎服，6～12g。泻肺平肝宜生用；肺虚咳嗽宜蜜炙用。

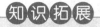

桑白皮的现代研究

桑白皮主含桑根皮素、环桑根皮素、伞形花内酯、东莨菪素、鞣质、黏液质、挥发油、桑皮呋喃A等。桑白皮可止咳、利尿；多种提取物可降压，还可镇静、抗惊厥、镇痛、降温；兴奋肠和子宫；煎剂可抗菌、抑制肿瘤、抗艾滋病毒。现代可用桑白皮治疗高血压危象、小儿流涎。

其他止咳平喘药，见表24-2。

表24-2 其他止咳平喘药简表

药名	性能	功效	主治
紫菀	苦、辛、甘，微温。归肺经	润肺化痰止咳	咳嗽有痰
款冬花	辛、微苦，温。归肺经	润肺下气，止咳化痰	咳喘
枇杷叶	苦，微寒。归肺、胃经	清肺止咳，降逆止呕	肺热咳嗽，气逆喘急。胃热呕吐，哕逆
葶苈子	苦、辛，大寒。归肺、膀胱经	泻肺平喘，利水消肿	痰涎壅盛，喘息不得平卧。水肿、悬饮、胸腹积水、小便不利
白果	甘、苦、涩，平。有毒。归肺经	敛肺化痰定喘，止带缩尿	哮喘痰嗽。带下，白浊，尿频，遗尿

相似化痰止咳平喘药功效主治的比较，见表24-3。

表24-3 相似化痰止咳平喘药功效主治比较

药名	共同点	不同点
半夏	燥湿化痰，散结消肿。用治湿痰寒痰咳嗽，痈疽痰核肿痛，毒蛇咬伤等证	善于降逆止呕，尤宜于痰饮或胃寒所致的呕吐；又消痞散结，用于痰热互结之心下痞满，结胸，气郁痰凝之梅核气
天南星		长于祛经络中的风痰，又能祛风解痉，用于风痰眩晕，中风致半身不遂，口眼㖞斜，癫痫以及破伤风等证
川贝母	清热化痰，散结消肿，用治痰热咳嗽，燥热咳嗽，瘰疬、乳痈、肺痈	长于润肺止咳，尤宜于内伤久咳，阴虚、燥咳痰黏
浙贝母		清热散结力强，多用于风热犯肺或痰热郁肺所致的咳嗽以及疮肿、乳痈、瘿瘤、瘰疬、肺痈等证
苦杏仁	降气止咳平喘，润肠通便，用治咳嗽气喘、肠燥便秘	止咳平喘力强，为止咳平喘之要药，不论新久寒热，各种咳喘证，皆可配伍用之
紫苏子		偏于降气化痰、止咳平喘。主治痰壅气逆、咳嗽气喘、痰多、胸膈痞闷、甚则不能平卧
桑白皮	泻肺平喘，利水消肿，用治咳嗽气喘，水肿，小便不利之实证	重在泻肺火、兼泻肺中水气而平喘，主治肺热咳喘、痰黄黏稠。利水消肿之力较缓，多用治皮水、风水等阳水实证
葶苈子		专泻肺中水饮而平喘止咳、兼泻大便，主治痰涎壅盛，喘咳不得平卧，二便不利之实证。利水消肿之力较强，多用治胸胁积液，大腹水肿

本章小结

化痰止咳平喘药具有化痰止咳、宣肺降气功效，主治痰证和咳嗽气喘证。根据其功效应用不同，分为化痰药和止咳平喘药。

化痰药用于寒痰、湿痰、热痰、燥痰及风痰、癫痫等证。半夏、天南星均能燥湿化痰，半夏为止呕要药，又可散结消痞；天南星善祛风痰；旋覆花能降气行水化痰，降逆止呕，善治咳喘、噫气、呕吐者。川贝长于润肺化痰，多用于虚证咳嗽，浙贝长于清热化痰，多用于实证咳嗽。瓜蒌长于清热化痰，宽胸散结，润肠通便。桔梗长于宣肺、祛痰，无论寒热咳嗽皆可用，又能利咽、排脓。

止咳平喘药用于咳嗽气喘证。杏仁、紫苏子均止咳平喘、润肠通便；杏仁为治咳喘之要药，风寒、风热、燥热、肺热咳嗽皆可应用；紫苏子长于化痰降逆，咳喘痰多者最宜；百部润肺止咳，对外感、内伤、暴咳、久咳、寒热虚实之咳嗽均可应用，还可杀虫灭虱。桑白皮可清降肺气，用于肺热咳喘，又能利水消肿。

思考题

1. 试述化痰止咳平喘药的含义、功效主治及使用注意。
2. 简述半夏、天南星、桔梗、川贝母、浙贝母、旋覆花的性能和主要功效、临床应用。

第二十五章 安 神 药

学习导引

知识要求
1. **掌握** 朱砂、龙骨、远志、酸枣仁、远志的性能、功效应用。
2. **熟悉** 安神药的含义、性能、功效与主治、配伍应用、使用注意。
3. **了解** 磁石、琥珀、珍珠、柏子仁、夜交藤、合欢皮的性能、功效及应用。

能力要求
　　具备应用安神药的性能、功效应用等知识，达到为临床治疗各类心神不安证，合理推荐安神药的能力。

　　凡具有安定神志功效，以治疗心神不宁病证为主的药物，称安神药。

　　本类药物多以矿石、贝壳或植物种子入药，主入心、肝经。心藏神、肝藏魂，心、肝二脏与神志功能密切相关。安神药适应于心神不安的心悸、怔忡、失眠、多梦及健忘等；配伍亦可治疗惊风、癫狂等病证。部分安神药还可治疗肝阳眩晕、自汗盗汗、肠燥便秘、痰多咳喘、热毒疮肿等证。

　　安神药分为重镇安神和养心安神两类。前者多以矿石、化石、介类为主，质重沉降，多用于实证；后者主要为植物类药物，略具滋补之性，常用于虚证。

　　使用安神药，应根据不同证候适当配伍。如实证的心神不安，应选用重镇安神药，若因火热所致者，则与清泻心火、疏肝解郁、清肝泻火药物配伍；因痰所致者，则与祛痰、开窍药物配伍；因血瘀所致者，则与活血化瘀药配伍；肝阳上扰者，则与平肝潜阳药配伍；癫狂、惊风等证，应以化痰开窍或平肝息风药为主，安神药多作辅药应用。虚证心神不安，则应选养心安神药，若血虚阴亏者，须与补血养阴药物配伍；心脾两虚，则与补益心脾药配伍；心肾不交者，则与滋阴降火、交通心肾之品配伍。

　　本类药物多属对症治标之品，特别是矿石类重镇安神药及有毒药物，只宜暂用，不可久服，应中病即止。矿石类安神药，如作丸散剂服时，须配伍养胃健脾之品，以免伤胃耗气。

朱砂 Zhusha 《神农本草经》
CINNABARIS

【来源】为硫化物类矿物辰砂族辰砂，主含硫化汞（HgS）。水飞晾干或40℃以下干燥用。

【性能】甘，微寒。有毒。归心经。

【功效应用】

1. 清心镇惊，用于心悸、失眠。本品甘微寒质重，寒能降火，重可镇怯，入心经，既可重镇安神，又能清心安神。可治心火亢盛，内扰神明之心神不宁、惊悸怔忡、烦躁不眠者，常配黄连、栀子、磁石、麦冬等，如黄连安神丸；若治心火亢盛，阴血不足之失眠多梦、惊悸怔忡、心中烦热，可配当归、生地黄、炙甘草等，如朱砂安神丸；阴血虚者，还可配酸枣仁、柏子仁、当归等。

2. 安神，用于惊风、癫痫。本品质重，有镇惊止痉之功。可用治温热病，热入心包或痰热内闭所致的高热烦躁，神昏谵语，惊厥抽搐者，常配牛黄、麝香等，如安宫牛黄丸；如治小儿惊风，可配牛黄、全蝎、钩藤配伍，如牛黄散；用治癫痫卒昏抽搐，可配磁石，如磁朱丸；若小儿癫痫，可配雄黄、珍珠等药研细末为丸服，如五色丸。

3. 解毒，用于疮疡肿毒、咽喉肿痛、口舌生疮。本品性寒，有清热解毒作用，用治疮疡肿毒，常配雄黄、山慈菇、大戟等，如太乙紫金锭；若咽喉肿痛，口舌生疮，可配冰片、硼砂外用，如冰硼散。

知识拓展

朱砂的现代研究

朱砂主含硫化汞（HgS）、铅、钡、镁、铁、锌等微量元素及雄黄、磷灰石、沥青质、氧化铁等。朱砂有镇静催眠、抗惊厥、抗心律失常作用；外用有抑制和杀灭细菌、寄生虫作用。现代可用朱砂治疗各种类型的精神疾病、老年白内障、神经性呕吐、心律失常、病毒性心肌炎、小儿夜啼、牙痛、口腔炎等。

【用法用量】内服，宜入丸、散，每次 0.1~0.5g；不宜入煎剂。外用适量。

【注意事项】本品有毒，内服不可过量或持续服用，孕妇及肝功能不全者禁服。忌火煅。

龙骨 longgu 《神农本草经》
OS DRACONIS

【来源】为古代大型哺乳类动物象类、三趾马类、犀类、鹿类、牛类等骨骼的化石或象类门齿的化石。生用或煅用。

【性能】甘、涩，平。归心、肝、肾经。

【功效应用】

1. 镇惊安神，用于心神不宁、心悸失眠、惊痫癫狂。本品质重，归心、肝经，可镇静安神。用治心神不宁，心悸失眠，健忘多梦等证，常配菖蒲、远志等，如孔圣枕中丹，或配酸枣仁、柏子仁、朱砂、琥珀等；治疗痰热内盛，惊痫抽搐，癫狂发作者，可配牛黄、胆南星、羚羊角、钩藤等。

2. 平肝潜阳，用于肝阳眩晕。本品质重沉降，入肝经，可平肝潜阳，故常用治肝阴不足，肝阳上亢所致的头晕目眩，烦躁易怒等症，多配代赭石、生牡蛎、生白芍等，如镇肝息风汤。

3. 收敛固涩，用于滑脱诸证。本品味涩，可收敛固涩，用于治疗遗精、滑精、尿频、遗尿、崩漏、带下、自汗、盗汗等正虚滑脱之证。治疗肾虚遗精、滑精，常配芡实、沙苑子、牡蛎等，如金锁固精丸；治疗心肾两虚，小便频数，遗尿者，可配桑螵蛸、龟甲、茯神等，如桑螵蛸散；治疗气虚不摄，冲任不固之崩漏，可配黄芪、乌贼骨、五倍子等，如固冲汤；治疗表虚自汗，阴虚盗汗者，常配牡蛎、浮小麦、五味子、生地黄、黄芪等同用；若大汗不止，脉微欲绝的亡阳证，可与牡蛎、人参、附子同用，以回阳救逆固脱。

此外，本品煅后外用有收湿、敛疮、生肌之效，可治湿疮流水，阴汗瘙痒，常配伍牡蛎研粉外敷；若疮疡溃久不敛，常与枯矾等份，共研细末，掺敷患处。

知识拓展

龙骨的现代研究

龙骨主含碳酸钙，磷酸钙，铁、钾、钠、氯、铜、锰、硫酸根等。龙骨有镇静、催眠、抗惊厥作用；可降低骨骼肌的兴奋性；能促进血液凝固，降低血管壁通透性。现代可用龙骨治疗佝偻病，内外痔、混合痔、精神分裂症，胃及十二指肠溃疡，小儿腹泻等。

【用法用量】煎服，15～30g；宜先煎。外用适量。镇静安神，平肝潜阳多生用。收敛固涩宜煅用。

【注意事项】湿热积滞者不宜使用。

酸枣仁 Suanzaoren《神农本草经》
ZIZIPHI SPINOSAE SEMEN

【来源】为鼠李科植物酸枣 *Ziziphus jujuba* Mill. *var. spinosa*（Bunge）Hu ex H. F. Chou 的干燥成熟种子。生用或炒用，用时打碎。

【性能】甘、酸，平。归心、肝、胆经。

【功效应用】

1. 养心益肝，安神，用于心悸失眠。本品味甘，入心、肝经，能补养心阴，益肝血而安神，为养心安神要药。尤宜于心肝阴血亏虚，心失所养之心悸、怔忡、健忘、失眠、多梦、眩晕等症，常配当归、白芍、何首乌、龙眼肉等补血、补阴药；若肝虚有热之虚烦不眠，常配知母、茯苓、川芎等，如酸枣仁汤；若心脾气血亏虚，惊悸不安，体倦失眠者，可配黄芪、当归、党参等补养气血药，如归脾汤；若心肾不足，阴亏血少，心悸失眠，健忘梦遗者，可配麦冬、生地、远志等，如天王补心丹。

2. 敛汗，用于自汗、盗汗。本品味酸能收敛，而有止汗之功，常治体虚自汗、盗汗，可配五味子、山茱萸、黄芪等益气固表止汗药。

此外，本品尚有敛阴生津止渴之功，可用治伤津口渴咽干者，常配生地、麦冬、天花粉等养阴生津药。

实例解析

实例： 临床上使用酸枣仁及其配伍治疗睡眠障碍、失眠证等，能缓解紧张、焦虑、抑郁、记忆力减退、神经衰弱，其作用成分和机制是什么？

解析： 酸枣仁总皂苷能够减少小鼠自发活动，协同戊巴比妥钠的中枢抑制作用，拮抗苯丙胺的中枢兴奋作用，有阈下催眠镇静作用；酸枣仁总黄酮也可明显抑制小鼠的自发活动；酸枣仁总生物碱具有明显的镇静作用；酸枣仁皂苷、黄酮等主要化学成分具有显著的抗惊厥的作用。酸枣仁具有一定的抗焦虑的作用。

【用法用量】 煎服，10~15g。研末吞服，每次1.5~2g。本品炒后可增强疗效。

远志 Yuanzhi《神农本草经》
POLYGALAE RADIX

【来源】 为远志科植物远志 *Polygala tenuifolia* Willd. 或卵叶远志 *P. sibirica* L. 的干燥根。生用或炙用。

【性能】 苦、辛，温。归心、肾、肺经。

【功效应用】

1. 安神益智，用于失眠多梦、心悸怔忡、健忘。本品苦泄辛行温通，性善宣泄通达，既能开心气而宁心安神，又能通肾气而强志不忘，为交通心肾、安定益智之佳品。主治心肾不交之心神不宁、失眠、惊悸等症，常配茯神、龙齿、朱砂等，如远志丸；治健忘证，可配人参、茯苓、菖蒲，如开心散。若方中再加茯神，即不忘散。

2. 祛痰，用于癫痫惊狂、咳嗽痰多。本品辛通苦燥，能利心窍，逐痰涎，可治痰阻心窍所致之癫痫抽搐，惊风发狂等症。用于癫痫昏仆、痉挛抽搐者，常配半夏、天麻、全蝎等；治疗惊风狂证发作，可配菖蒲、郁金、白矾等同用。治疗痰多黏稠、咳吐不爽或外感风寒、咳嗽痰多者，常配杏仁、贝母、瓜蒌、桔梗等同用。

3. 消肿，用于痈疽疮毒、乳房肿痛。本品辛行苦泄，擅疏通气血之壅滞而消散痈肿，用于痈疽疮毒，乳房肿痛，内服可单用为末，黄酒送服。外用可隔水蒸软，加少量黄酒捣烂敷患处。

知识拓展

远志的现代研究

远志主含皂苷、远志酮、生物碱、糖及糖苷、远志醇、细叶远志定碱、脂肪油、树脂等。远志有镇静、催眠及抗惊厥作用；其皂苷有祛痰、镇咳、降压、溶血作用；其煎剂有兴奋子宫作用、抗衰老作用；其乙醇浸液有抑菌作用；其水溶性提取物有抗突变、抗癌作用。现代可用远志治疗急性乳腺炎、小儿遗尿，心肌炎、阑尾炎、小儿多动症、阴道滴虫等。

【用法用量】煎服，3～10g。外用适量。化痰止咳宜炙用。

【注意事项】凡实热或痰火内盛者，以及有胃溃疡或胃炎者慎用。

其他安神药，见表25－1。

表25－1　其他安神药简表

药名	性能	功效	主治
磁石	咸，寒。归心、肝、肾经	镇惊安神，平肝潜阳，聪耳明目，纳气平喘	心神不宁，惊悸，失眠，癫痫。头晕目眩。耳鸣耳聋，视物昏花。肾虚气喘
琥珀	甘，平。归心、肝、膀胱经	镇惊安神，活血散瘀，利尿通淋	心神不宁，心悸失眠，惊风，癫痫，痛经经闭，心腹刺痛，癥瘕积聚，淋证，癃闭
珍珠	甘，咸，寒。归心、肝经	镇惊安神，明目祛翳，收敛生肌	目赤翳障、视物不清；口舌生疮、咽喉溃烂、疮疡久溃不愈
柏子仁	甘，平。归心、肾、大肠经	养心安神，润肠通便	心悸失眠；肠燥便秘
夜交藤	甘，平。归心、肝经	养血安神，祛风通络	心神不宁，失眠多梦。血虚身痛，风湿痹痛。皮肤痒疹
合欢皮	甘，平。归心、肝、肺经	解郁安神，活血消肿	心神不宁，忿怒忧郁，烦躁失眠，跌打骨折，血瘀肿痛，肺痈，疮痈肿毒

┌ 本 章 小 结 ┐

安神药均有安神定志功效，主治心神不宁证。按药物性质不同有重镇安神药和养心安神药之分。重镇安神药多为矿石类，用于实证；养心安神药多为植物药，用于虚证。朱砂用治心火亢盛之心神不安证，且能清热解毒；朱砂有毒不可过量或长期服用。龙骨具镇心安神、平肝潜阳之功，煅后收敛固涩之性较强，可用于滑脱诸证。酸枣仁可用于心、肝阴血虚、心神失养之心神不宁，又能益阴敛汗；远志交通心肾，治疗心肾不交之心神不宁，又能祛痰开窍。

思考题

1. 简述安神药的含义、功效主治及使用注意。

2. 简述酸枣仁、柏子仁功效主治的异同点。

第二十六章　平肝息风药

凡以平抑肝阳、息风止痉为主要功效，常用以治疗肝阳上亢或肝风内动病证的药物，称为平肝息风药。

本类药物皆入肝经，有性偏寒凉或性偏温燥之不同，部分药物有毒。具有平肝潜阳、息风止痉或镇惊安神等作用，适用于肝阳上亢、头晕目眩、肝风内动、惊痫抽搐，以及热极生风之惊风、破伤风等证。

根据功效与主治的不同，可分为平抑肝阳药和息风止痉药两类。

使用平肝息风药，应根据不同证候适当配伍。肝阳上亢兼肝热，须与清泄肝热药同用；因热极生风者，当配清热泻火药；阴血虚少、肝失所养，以致肝风内动或肝阳上亢者，应配滋肾养阴、补肝养血之品；兼见神志不安者，配以安神药，兼窍闭神昏者，当配伍开窍药。

脾虚慢惊者，不宜使用寒凉之品；阴虚血亏者，不宜使用温燥之品。

第一节　平抑肝阳药

凡能平抑或镇潜肝阳，用于治疗肝阳上亢病证的药物，称平抑肝阳药，又称平肝潜阳药。

本类药物有质重潜降之性，入肝经，具平肝潜阳之功，适用于肝阳上亢之头晕目眩、头痛、耳鸣和肝火上攻之面红、口苦、目赤肿痛、烦躁易怒、头痛头昏等症。

石决明 Shijueming《名医别录》

HALIOTIDIS CONCHA

【来源】为鲍科动物杂色鲍 *Haliotis diversicolor* Reeve、皱纹盘鲍 *H. discus hannai* Ino、羊鲍 *H. ovina* Gmelin、澳洲鲍 *H. ruber*（Leach）、耳鲍 *H. asinina* Linnaeus 或白鲍 *H. laevigata*（Donovan）的贝壳。生用或煅用。

【性能】咸，寒。归肝经。

【功效应用】

1. 平肝潜阳，用于肝阳上亢、头晕目眩。肝肾阴虚、手足蠕动、肝阳眩晕常配伍地黄、白芍、牡蛎等，如阿胶鸡子黄汤；肝火亢盛阳亢之头晕、烦躁常配伍夏枯草、黄芩、钩藤、菊花。

2. 清肝明目，用于肝火目赤翳障、视物昏花。肝火上炎之目赤翳障常配伍夏枯草、决明子、菊花；肝热风热目赤常配伍蝉蜕、菊花、木贼；肝肾阴虚之目暗不明常配伍熟地、枸杞、菟丝子。

此外，石决明煅用，有收敛、制酸、止血之功。用于胃酸过多之胃脘痛；研细外敷可用于外伤出血。

知识拓展

石决明的现代研究

石决明主要含有硫酸钙；另含有机质，其中含有珍珠样光泽的角质蛋白，经盐水解得多种氨基酸；尚含少量无机微量元素；煅烧后有机物分解，残留无机物。石决明对四氯化碳引起的小鼠急性肝损伤具有保护作用；能有效地促进止血，消除局部炎症，显著促进肉芽组织生长，治疗局部皮肤破损；石决明中碳酸钙是制酸物质，具有中和胃酸的作用。此外，石决明自古以来即为清肝明目、退翳除障之要药。现代药理研究认为石决明补充了人体中缺乏而又很难补充的各种微量元素，提高晶状体内酶系活性，对抗膜过氧化作用，增强透明质酸、硫酸软骨素等的合成，从而保护眼睛晶状体、玻璃体、角膜，治疗角膜炎、防治白内障、治疗葡萄膜炎等。

【用法用量】煎服，6~20 g，先煎。平肝、清肝宜生用，外用点眼宜煅用、水飞。

【注意事项】本品咸寒易伤脾胃，故凡脾胃虚寒，食少便溏者慎用。

牡蛎 Muli《神农本草经》

OSTREAE CONCHA

【来源】为牡蛎科动物长牡蛎 *Ostrea gigas* Thunberg、大连湾牡蛎 *O. talienivhanensis* Crosse 或近江牡蛎 *O. rivularis* Gould 的贝壳。生用或煅用。

【性能】咸，微寒。归肝、胆、肾经。

【功效应用】

1. 重镇安神，本品质重，有安神功效，临床用于治疗心神不安、惊悸失眠多梦等症。常与龙骨相须为用，有协同作用。

2. 平肝潜阳，用于治疗肝阳上亢或阴虚阳亢的头晕目眩、烦躁不安、耳鸣者。常配伍龙骨、龟甲、白芍等同用，如镇肝息风汤；亦治热病日久、灼烁真阴、虚风内动、四肢抽搐之证，常与地黄、龟甲、鳖甲等养阴、息风止痉药配伍，如大定风珠。

3. 软坚散结，用于瘰疬痰核。痰火郁结之痰核、瘰疬、瘿瘤常配伍浙贝母、玄参等，如消瘰丸；气滞血瘀癥瘕积聚常配伍鳖甲、丹参、莪术。

4. 收敛固涩，用于虚汗、遗精、带下、崩漏。自汗、盗汗证常配伍麻黄根、浮小麦等，如牡蛎散；肾虚遗精、滑精常配伍沙苑子、龙骨、芡实等，如金锁固精丸；尿频、遗尿常配伍桑螵蛸、金樱子、龙骨；崩漏、带下常配伍海螵蛸、山茱萸、山药、龙骨。

5. 制酸止痛，用于胃痛泛酸。

【用法用量】煎服，9～30g，先煎。潜阳补阴、重镇安神、软坚散结生用，收敛固涩、制酸止痛煅用。

赭石 Zheshi 《神农本草经》

HAEMATITUM

【来源】为氧化物类矿物刚玉族赤铁矿，主含三氧化二铁（Fe_2O_3）。打碎生用或醋淬研粉用。

【性能】苦，寒。归肝、心、肺、胃经。

【功效应用】

1. 平肝潜阳，用于肝阳上亢，头晕目眩。常配伍白芍、天冬、牡蛎、牛膝等，如镇肝息风汤。

2. 重镇降逆，用于嗳气、呃逆、呕吐、气喘。呕吐、呃逆、嗳气等证常配伍旋覆花、半夏、生姜等，如旋覆代赭汤；气逆喘息常配伍党参、山茱萸、胡桃肉、山药等，如参赭镇气汤。

3. 凉血止血，用于吐血、衄血、崩漏。血热出血之吐血、衄血、崩漏，尤善治气火上逆，迫血上行之吐血、衄血。吐血、衄血常配伍白芍、竹茹、牛蒡子、半夏等，如寒降汤；血热崩漏下血常配伍禹余粮、赤石脂、五灵脂等。

知识拓展

赭石的现代研究

赭石主要含有三氧化二铁（Fe_2O_3），尚含少量SiO_2及铝、钙等元素成分；赭石内服后有收敛作用，保护胃肠黏膜面，吸收入血后能促进血细胞的新生。赭石煅淬后其中的部分Fe^{3+}可以被还原成Fe^{2+}，服用后在胃液吸收，并随后在小肠内与糖类或氨基酸结合，进入小肠上皮细胞，由其中的载铁蛋白贮存，在机体缺铁时，铁从铁蛋白中释放，快速地进入血浆，其中的大部分被运送至骨髓内用于合成血红素。煅淬后的赭石中砷的含量大大减少，且赭石质地松脆，使有效成分易于溶出，Mn、Fe、Al、Ca、Mg、Si等的溶出量皆增加。现代临床主要用于治疗各种出血症及失眠等。

【用法用量】煎服，9～30g，先煎。平肝潜阳、重镇降逆宜生用，止血宜煅用。

【注意事项】孕妇慎用。因含微量砷，故不宜长期服用。

其他平抑肝阳药，见表26－1。

表26－1　其他平抑肝阳药简表

药名	性能	功效	主治
珍珠母	咸，寒。归肝、心经	平肝潜阳，安神定惊，明目退翳	头痛眩晕、惊悸失眠、目赤翳障、视物昏花
蒺藜	辛、苦，微温；有小毒。归肝经	平肝解郁，活血祛风，明目，止痒	头痛眩晕、胸胁胀痛、乳闭乳痈、目赤翳障、风疹瘙痒

第二节　息风止痉药

凡以平息肝风为主要作用，主治肝风内动痉厥抽搐病证的药物，称息风止痉药。

本类药物主入肝经，以息肝风、止痉为主要功效。适用于温热病热极动风、肝阳化风、血虚生风等所致的眩晕欲仆、项强肢颤、痉挛抽搐等症，以及风阳夹痰、痰热上扰之癫痫、惊风抽搐，或风毒侵袭引动内风之破伤风痉挛抽搐、角弓反张等症。

羚羊角 Lingyangjiao《神农本草经》
SAIGAE TATARICAE CORNU

【来源】为牛科动物赛加羚羊 *Saiga tatarica* Linnaeus 的角。猎取后锯取其角，晒干。

【性能】咸，寒。归肝、心经。

【功效应用】

1. 平抑肝阳，用于肝阳上亢所致之头晕目眩，烦躁失眠，头痛如劈等症，常配伍石决明、龟甲、地黄、菊花等，如羚羊角汤。

2. 息风止痉，用于肝风内动，惊痫抽搐。为温热病高热抽搐要药。尤宜于热极生风所致者。用治温热病热邪炽盛之高热、神昏、痉厥抽搐者，常配伍钩藤、白芍、菊花等，如羚角钩藤汤；治妇女子痫，可与防风、独活、茯神、酸枣仁等同用；若治中风肢体不灵、语涩，可与羌活、防风、秦艽等同用，如羚羊角丸。

3. 清肝明目，用于肝火上炎，目赤头痛。常配伍龙胆草、决明子等，如羚羊角散。

4. 清热解毒，用于温热病壮热神昏、热毒发斑。常配伍石膏、麝香等，如紫雪丹；热毒炽盛，疮痈肿痛常配伍黄连、金银花、栀子等药。

知识拓展

羚羊角的现代研究

羚羊角主要含有磷酸钙、角蛋白及不溶性无机盐等成分。羚羊角经酸水解后，含多种氨基酸。此外，尚含有磷脂类成分。其水煎液具有镇静、抗惊厥、解热、镇痛和降压等药理作用。羚羊角传统上用于温热病壮热神昏，各种原因引起的高热。临床上羚羊角应用于治疗抽搐、原发性血小板减少性紫癜以及肝火上扰而引起的头晕、头痛、高血压等疾病。

【用法用量】煎服，1～3g，宜另煎2小时以上；磨汁或研粉服，每次0.3～0.6 g。

【注意事项】本品性寒，脾虚慢惊风者忌用；过敏体质慎用。

钩藤 Gouteng《名医别录》
UNCARIAE RAMULUS CUM UNCIS

【来源】为茜草科植物钩藤 *Uncaria rhynchophylla*（Miq.）Miq. ex Havil.、大叶钩藤 *U. macrophylla* Wall.、毛钩藤 *U. hirsuta* Havil.、华钩藤 *U. sinensis*（Oliv.）Havil. 或无柄果钩藤 *U. sessilifructus* Roxb. 的干燥带钩茎枝。生用。

【性能】甘，凉。归肝、心包经。

【功效应用】

1. 息风定惊，用于肝风内动或热盛动风的惊痫抽搐。小儿惊风、壮热神昏、牙关紧闭、手足抽搐，常配伍天麻、全蝎等，如钩藤饮子；温热病热极生风、痉挛抽搐，常配伍羚羊角、白芍、菊花等，如羚羊钩藤饮；肝阳化风，常配伍天麻、石决明、牛膝、杜仲等，如天麻钩藤饮。

2. 清热平肝，用于肝经有热之头胀头痛、肝阳上亢的头晕目眩。肝火上炎之头痛、眩晕，常配伍夏枯草、栀子、黄芩等；肝阳上亢之头痛、眩晕，常配伍天麻、石决明、菊花等。

兼清热透邪，用于外感风热、头痛目赤及斑疹透发不畅。

【用法用量】煎服，3～12 g，后下。

【注意事项】无风热及实热者应慎用。

牛黄 Niuhuang《神农本草经》
BOVIS CALCULUS

【来源】为牛科动物牛 *Bos Taurus domesticus* Gmelin 的干燥胆结石。研极细粉用。

【性能】甘，凉。归心、肝经。

【功效应用】

1. 化痰开窍，用于温热病热陷心包、中风等痰热阻闭心窍所致神昏谵语、高热烦躁、口噤舌蹇、痰鸣等症。治疗热入心包、中风入脏，常配伍麝香、冰片、朱砂等开窍醒神、清热解毒之品，如安宫牛黄丸和至宝丹；治疗小儿痰热惊风，常配伍胆南星、白僵蚕等清热、化痰、息风止痉之品，如牛黄镇惊丸。

2. 凉肝息风，用于小儿惊风、癫痫。尤宜于痰火生风之痉挛抽搐。小儿急惊风之壮热神昏、惊厥抽搐，常配伍朱砂、全蝎、钩藤等，如牛黄散；痰蒙清窍之癫痫发作，常配伍珍珠、远志、胆南星等，如痫证镇心丹。

3. 清热解毒，用于咽喉肿痛、口舌生疮及痈疽疔毒等热毒疮疡，常配伍黄芩、雄黄、大黄等，如牛黄解毒丸。

【用法用量】0.15～0.35 g，多入丸散用。外用适量，研末敷患处。

【注意事项】孕妇慎用；非实热证不宜用。

实例解析

实例：牛黄解毒片是一种常见的药物，具有清热解毒的功效，用于火热内盛，咽喉肿痛，牙龈肿痛，口舌生疮，目赤肿痛。方中为什么用人工牛黄而非天然牛黄入药？

解析：牛黄有天然牛黄、人工牛黄和体外培育牛黄等品种，由于天然牛黄资源日益稀缺，难以满足临床用药的需要，仅在安宫牛黄丸等少数药物中应用，其他药物多用人工牛黄或体外培育牛黄代替。人工牛黄由牛胆粉、胆酸、猪去氧胆酸、牛磺酸、胆红素、胆固醇、微量元素等加工制成。体外培育牛黄以牛科动物牛的新鲜胆汁作母液，加入去氧胆酸、胆酸、复合胆红素钙等制成。含牛黄制剂临床上主要用于热性疾病以及咽喉、疮痈肿痛等。

天麻 Tianma《神农本草经》

GASTRODIAE RHIZOMA

【来源】为兰科植物天麻 *Gastrodia elata* Bl. 的干燥块茎。生用。

【性能】甘，平。归肝经。

【功效应用】

1. 息风止痉，用于肝风内动，惊痫抽搐。小儿急惊风，常配伍羚羊角、钩藤、全蝎等，如钩藤饮；小儿脾虚慢惊常配伍人参、白术、白僵蚕等，如醒脾丸；破伤风之痉挛抽搐、角弓反张，常配伍天南星、白附子、防风等，如玉真散。

2. 平抑肝阳，用于肝阳上亢，头晕目眩。肝阳上亢之头痛、眩晕，常配伍钩藤、石决明、牛膝等，如天麻钩藤饮；风痰上扰之眩晕、头痛，常配伍半夏、白术、茯苓等，如半夏白术天麻汤；头风攻注、头晕欲倒、偏正头痛，常配伍川芎等，如天麻丸。

3. 通络止痛，用于风湿顽痹、偏正头痛。治风寒湿痹日久不愈，常配伍川乌、白花蛇等；治顽固性偏正头痛，常与蜈蚣、僵蚕、川芎等药同用，或单用研末吞服。

知识拓展

天麻的现代研究

天麻主要含有天麻素及天麻多糖等化学成分。天麻素可拮抗兴奋性氨基酸神经毒性，对神经细胞损伤具有保护作用；天麻素及其苷元能延长阵挛性惊厥的潜伏期，具有抗惊厥作用，能制止癫痫大发作；天麻素有协同戊巴比妥钠、水合氯醛及硫喷妥钠等的作用，能减少小鼠的自主活动，能显著地增加小鼠心肌的营养性血流量，提高小鼠抗缺氧能力，显示一定的镇静作用。此外，天麻素还具有降血压、抗血栓等药理作用。临床上主要用于治疗神经衰弱、眩晕、高血压、三叉神经痛、坐骨神经痛及老年性痴呆等。

【用法用量】煎服，3~10g。

全蝎 Quanxie《蜀本草》

SCORPIO

【来源】 为钳蝎科动物东亚钳蝎 *Buthus martensii* Karsch 的干燥体。

【性能】 辛，平；有毒。归肝经。

【功效应用】

1. 息风镇痉，用于各种原因之痉挛抽搐。小儿急惊风之高热、神昏、抽搐，常配伍羚羊角、钩藤、天麻；小儿慢惊风之抽搐，常配伍党参、白术、天麻；痰迷癫痫抽搐，常配伍郁金、白矾；破伤风痉挛抽搐、角弓反张，常配伍蜈蚣、天南星、蝉蜕等，如五虎追风散；风中经络、口眼喝斜，常配伍白僵蚕、白附子等，如牵正散。

2. 攻毒散结，用于疮疡肿毒、瘰疬痰核。常配伍蜈蚣、地龙、土鳖虫等。

3. 通络止痛，用于风湿顽痹。常配伍川乌、白花蛇等。

此外，用于顽固性偏正头痛。常配伍蜈蚣、天麻、川芎、白僵蚕等。

【用法用量】 煎服，3~6g。外用适量。

【注意事项】 孕妇禁用；本品有毒，用量不宜过大。

其他息风止痉药，见表 26-2。

表26-2　其他息风止痉药简表

药名	性能	功效	主治
蜈蚣	辛，温；有毒。归肝经	息风镇痉，通络止痛，攻毒散结	急慢惊风、中风面瘫、破伤风；疮疡肿毒、瘰疬溃烂；偏正头痛、风湿痹痛
地龙	咸，寒。归肝、脾、膀胱经	清热定惊，通络，平喘，利尿	壮热惊痫抽搐；肺热痰喘；热痹之关节红肿、屈伸不利；热淋、尿闭不通
僵蚕	咸、辛，平。归肝、肺、胃经	息风止痉，祛风止痛，化痰散结	惊痫抽搐；风热、肝热的头痛目赤、咽喉肿痛、牙痛；瘰疬痰核、疔肿、丹毒；风疹瘙痒

相似平肝息风药功效主治的比较，见表 26-3。

表26-3　相似平肝息风药功效主治比较

药名	共同点	不同点
羚羊角	清热、息风止痉，治温热病壮热神昏及肝风内动之惊厥抽搐	性寒，长于清肝热，平肝阳、兼明目。常用治肝阳上亢之头晕目眩，肝火目赤头痛及热毒发斑等证
牛黄		性凉，长于清心、又可化痰开窍。常用治热入心包或痰蒙清窍之癫痫和口舌生疮，咽喉肿痛，牙痛，痈疽疗毒等证
天麻	息风止痉、平降肝阳，治疗肝风内动之抽搐痉挛、半身不遂等，肝阳上亢之头晕头痛等	无论寒热虚实皆宜，用于诸内风证。又祛风通络，止痛，治疗痹证
钩藤		长于清肝，治肝热动风、肝火头痛等证

本 章 小 结

平肝息风药或具有平抑肝阳、或具有息风止痉的功效，主治肝阳上亢或肝风内动证。性偏寒凉或偏温燥，皆入肝经。石决明具有平肝潜阳、清肝明目的功效，治肝阳上亢之头晕目眩、肝火目赤等证。牡蛎生用重镇安神、平肝潜阳，煅用收敛固涩、制酸止痛，治滑脱诸证及胃痛泛酸。赭石除平肝潜阳外，善降肺胃之气，治喘息、呕逆；兼凉血止血，用于吐血、衄血等。羚羊角与牛黄能清热、息风止痉，治肝风内动之惊痫抽搐。羚羊角长于清肝热，平肝阳、明目；牛黄长于清心热、化痰开窍。天麻与钩藤均息风止痉、平降肝阳。天麻无论寒热虚实皆宜，又祛风通络止痛；钩藤能清肝，治肝热动风、肝火头痛等证。全蝎具有息风止痉、解毒散结、通络止痛功效，治急慢惊风、破伤风、疮痈肿毒、偏正头痛、风湿顽痹等证。

思考题

1. 什么是平抑肝阳药。
2. 简述石决明、牡蛎的功效应用。
3. 简述羚羊角、牛黄的用法用量。
4. 简述全蝎的用法用量及注意事项。

5. 比较羚羊角与牛黄、天麻与钩藤功效应用的异同点。

第二十七章 开 窍 药

学习导引

知识要求

1. **掌握** 麝香、石菖蒲的性能、功效应用。
2. **熟悉** 开窍药的含义、性能、功效与主治、配伍应用、使用注意。
3. **了解** 冰片、苏合香、安息香的性能、功效应用。

能力要求

具备应用开窍药的性能、功效应用等知识，达到为临床治疗各类窍闭神昏证，合理推荐开窍药的能力。

凡以开窍醒神为主要作用，治疗闭证神昏的药物，称为开窍药，又名芳香开窍药。

本类药物多味辛、其气芳香，善于走窜，入心经，具有通关开窍、启闭回苏、醒脑复神的作用。部分开窍药尚兼活血、行气、止痛、辟秽、解毒等功效。主要适用于闭证神昏如温病热陷心包、痰浊蒙蔽清窍之神昏谵语；惊风、癫痫、中风等卒然昏厥、痉挛抽搐等症。

神志昏迷有虚实不同，虚证即脱证，神昏而大汗欲脱，脉微欲绝，治当补虚固脱；实证即闭证，治当通关开窍、醒神回苏，宜用开窍药。闭证又有寒热之分，寒闭者，面青、身凉、苔白、脉迟，宜选用辛温的开窍药，配伍温里祛寒之品；热闭者，面红、身热、苔黄、脉数，宜选用辛凉的开窍药，并配伍清热泻火解毒之品。若闭证神昏兼惊厥抽搐者，还须配伍平肝息风止痉药物；有烦躁不安者，须配伍安神定惊药物；如以疼痛为主症者，可配伍行气药或活血化瘀药物；痰浊壅盛者，须配伍化湿、祛痰药物。

本类药物为救急、治标之品，且能耗伤正气，故只宜暂服，不可久用；因药性多辛香，其有效成分易于挥发，内服多不宜入煎剂，只入丸剂、散剂服用。

麝香 Shexiang 《神农本草经》
MOSCHUS

【来源】 为鹿科动物林麝 *Moschus berezovskii* Flerov、马麝 *M. sifanicus* Przewalski 或原麝 *M. moschiferus* Linnaeus 成熟雄体香囊中的干燥分泌物。研细粉用。

【性能】 辛，温。归心、脾经。

【功效应用】

1. 开窍醒神，用于闭证神昏。本品辛香温通，气极香，走窜之性极强，开窍通闭、醒神回苏作用强，起效快，可用于各种原因所致之闭证神昏。用治温病热陷心包，痰热蒙蔽心窍，小儿惊风及中风痰厥等热闭神昏，常配伍牛黄、冰片、朱砂等，如安宫牛黄丸、至宝丹；因其性温，故寒闭证尤宜，治中风卒昏，中恶胸腹满痛等寒浊或痰湿阻闭气机，蒙蔽神明之寒闭神昏，常配苏合香、檀香、安息香等药，如苏合香丸。

2. 活血通经，用于血瘀经闭、癥瘕、心腹暴痛、头痛、跌打损伤、风寒湿痹等证。本品辛香行散，温通，具活血通经、止痛之效。用治血瘀经闭证，常配丹参、桃仁、红花、川芎等药；若治癥瘕痞块等血瘀重证，可配水蛭、虻虫、三棱等，如化癥回生丹；治心腹暴痛，常配木香、桃仁等，如麝香汤；治偏正头痛，日久不愈者，可配赤芍、川芎、桃仁等，如通窍活血汤；治跌仆肿痛，骨折扭挫，不论内服、外用均有良效，常配乳香、没药、红花等，如七厘散；用治风寒湿痹证疼痛，顽固不愈者，可配独活、威灵仙、桑寄生等。

3. 消肿止痛，用于疮疡肿毒、瘰疬痰核、咽喉肿痛。本品辛香行散，可活血散结，消肿止痛。用治疮疡肿毒，常配雄黄、乳香、没药，如醒消丸，也可配牛黄、乳香、没药，如醒消丸；用治咽喉肿痛，可配牛黄、蟾酥、珍珠等，如六神丸。

知识拓展

麝香的现代研究

麝香主含麝香大环酮类、甾体类、氨基酸、无机盐、尿囊素、蛋白激酶激活剂及无机盐等成分。麝香小剂量兴奋中枢神经，大剂量则抑制；可增强中枢神经系统的耐缺氧能力，改善脑循环；可强心、防治缺血性心脏病、抗炎；可兴奋子宫、增强宫缩，抗着床和抗早孕；可抗肿瘤。现代可用麝香治疗心绞痛、冠心病、小儿脑性瘫痪、血管性头痛、皮肤坏死性溃疡、妇女避孕、外伤并发肠麻痹肩周炎等。

【用法用量】 入丸散，每次 0.03～0.1g。外用适量。不宜入煎剂。

【注意事项】 孕妇禁用。

石菖蒲 Shichangpu 《神农本草经》

ACORI TATARINOWII RHIZOMA

【来源】 为天南星科植物石菖蒲 Acorus tatarinowii Schott. 的干燥根茎。生用或鲜用。

【性能】 辛、苦，温。归心、胃经。

【功效应用】

1. 开窍豁痰，用于痰蒙清窍，神志昏迷。本品辛开苦燥温通，芳香走窜，有开窍醒神之功，且兼化湿、豁痰、辟秽之效。尤宜于痰湿秽浊蒙蔽清窍所致之神志昏乱。治中风痰迷心窍、神志昏乱、舌强不能语，常配半夏、天南星、橘红等燥湿化痰药，如涤痰汤；若治痰热蒙蔽，高热、神昏谵语者，可配郁金、半夏、竹沥等，如菖蒲郁金汤；治痰热癫痫抽搐，可配枳实、竹茹、黄连等，如清心温胆汤；治癫狂痰热内盛者，可配远志、朱砂、生铁落同用，如生铁落饮；用治湿浊蒙蔽，头晕，嗜睡，健忘，耳鸣，耳聋等症，又常配茯苓、远志、龙骨等，如安神定志丸。

2. 化湿和胃，用于湿阻中焦，脘腹痞满胀痛、噤口痢。本品辛温芳香，善化湿浊、醒脾胃、行气滞、消胀满。用治湿浊中阻，脘闷腹胀、痞塞疼痛，常配砂仁、苍术、厚朴；若湿从热化、湿热蕴伏、身热吐利、胸脘痞闷、舌苔黄腻者，可与黄连、厚朴等配伍，如连朴饮。治疗湿浊、热毒蕴结肠中所致之水谷不纳，痢疾后重等，可与黄连、茯苓、石莲子等配伍，如开噤散。

3. 宁神益智，用于健忘失眠，耳鸣耳聋。本品开心窍、益心智、安心神、聪耳明目。治健忘证，常配人参、茯苓、菖蒲等，如不忘散、开心散；治劳心过度、心神失养引发的失眠、多梦、心悸怔忡，可与人参、白术、龙眼肉及酸枣仁、茯神、朱砂等配伍，如安神定志丸；治心肾两虚、耳鸣耳聋、头昏、心悸，常配菟丝子、女贞子、旱莲草及丹参、夜交藤等，如安神补心丸。

实例解析

实例：临床上使用石菖蒲及其配伍治疗癫痫、老年性痴呆症、脑中风等中枢神经系统病证，其作用成分和机制是什么？

解析：石菖蒲水提液能延长回苏灵、戊四唑所致小鼠惊厥潜伏期，降低回苏灵引起的小鼠死亡率；与戊巴比妥钠有明显的协同催眠作用，显示中枢镇静、抗惊厥作用。石菖蒲醇提物也可使动物安静、昏睡；其成分反-4-丙烯基藜芦醚有中枢抑制作用；石菖蒲水溶性成分可调节癫痫大鼠脑内的兴奋性与抑制性氨基酸的平衡，而抗癫痫；石菖蒲对脑皮质神经细胞有保护作用。

【用法用量】煎服，3~9g。鲜品加倍。

其他开窍药，见表27-1。

表27-1 其他开窍药简表

药名	性能	功效	主治
冰片	辛、苦，微寒。归心、脾、肺经	开窍醒神、清热止痛	闭证神昏；目赤肿痛、喉痹口疮；疮疡肿痛、疮溃不敛、水火烫伤
苏合香	辛，温。归心、脾经	开窍醒神、辟秽、止痛	寒闭神昏；胸腹冷痛满闷
安息香	辛、苦，平。归心、脾经	开窍醒神、行气活血止痛	中风痰厥，气郁暴厥，中恶昏迷，心腹疼痛，产后血晕，小儿惊风

本章小结

开窍药均有开窍醒神功效，主治闭证神昏证。开窍药有凉开、温开两类，分别用于热闭和寒闭。临床常两类药配合应用，与清热泻火药配伍则为凉开；与温热散寒药配伍则为温开。

麝香开窍醒神之力极强，为醒神回苏之要药，最宜用于闭证神昏，无论寒热，用之皆效；冰片更宜于热闭神昏；苏合香功似麝香而力稍逊；石菖蒲长于化痰开窍，亦是安神定志常用药。

思考题

1. 简述开窍药的含义、功效主治及使用注意。
2. 简述麝香、冰片、苏合香、石菖蒲的性能和主要功效、临床应用，各适应于何种闭证神昏。

第二十八章　补　虚　药

学习导引

知识要求

1. **掌握**　人参、黄芪、白术、山药、甘草、鹿茸、淫羊藿、杜仲、续断、当归、熟地黄、白芍、北沙参、麦冬、枸杞子、百合、鳖甲的性能、功效应用。
2. **熟悉**　补虚药的含义、性能、功效与主治、配伍应用、使用注意。
3. **了解**　党参、西洋参、何首乌、益智仁、南沙参等其他补虚药的性能、功效应用。

能力要求

具备应用补虚药的性能、功效应用以及功效相似药物异同点的知识，达到为临床治疗各类虚证，合理推荐补虚药的能力。

凡以补虚扶弱、纠正人体气血阴阳虚衰为主要功效，用以治疗虚证的药物，称为补虚药。

本类药物多为甘味，甘能补益，故有补虚之功效，主要用于虚证。补虚药具有益气、温阳、养血、滋阴功效。按其性能功效和临床应用，常将补虚药分为补气药、补阳药、补血药、补阴药四类。其中，补气药功主补气以增强脏腑功能活动，主治气虚诸证。补阳药功主温补人体之阳气，主治阳虚证。补血药功主养血，兼能滋阴，主治血虚证。补阴药功主滋阴，兼能润燥，主治阴液亏虚诸证。

使用补虚药，首选应根据气虚、阳虚、血虚与阴虚的证候不同，选择相应的对症药物。其次，应考虑到人体气血阴阳之间，在生理上相互联系，相互依存，在病理上也常相互影响，因此，需将两类或两类以上的补虚药配伍应用。如气虚常致阳虚，而阳虚多兼气虚；血虚易致阴虚，阴虚多兼血虚。故补气药和补阳药，补血药和补阴药常相须为用。若气阴两虚，宜补气药配伍补阴药；若气血双亏，宜补气药配伍补血药；若阴阳两虚，当并用补阳补阴药。此外，对于正虚又感受外邪，或正虚而邪存者，常与驱邪药同用，共同达到扶正祛邪的治疗目的。如气虚兼气滞者，应与行气药同用；阳虚而寒盛者，应与温里药同用；血虚见失眠者，当与安神药配伍等。

本类药物为虚证而设，切记误补或滥补；对于邪实而正不虚者，误补会导致"闭门留寇"；部分补虚药药性滋腻，易影响消化，故不可过用或适当配伍健脾消食药或理气药，使之补而不滞；此外，补虚药如作汤剂，一般宜久煎，使药味尽出；虚证者一般病程较长，补虚药宜采用丸、散、膏滋剂等，以便于保存、服用。

第一节 补气药

以补气、纠正人体脏气虚衰的病理偏向为主要作用，常用以改善或消除气虚证的药物，称补气药。补气又包括补脾气、补肺气、补心气、补肾气、补元气等。脾气虚证，症见食欲不振、脘腹虚胀、大便稀溏、体倦神乏、面色萎黄、消瘦或浮肿；甚者中气下陷，见脏器下垂等。肺气虚证，以气少不足以息、动则更甚、咳喘无力、声音低微、甚则喘短、易出虚汗等为主要表现。心气虚证，症见心悸怔忡、胸闷气短、动后加剧、失眠健忘、脉虚等。肾气虚证，症见腰膝酸软，尿频或遗尿，或夜尿频多，或小便失禁，或男子遗精早泄，或女子崩漏、带下清稀量多，甚或短气虚喘，呼多吸少，动则喘甚汗出等。元气虚极欲脱者，可见气息微弱短促，脉微欲绝等。

本类药物性味以甘温或甘平为主。大多数药物能补益脾肺之气，主归脾肺经。少数药兼能补心气者，又归心经。

本类药物中部分味甘壅中，易助湿碍脾，对湿盛中满者应慎用，必要时应辅以理气除湿药。

人参 Renshen《神农本草经》
GINSENG RADIX ET RHIZOMA

【来源】为五加科植物人参 *Panax ginseng* C. A. Mey. 的干燥根和根茎。切薄片或粉碎用。

【性能】甘、微苦，微温。归脾、肺、心、肾经。

【功效应用】

1. 大补元气，用于元气虚极欲脱证。本品能大补元气，复脉固脱，为拯危救脱要药，用于因大汗、大泄、大失血或大病、久病所致元气虚极欲脱、气短神疲、脉微欲绝等危重症，单用有效，如独参汤。用于元气大脱而致阳气暴脱，常与附子配伍，如参附汤。治疗气阴两虚，常与麦冬、五味子同用，如生脉散。

2. 补脾益肺，用于肺脾气虚证。本品补肺脾之气作用较强，为治肺脾气虚的要药。治疗肺气咳喘、痰多者，常与五味子、苏子、杏仁等药同用，如补肺汤。治疗脾气虚、倦怠乏力、食少便溏及脏器下垂等，常与其他补气药同用。

3. 生津止渴，用于热病津伤口渴、消渴证。本品既能补气，又能生津止渴。治热伤气津者，常与石膏、知母同用，如白虎加人参汤。若消渴兼气虚者，配伍养阴生津之北沙参、麦冬等。

4. 安神益智，用于心气不足、失眠健忘、心悸怔忡。本品入心经，能补益心气，安神益智。用于心气虚弱，心悸怔忡，胸闷气短，失眠多梦，健忘等，常与黄芪、茯苓、酸枣仁等药配伍。若心脾两虚，气血不足，心悸失眠、健忘、体倦食少者，常配伍黄芪、当归、龙眼肉等，如归脾汤。若心肾不交，阴亏血少，虚烦不寐，心悸健忘者，则配伍酸枣仁、生地黄、当归等，如天王补心丸。

【用法用量】煎服，3～9g；挽救虚脱可用15～30g。宜文火另煎分次兑煎。也可研粉吞服，一次2g，一日2次。

【注意事项】不宜与藜芦、五灵脂同用。实证、热证而正气不虚者忌服。

实例解析

　　实例：患者女，60岁，因持续心前区疼痛10余小时就诊，经诊断为心肌梗死，入院后予以持续心电监护及其综合治疗。治疗过程中，患者出现面色苍白，口唇紫钳，烦躁不安，四肢湿冷等休克表现，仍不能恢复正常状态，至第5天加用人参10g煎服，每日1剂，至加用后第3天，患者一般情况好转，四肢转暖。共用独参汤6天，患者休克症状消除。

　　解析：心源性休克是心肌梗死患者较严重的并发症之一，中医多辨之为心阳衰微，人参具有生津止渴、回阳救逆之功能。用以治疗气虚、气脱等危症。其主要成分含人参皂苷、脂肪酸、维生素等，能增加心脏收缩，增加心搏量，并具有改善微循环、使四肢转温、出汗减少等功能，从而起到提高血压，达到纠正休克之目的。

黄芪 Huangqi《神农本草经》
ASTRAGALI RADIX

　　【来源】为豆科植物蒙古黄芪 *Astragalus membranaceus*（Fisch.）Bge. var. *mongholicus*（Bge.）Hsiao 或膜荚黄芪 *A. membranaceus*（Fisch.）Bge. 的干燥根。生用或蜜炙用。

　　【性能】甘，微温。归脾、肺经。

　　【功效应用】

　　1. 补气升阳，用于脾胃气虚及中气下陷诸证。本品既补中益气，又升阳举陷，为补气升阳之要药。用于脾胃气虚证，见气短、食少便溏、倦怠乏力等，常配白术以补气健脾，如芪术膏；治疗中气下陷诸证，见脱肛、内脏下垂者，常配人参、升麻、柴胡等，如补中益气汤。

　　2. 益卫固表，用于肺气虚及表虚自汗、气虚外感诸证。用于肺气虚弱、咳喘气短，常配紫菀、五味子等；治疗表虚自汗，气虚外感诸证，常与白术、防风同用，如玉屏风散。

　　3. 托毒生肌，用于气血不足、疮疡内陷的脓成不溃或溃后难敛。治脓成不溃，常配当归、穿山甲、皂角刺等；治久溃不敛，常配当归、人参、肉桂等，如十全大补丸。

　　4. 利水消肿。用于气虚水湿失运的浮肿，小便不利，常配防己、白术等，如防己黄芪汤。

知识拓展

黄芪的现代研究

　　黄芪主含皂苷、多糖、黄酮等化学成分，其煎剂和黄芪多糖能促进DNA、RNA和蛋白质的合成，具有增强免疫功能、促进造血功能、抗衰老、抗应激、保肝、改善肾功能、利尿、解毒、抗菌、抗病毒、抗肿瘤等药理作用。黄芪皂苷有扩张血管、降压、强心、提高心肌耐缺氧能力、抗心肌缺血、抗炎、抗痛、镇静等药理作用。现代可用黄芪治疗红斑狼疮、血管炎。用黄芪注射液肌内注射或静脉滴注，治冠心病、病毒性心肌炎、慢性肾炎、胃及十二指肠溃疡、萎缩性胃炎等疾患。

【用法用量】煎服，9～30g。补中益气宜蜜炙用。

【注意事项】凡表实邪盛，内有积滞，阴虚阳亢，疮疡阳证，实证等均不宜用。

白术 Baizhu《神农本草经》
ATRACTYLODIS MACROCEPHALAE RHIZOMA

【来源】为菊科植物白术 *Atractylodes macrocephala* Koidz. 的干燥根茎。生用或炒用。

【性能】苦、甘，温。归脾、胃经。

【功效应用】

1. 补气健脾，用于脾气虚证。本品为补气健脾之要药，治脾气虚弱，常与人参、茯苓同用，如四君子汤；治脾胃虚寒之腹满泄泻者，常与人参、干姜等同用，如理中汤；治疗脾虚而有积滞之脘腹痞满者，常与枳实同用，如枳术丸。

2. 燥湿利水，用于痰饮、水肿。本品功善补脾益气而燥湿，为治痰饮水肿之良药，脾虚中阳不振，痰饮内停者常与桂枝、茯苓同用，如苓桂术甘汤；脾虚水肿者常与茯苓、大腹皮同用，如实脾散。

3. 固表止汗，用于气虚自汗。本品适用于气虚表卫不固者。治疗气虚自汗，可单用，如千金方单用本品治汗出不止；治疗气虚易感风邪者，常与黄芪、防风等补益脾肺、祛风之品配伍，如玉屏风散。

4. 安胎，用于脾虚胎动不安。本品既能补气健脾，又能安胎，尤宜于脾虚胎动不安者，多与益气养血安胎之品配伍应用。此外，治疗脾虚水湿内停所致妊娠呕吐及水肿，分别与健脾和胃止呕、健脾利水之品配伍使用。

知识拓展

白术的现代研究

白术主要含有挥发油，油中主要成分为苍术酮、苍术醇、白术内酯类成分等，并含有多糖、苷类、氨基酸及维生素A类等成分。其白术煎剂具有促进胃排空及小肠推进、利尿、抗衰老、抗菌、抗凝血等药理作用。白术挥发油对腹水癌及淋巴肉瘤腹水型有较强的抑制作用，高纯度的白术注射液有抗肿瘤作用。白术多糖有提高血淋巴细胞免疫功能，缓解脑缺血再灌注后的各种症状。现代可用白术治疗便秘（生用，加大用量30～60g）、肝硬化腹水等。

【用法用量】煎服，6～12g。补气健脾宜炒用，燥湿利水宜生用，健脾止泻宜炒焦用。

【注意事项】本品性偏温燥，热病伤津及阴虚燥渴者不宜。

山药 Shanyao《神农本草经》
DIOSCOREAE RHIZOMA

【来源】为薯蓣科植物薯蓣 *Dioscorea opposita* Thunb. 的干燥根茎。生用或麸炒用。

【性能】甘，平。归脾、肺、肾经。

【功效应用】

1. 益气养阴，补脾肺肾，用于肺、脾、肾气阴虚证。本品既补肺、脾、肾之气，又养肺、脾、肾之阴，为气阴双补之品。治疗肺气阴不足，少气懒言，干咳痰少，常与南沙参、玉竹、麦冬等同用；治疗脾气虚弱，食少便溏，泄泻，常与白术、人参、茯苓等配伍使用，如参苓白术散；治疗肺肾气虚之虚喘，常与补肺肾之气，兼纳气平喘之品配伍。

2. 固精止带，用于肾虚遗精、带下病。本品既能补肾，又兼有收涩之性，而固精止带，治疗肾虚不固之遗精滑精及带下清稀者，常与山茱萸、地黄等同用，如肾气丸。

实例解析

实例：患者张某，产后10余日，大喘大汗，身热劳嗽，医用黄芪、熟地、白芍等药，汗非但未止，反汗出愈多，脉甚虚弱似已不治。遂急用生山药180g煮汁，患者频频服之，饮完添水再煮，一昼夜所饮之水，皆取于山药中，如此煮饮3日，病竟获愈。

解析：山药具有救阴敛阳之功，属救急之品，其性"能滋阴又能利湿，能滑润又能收涩，是以能补肺补肾兼补脾胃"。而"阴虚之甚者，其周身血脉津液皆就枯涸，必用汁浆最多之药，滋脏腑之阴，即以溉周身之液，若方中之山药是也"。凡阳气上越、阴气下竭欲脱者，皆重用生山药治疗之。

【用法用量】煎服，15~30g。养阴生津宜生用，补脾止泻宜麸炒用。

甘草 Gancao《神农本草经》
GLYCYRRHIZAE RADIX ET RHIZOMA

【来源】为豆科植物甘草 *Glycyrrhiza uralensis* Fisch.、胀果甘草 *G. inflata* Bat. 或光果甘草 *G. glabra* L. 的干燥根和根茎。生用或蜜炙用。

【性能】甘，平。归心、肺、脾、胃经。

【功效应用】

1. 补脾益气，用于脾气虚证及心气不足的心动悸，脉结代。本品既能补脾而益气，又能补益心脾以复脉，用治脾气虚弱之倦怠乏力，食少便溏者，常与人参、白术同用，如四君子汤；心气虚所致的心动悸，脉结代者，常与阿胶、桂枝同用，如炙甘草汤。

2. 祛痰止咳，用于咳喘证。本品能止咳，并可祛痰，单用有效，可随证配伍广泛用于寒热虚实各种原因所致咳喘，不论有痰无痰均宜。

3. 缓急止痛，用于脘腹及四肢挛急作痛。本品能缓解拘挛而止疼痛，治疗脾虚肝旺，或阴血不足，筋失所养而挛急作痛，常与白芍同用，如芍药甘草汤；治疗脾胃虚寒，营血不能温养而挛急作痛，常与白芍、饴糖同用，如小建中汤。

4. 清热解毒，用于热毒疮疡，咽喉肿痛及药物、食物中毒。本品能解疮毒、食毒和百药毒。热毒疮疡者，常与金银花、连翘同用；咽喉肿痛者，常与桔梗同用；药物、食物中毒者，常与绿豆同用。

5. 调和诸药　本品善和百药，既能调和寒热，又能缓和药物的峻烈之性及毒副作用，尚可平调升降。与寒药同用，能缓和其寒，以防伤及脾胃阳气；与热药同用，能缓和其热，以防燥烈伤阴；与寒热药同用，能调和药性以得其平；与峻烈药同用，能缓和药物之烈性；与毒性药同用，尚能减轻其毒副作用。

【用法用量】煎服，2～10g。清热解毒宜生用，补气复脉宜炙用。

【注意事项】不宜与海藻、京大戟、红大戟、芫花、甘遂同用。本品有助湿壅气之弊，湿盛胀满、水肿者不宜用。大剂量久服可导致水钠潴留，引起浮肿。

其他补气药，见表28-1。

表28-1　其他补气药简表

药名	性能	功效	主治
党参	甘，平。归脾、肺经	健脾益肺，养血生津	脾肺气虚证；气血两虚证；气津两伤证
西洋参	甘、微苦，凉。归心、肺、肾经	补气养阴，清热生津	气阴两伤证；肺气虚及肺阴虚证；热病气虚津伤口渴及消渴
太子参	甘、微苦，平。归脾、肺经	益气健脾，生津润肺	脾虚体倦，食欲不振，病后虚弱，气阴不足，自汗口渴，肺燥干咳
刺五加	辛、微苦，温。归脾、肾、心经	益气健脾，补肾安神	脾肺气虚证；肾虚腰膝酸痛；心脾不足，失眠、健忘
白扁豆	甘，微温。归脾、胃经	健脾化湿，和中消暑	脾气虚证；暑湿吐泻
大枣	甘，温。归脾、胃、心经	补中益气，养血安神	脾虚食少，乏力便溏，妇人脏躁
蜂蜜	甘，平。归肺、脾、大肠经	补中，润燥，止痛，解毒	脾气虚弱，脘腹挛急疼痛；肺虚久咳，肺燥久咳；肠燥便秘；解乌头类药毒
饴糖	甘，温。归脾、胃、肺经	补中益气，缓急止痛，润肺止咳	中虚脘腹疼痛；肺燥咳嗽

第二节　补阳药

凡以补助人体阳气为主要作用，常用以改善或消除各种阳虚证的药物，称为补阳药。

本类药物味多甘、辛、咸，性多温热，主归肾经。主要适用于肾阳不足之腰膝酸软，畏寒肢冷，神疲乏力，或性欲淡漠，阳痿早泄，精寒不育或宫冷不孕，尿频遗尿；部分补阳药还可用于脾肾阳虚之脘腹冷痛或阳虚水泛之水肿；肝肾不足，精血亏虚之眩晕耳鸣、须发早白，筋骨痿软或小儿发育不良，囟门不合，齿迟行迟；肺肾两虚，肾不纳气之虚喘及肾阳亏虚，下元虚冷，崩漏带下等证。

使用本类药物，若以其助心阳、温脾阳，多配伍温里药；若兼见气喘，多配伍补脾益肺药；精血亏虚者，多与养阴补血益精药配伍使用，从而达到"阳得阴助，生化无穷"。本类药物药性偏温燥，易于助火伤阴，故阴虚火旺者不宜使用。

鹿茸 Lurong《神农本草经》
CERVI CORNU PANTOTRICHUM

【来源】为鹿科动物梅花鹿 Cervus nippon Temminck 或马鹿 C. elaphus Linnaeus 的雄鹿未骨化密生茸毛的幼角。切薄片或研细粉用。

【性能】甘、咸，温。归肾、肝经。

【功效应用】

1. 补肾阳，用于肾阳虚衰、精血亏虚证。本品甘咸温，禀纯阳之性，具生发之气，能峻补元阳。治疗肾阳不足所致腰膝酸软、畏寒肢冷、阳痿早泄、宫冷不孕、小便频数、头晕耳鸣、精神疲乏等，可以本品单用或配入其他补肾壮阳之品同用，亦可作酒剂，如鹿茸酒。

2. 益精血，用于精血亏虚证。本品为血肉有情之品，既可补肾阳，又能益精血，为益精血之要药。治疗肾阳不足、精血亏虚所致头晕耳聋目眩、视物昏花等早衰，常与常山、当归等补肝肾填精髓之品同用。

3. 强筋骨，用于筋骨不健、小儿五迟。本品善补肾益精血，而又强筋骨，常与五加皮、熟地、山茱萸肉等同用，如加味地黄丸；治疗骨折后期，愈合不良，亦可与骨碎补、川断、自然铜等同用。

4. 调冲任，用于妇女冲任虚寒、崩漏带下。本品有调冲任、固崩止带之良效，治疗崩漏带下者，常与当归、阿胶同用。

5. 托疮毒，用于疮疡内陷不起或久溃不敛。本品可温补内托，适用于疮疡久溃不敛，脓出清稀，或阴疽内陷不起者，常与黄芪、肉桂同用。

知识拓展

鹿茸的现代研究

鹿茸主要含有氨基酸类、蛋白质多肽类、糖类、核酸、生物胺、脂类、甾体类化合物及无机盐类等成分。鹿茸多肽具有提高免疫力、增强性功能、抗肿瘤、促进创伤愈合、抗炎、对神经损伤的影响、促进骨生长等药理作用。鹿茸多糖能增强机体免疫且能调节免疫功能，可激活免疫功能低下小鼠免疫机制，杀伤肿瘤细胞，促进抗肿瘤免疫应答，有利于肿瘤治疗。鹿茸多胺具有抗氧化作用。临床常用鹿茸及含鹿茸复方制剂治疗男性性功能减退，再生障碍性贫血，急性乳腺炎、虚寒型脉管炎以及急性白血病等疾病，均获得良好的疗效。

【用法用量】研末冲服，1~2g。或入丸、散。

【注意事项】服用本品宜从小量开始，缓缓增加，不可骤用大量，以免阳升风动，或伤阴动血。凡发热者均当忌服。

淫羊藿 Yinyanghuo《神农本草经》

EPIMEDII FOLIUM

【来源】 为小檗科植物淫羊藿 *Epimedium brevicornu* Maxim. 、箭叶淫羊藿 *E. sagittatum* (Sieb. et Zucc.) Maxim. 、柔毛淫羊藿 *E. Pubescens.* Maxim. 或朝鲜淫羊藿 *E. koreanum* Nakai 的干燥叶。生用或羊脂油炙用。

【性能】 辛、甘，温。归肝、肾经。

【功效应用】

1. 补肾壮阳，用于肾阳虚衰、阳痿尿频、腰膝无力。本品长于补肾壮阳，尤适宜于肾阳虚，生殖功能低下者，如男子阳痿不育，女子宫寒不孕；肾虚膀胱约束无力所致遗尿、尿频等，单用有效。治疗肾虚阳痿遗精，常与肉苁蓉、杜仲等同用，如填精补髓丹。

2. 祛风除湿、强筋骨，用于风寒湿痹、肢体麻木。本品祛风散寒，入肝肾强筋骨，可用于风寒湿痹，筋骨不利及肢体麻木，常与威灵仙、川芎、肉桂配伍，如仙灵脾散。

实例解析

实例：患者张某，男，41岁。患慢性前列腺炎3年，近半年伴阳痿，诊见：尿道灼热，茎中涩痛，尿夹白浊，余沥不尽，睾丸隐痛，左腹股沟隐痛，腰酸，阳痿不举，舌质淡红、边见瘀点、苔黄略厚，脉弦细数。给石菖蒲15g，乌药、瞿麦、黄柏、砂仁各10g，赤小豆30g，丹参、萆薢、白花蛇舌草各20g，甘草6g。水煎服，每天1剂。服药3剂，病症无改善。二诊在上方中加淫羊藿30g，服3剂后尿道灼痛明显减轻，尿色渐清。服至10剂后，上述症状均减轻，续服40天痊愈。请解释在本方中加入淫羊藿的意义。

解析：本证属湿热蕴结，败精瘀阻，膀胱气化不利。在应用清利湿热、活血化瘀的基础上，重用淫羊藿，一则利小便，引导湿浊邪气从小便而出；二则补肾化气，使攻中有补，补中有攻，则毋虑徒增湿热。

【用法用量】 煎服，6~10g。

【注意事项】 阴虚火旺者不宜使用。

杜仲 Duzhong《神农本草经》

EUCOMMIAE CORTEX

【来源】 为杜仲科植物杜仲 *Eucommia ulmoides* Oliv. 的干燥树皮。生用或盐水炙用。

【性能】 甘、温。归肝、肾经。

【功效应用】

1. 补肝肾、强筋骨，用于肾虚腰痛及各种腰痛。本品善补肝肾而使筋健骨强，为治肾虚腰痛之要药，用于肝肾不足之腰膝酸痛，筋骨痿软者，常与补骨脂、核桃仁同用。

2. 安胎，用于肾虚之妊娠漏血、胎动不安。本品又能补益肝肾，调理冲任，固经安胎，用于肝肾亏虚之妊娠漏血，胎动不安者，常与菟丝子、续断同用。

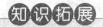

杜仲的现代研究

杜仲主要含有木质素类、苯丙素类、环烯醚萜类、杜仲胶、黄酮类、氨基酸、维生素及微量元素等成分。杜仲的水提取物和醇提取物均具有降压、补肾、增强机体免疫、抗氧化、抗衰老、抗肌肉骨骼老化、抗菌消炎及利尿等药理作用。现代临床用全杜仲胶囊治疗高血压证，杜仲降压片治疗肾虚肝旺之高血压证，用杜仲补天素丸治疗神经衰弱、腰膝酸软、夜尿频多等证，均具有较好的治疗效果。此外，还有应用杜仲治疗小儿麻痹后遗症和防妇女绝经后的骨质疏松症的报道。

【用法用量】煎服，6～10g。

【注意事项】本品为温补之品，阴虚火旺者慎用。

续断 Xuduan《神农本草经》

DIPSACI RADIX

【来源】为川续断科植物川续断 *Dipsacus asper* Wall. ex Henry 的干燥根。生用或酒炙、盐炙用。

【性能】苦、辛，微温。归肝、肾经。

【功效应用】

1. 补益肝肾，用于阳痿不举、遗精遗尿。本品用于肾阳不足，下元虚冷，阳痿不举，遗精滑泄，遗尿尿频等症，常与鹿茸、肉苁蓉、菟丝子等壮阳起痿之品配伍，如鹿茸续断散；治滑泄不禁之症，常与龙骨、茯苓等同用，如锁精丸。

2. 强筋健骨，用于腰膝酸痛、寒湿痹痛。本品兼有补益肝肾，强健壮骨，通利血脉之功。用于肝肾不足，腰膝酸痛，可与萆薢、杜仲、牛膝等同用，如续断丹；治疗肝肾不足兼寒湿痹痛，亦可与防风、川乌等配伍，如续断丸。

3. 止血安胎，用于崩漏下血、胎动不安。本品不仅补益肝肾，调理冲任，还可固本安胎，可用于肝肾不足，崩漏不血，胎动不安等。用治崩中下血久不止者，常配伍侧柏炭、当归、艾叶等止血活血，温经养血之品；用治滑胎证，常与桑寄生、阿胶等配伍，如寿胎丸。

4. 疗伤续折，用于跌打损伤、筋伤骨折。本品善能活血祛瘀，又能壮骨强筋，而有续筋接骨、疗伤止痛之能。用于治疗跌打损伤，瘀血肿痛，筋伤骨折。常与桃仁、红花、穿山甲、苏木等配伍同用；治疗脚膝折损愈后失补，筋缩疼痛，常与当归、木瓜、黄芪等同用，如邱祖伸筋丹。

【用法用量】煎服，9～15g。或入丸、散。外用适量研磨敷。崩漏下血宜炒用。

【注意事项】风湿热痹者忌服。

知识拓展

续断的现代研究

续断主要含有三萜皂苷类、环烯醚萜类、生物碱类、挥发油类等。续断浸膏、总生物碱、挥发油都可显著降低大鼠及小鼠子宫的收缩活性，对妊娠小鼠抑制作用强于未孕小鼠。浸膏与挥发油能显著抑制妊娠小鼠子宫的自发收缩频率。续断水煎液具有促进骨损伤愈合、抗衰老、调节免疫系统等药理作用。续断总皂苷不仅具有促进骨损伤愈合，且兼有对神经系统的影响。续断挥发油具有抗菌、抗炎作用。

其他补阳药，见表28-2。

表28-2 其他补阳药简表

药名	性能	功效	主治
益智仁	辛，温。归脾、肾经	暖肾固精缩尿，温脾止泻摄唾	肾虚遗尿，小便频数，遗精白浊；脾寒泄泻，腹中冷痛，口多唾涎
肉苁蓉	甘、咸，温。归肾、大肠经	补肾阳，益精血，润肠通便	肾阳不足，精血亏虚，阳痿不孕，腰膝酸软，筋骨无力，肠燥便秘
巴戟天	甘、辛，微温。归肾、肝经	补肾阳，强筋骨，祛风湿	阳痿遗精，宫冷不孕，月经不调，少腹冷痛；风湿痹痛，筋骨痿软
锁阳	甘，温。归肝、肾、大肠经	补肾阳，益精血，润肠通便	肾阳不足，精血亏虚，腰膝痿软，阳痿滑精；肠燥便秘
骨碎补	苦，温。归肝、肾经	疗伤止痛，补肾强骨；外用消风祛斑	跌扑闪挫，筋骨折伤，肾虚腰痛，筋骨痿软，耳鸣耳聋，牙齿松动；外治斑秃，白癜风
核桃仁	甘，温。归肾、肺、大肠经	补肾，温肺，润肠	肾阳不足，腰膝酸软，阳痿遗精；虚寒喘嗽；肠燥便秘
冬虫夏草	甘，平。归肺、肾经	补肾益肺，止血化痰	肾虚精亏，阳痿遗精，腰膝酸痛；久咳虚喘，劳嗽咯血
海马	甘、咸，温。归肝、肾经	温肾壮阳，散结消肿	阳痿，遗尿；肾虚作喘；癥瘕积聚，跌扑损伤；外治痈肿疔疮
补骨脂	辛、苦，温。归肾、脾经	补肾壮阳，固精缩尿，温脾止泻，纳气平喘	肾虚阳痿，腰膝冷痛；肾虚遗精，遗尿，尿频；脾肾阳虚，五更泄泻；肾不纳气，虚寒喘咳
蛤蚧	咸，平。归肺、肾经	补肺益肾，纳气定喘，助阳益精	肺肾不足，虚喘气促，劳嗽咳血；阳痿，遗精
菟丝子	辛、甘，平。归肝、肾、脾经	补肾益精，养肝明目，止泻，安胎	肾虚腰疼，阳痿遗精，尿频，宫冷不孕；肝肾不足，目暗不明；脾肾阳虚，便溏泄泻；肾虚胎动不安

第三节　补血药

以补血为主要作用，常用于治疗血虚证的药物，称为补血药。

本类药性味以甘温或甘平为主，主归心、肝经，有的兼归脾经。主治血虚证，以面色苍白无华或萎黄，唇甲及舌质淡，脉细或细数无力等为基本表现。因血虚影响的脏腑不同，其兼证各异。血虚心失所养，兼见心悸、失眠、健忘等症；血虚肝失濡养，既可兼见眩晕、耳鸣、两目干涩、视力减退等血不能上荣头目的症状，又可见妇女冲任失养，月经后期、量少色淡、经闭等。

使用补血药常配伍补气药，即所谓"有形之血不能自生，生于无形之气"；若兼见阴虚者，可与补阴药或兼有补阴补血作用的药物配伍；脾为气血生化之源，血虚源于脾虚，故多配伍补益脾气之品。补血药多偏滋腻，故湿盛中满者宜慎用。

当归 Danggui《神农本草经》
ANGELICAE SINENSIS RADIX

【来源】为伞形科植物当归 *Angelica sinensis*（Oliv.）Diels 的干燥根。生用或酒炙用。

【性能】甘、辛，温。归肝、心、脾经。

【功效应用】

1. 补血，用于血虚诸证。本品甘温质润，长于补血，为补血之圣药。治疗气血两虚，常配黄芪、人参补气生血，如当归补血汤、人参养荣汤；治疗血虚萎黄、心悸失眠，常与熟地黄、白芍、川芎配伍，如四物汤。

2. 活血，调经止痛，用于瘀血诸证。本品既能补血，又能行血，补中有行，行中有补，并善调经，为妇科要药。治疗血虚、血滞、气血不和，冲任失调之月经不调，经闭痛经者，常与熟地黄、白芍、川芎同用，如四物汤；治疗虚寒腹痛者，常与桂枝、白芍同用，如当归建中汤；治疗风湿痹痛者，常与羌活、桂枝同用，如蠲痹汤；治疗跌扑损伤者，常与丹参、乳香、没药同用，如活络效灵丹；治疗疮疡初起肿胀疼痛者，常与金银花、天花粉同用，如仙方活命饮；治疗痈疽溃后不敛者，常与黄芪、肉桂同用，如十全大补汤。

3. 润肠通便，用于血虚肠燥便秘。本品补血以润肠通便。治疗血虚肠燥便秘，常与肉苁蓉、牛膝、升麻等同用，如济川煎。

【用法用量】煎服，6～12g。酒炙可增强活血通经之力。

【注意事项】湿热中阻、肺热痰火、阴虚阳亢等不宜使用；大便溏泻者慎用。

熟地黄 Shudihuang《本草拾遗》
REHMANNIAE RADIX PRAEPARATA

【来源】为玄参科植物地黄 *Rehmannia glutinosa* Libosch. 的炮制加工品。切厚片用。

【性能】甘，微温。归肝、肾经。

【功效应用】

1. 补血，用于血虚诸证。本品甘温质润，补阴益精以生血，为养血补虚之要药。治疗血虚萎黄，眩晕，心悸，失眠及月经不调、崩中漏下等，常与当归、白芍、川芎同用，如四物汤；若心血虚、心悸怔忡，可与远志、酸枣仁等安神药同用；若崩漏下血而致血虚血寒、少腹冷痛者，可与阿胶、艾叶等补血止血、温经散寒药同用，如胶艾汤。

2. 滋阴，用于肝肾阴虚证。本品滋补肝肾之阴，善补肾阴，为肝肾阴虚证的常用药物。治疗肝肾阴虚，腰膝酸软，盗汗潮热，可与养阴退虚热药同用；治疗阴虚阳亢之头目眩晕，可与平肝潜阳之品配伍。

3. 益精填髓，用于肾精亏虚证。本品既补肝肾阴，又益精髓而乌须发，强筋壮骨。治疗头晕眼花、须发早白、腰膝酸软，常与何首乌、牛膝、菟丝子等配伍，如七宝美髯丹；治疗肝肾不足，五迟五软，常与龟甲、锁阳、狗脊等同用，如虎潜丸。

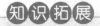

熟地黄的现代研究

地黄主要含有含梓醇、地黄素、甘露醇、维生素 A 样物质、糖类及氨基酸等。地黄的药理活性广泛，对改善心脑血管系统、中枢神经系统、免疫系统、脏腑系统等疾病均有作用，并具有细胞毒活性、抗糖尿病及其并发症、抗骨质疏松、抗炎、抗电离辐射等药理作用。地黄总多糖有增强免疫、抗肿瘤、抗衰老、促进造血功能、降血糖等药理活性。地黄环烯醚萜类成分，以梓醇的研究最为集中，其具有抗炎、抗氧化、抗凋亡等多种生物学效应。现代可用熟地黄煎剂治疗高血压，对血压、血清胆固醇和甘油三酯均有下降作用，且对脑血流图和心电图也有所改善。

【用法用量】煎服，9～15g。活血通经多酒炙用。

【注意事项】本品性质黏腻，较生地黄更甚，有碍消化，凡气滞痰多、脘腹胀痛、食少便溏者忌服。重用、久服，宜与陈皮、炒仁等同用，防止黏腻碍胃。

白芍 Baishao《日华子本草》

PAEONIAE RADIX ALBA

【来源】为毛茛科植物芍药 *Paeonia lactiflora* Pall. 的干燥根。生用、清炒或酒炙用。

【性能】苦、酸，微寒。归肝、脾经。

【功效应用】

1. 养血调经，用于肝血亏虚及血虚月经不调。本品味酸，收敛肝阴以养血，治肝血亏虚，面色苍白、眩晕心悸，或月经不调，崩中漏下，常与熟地、当归等同用，如四物汤；若血虚有热，月经不调，可配伍黄芩、黄柏、续断等药，如保阴煎；若崩漏，可与阿胶、艾叶等同用。

2. 柔肝止痛，用于肝脾不和之胸胁脘腹疼痛或四肢挛急疼痛。本品酸敛肝阴，养血柔肝而止痛，治疗血虚肝郁，胁肋疼痛，常配柴胡、当归、白芍等，如逍遥散；治疗脾虚肝旺，腹痛泄泻，常与白术、防风、陈皮同用，如痛泻要方；治疗痢疾腹痛，可与木香、黄连等同用，如芍药汤；用于阴血虚，筋脉失养而致手足挛急作痛，常配甘草缓急止痛，如芍药甘草汤。

3. 平抑肝阳，用于肝阳上亢之头痛眩晕。本品养血敛阴、平抑肝阳，常配牛膝、代赭石、龙骨、牡蛎等，如镇肝息风汤。

4. 敛阴止汗，用于盗汗、自汗。本品敛阴，有止汗之功。治疗外感风寒，营卫不和之汗出恶风，常与温经通阳的桂枝等同用，如桂枝汤；若阴虚盗汗，则与龙骨、牡蛎、浮小麦等同用。

【用法用量】煎服，6～15g。

【注意事项】阳衰虚寒之证不宜用，本品不宜与藜芦同用。

实例解析

实例：姚某，女，38岁。平素性格内向，郁郁寡欢，近一月来感胁肋胀痛，走窜不定，乳房胀痛以经前为甚，头晕头胀，嗳气食少，喜叹息，苔薄白，脉弦稍弱。用白芍15g、当归15g、炒白术15g、茯苓15g、柴胡10g、川芎10g、枳壳10g、陈皮10g、香附10g、延胡索10g、川楝子10g、郁金10g、甘草6g，服3剂后症状减轻，守方调整十天而愈。试问本方重用白芍的意义。

解析：本证患者属肝郁脾虚，肝气郁滞。拟疏肝健脾，行气和血止痛，用逍遥散加减。本方中白芍既配柴胡疏肝，又配当归养血，疏肝养血，柔肝止痛，药证相符，故疗效显著。

其他补血药，见表28－3。

表28－3　其他补血药简表

药名	性能	功效	主治
何首乌	苦、甘、涩，微温。归肝、心、肾经	制用：补益精血。生用：解毒，截疟，润肠通便	精血亏虚，头晕眼花，须发早白，腰膝酸软；久疟，瘰疬，肠燥便秘
阿胶	甘，平。归肺、肝、肾经	补血，滋阴，润燥，止血	血虚诸证；出血证；肺阴虚燥咳；热病伤阴，心烦失眠，阴虚风动
龙眼肉	甘，温。归心、脾经	补益心脾，养血安神	气血不足，心悸怔忡，健忘失眠，血虚萎黄

第四节　补阴药

以补阴为主要作用，常用于治疗阴虚证的药物，称为补阴药。

本类药性味以甘寒为主，能清热者，兼有苦味。其中能补肺胃之阴者，主要归肺胃经；能滋养肝肾之阴者，主要归肝肾经；少数药能养心阴，又归心经。

本类药物均有补阴功效，主治阴虚证，证见午后潮热、盗汗、五心烦热、两颧发红、咽干、口渴、眼目干燥、舌质红、脉细数等。不同脏腑的阴虚证还各有其特殊症状：肺阴虚，可见干咳少痰、咯血或声音嘶哑；胃阴虚，可见口干咽燥、胃脘隐痛、饥不欲食，或脘痞不舒，或干呕呃逆等；脾阴虚大多是脾的气阴两虚，可见食纳减少、食后腹胀、便秘、口唇干燥少津、干呕、呃逆、舌干苔少等；肝阴虚，可见头晕耳鸣、两目干涩，或肢麻筋挛、爪甲不荣等；肾阴虚，可见头晕目眩、耳鸣耳聋、牙齿松动、腰膝酸痛、遗精等；心阴虚，可见心悸怔忡、失眠多梦等。本类药物分别具有补肺阴、补胃阴、补肝阴、补肾阴、养心阴的作用。

使用本类药物，除根据不同脏腑的阴虚证合理选择药物外，还应针对各种阴虚证的不同见症，分别配伍止咳化痰、降逆和中、润肠通便、健脾消食、平肝、固精、安神等类药物，以标本兼顾。如阴虚兼血虚或气虚者，又需与补血药或补气药同用。

本类药物多偏于滋腻，故痰湿偏盛、脾胃虚弱、腹满便溏者慎用。

北沙参 Beishashen《本草汇言》

GLEHNIAE RADIX

【来源】为伞形科植物珊瑚菜 *Glehnia littoralis* Fr. Schmidt ex Miq. 的干燥根。生用。

【性能】甘、微苦，微寒。归肺、胃经。

【功效应用】

1. 养阴清肺，用于肺阴虚证。本品既能养肺阴，又能清肺热，用于肺燥阴虚有热之干咳少痰，或痨嗽久咳，咽干音哑者，常与麦冬、桑叶同用，如沙参麦冬汤；治疗阴虚劳热之咳嗽咯血，常与知母、鳖甲同用。

2. 益胃生津，用于胃阴虚证。本品既能养胃阴，又能清胃热，治疗胃阴虚之饥不欲食者，常与麦冬、生地同用，如益胃汤；治疗脾胃气阴两虚之四肢乏力，少气懒言，自汗或盗汗，常与黄精、太子参等同用。

知识拓展

北沙参的现代研究

北沙参的化学成分主要包括挥发油、糖苷、香豆素类等，还含有淀粉、三萜酸、豆甾醇、磷脂、氨基酸等成分。北沙参的乙醇提取物有降低体温和镇痛作用。北沙参多糖对免疫功能有抑制作用，可用于体内免疫功能异常亢进的疾病。北沙参水浸液在低浓度时，能加强离体蟾蜍心脏收缩。静脉注射北沙参可使麻醉兔的血压略升，呼吸加强。以北沙参为主的复方制剂，如阴虚胃痛颗粒，已广泛用于临床治疗慢性胃炎、消化性溃疡等疾病，并取得了一定的疗效。

【用法用量】煎服，5～12g。

【注意事项】本品宜与藜芦同用。

麦冬 Maidong《神农本草经》

OPHIOPOGONIS RADIX

【来源】为百合科植物麦冬 *Ophiopogon japonicus*（L. f.）Ker - Gawl. 的干燥块根。生用。

【性能】甘、微苦，微寒。归肺、胃、心经。

【功效应用】

1. 养阴润肺，用于肺阴虚证。本品善养肺阴，清肺热。用于阴虚肺燥有热的鼻燥咽干，干咳痰少、咳血，咽痛音哑等症，常与阿胶、杏仁、桑叶、枇杷叶等药同用，如清燥救肺汤。

2. 益胃生津，用于胃阴虚证。本品味甘柔润，性偏苦寒，长于滋养胃阴，生津止渴，兼清胃热。广泛用于胃阴虚有热之舌干口渴，胃脘疼痛，饥不欲食，呕逆，大便干结等症。治疗热伤胃阴，口干舌燥，常与生地、玉竹、沙参等品同用。治消渴，可与天花粉、乌梅等品同用。治胃阴不足之气逆呕吐，常与半夏、人参等同用，如麦门冬汤。治热邪伤津之便秘，常与生地、玄参同用，如增液汤。

3. 清心除烦，用于心阴虚证。本品还能养心阴，清心热，并略具除烦安神作用，可用于心阴虚有热之心烦、失眠多梦、健忘、心悸怔忡等症，与生地、酸枣仁、柏子仁等同用，如天王补心丹。治疗热伤心营，神烦少寐者，宜与黄连、生地、玄参等配伍，如清营汤。

知识拓展

麦冬的现代研究

麦冬主要含多种甾体皂苷、β-谷甾醇、豆甾醇、高异黄酮类化合物、多种氨基酸、各种类型的多聚糖、维生素 A 样物质、铜、锌、铁、钾等成分。麦冬多糖具有抗心肌缺血、降血糖、免疫调节、抗脑缺氧、抗过敏和平喘等药理作用。麦冬皂苷在抗心脑血管疾病、抗衰老、改善学习记忆障碍、抗肿瘤、抗辐射、抗炎、免疫调节、镇咳、改善肝肺病理性损伤等方面具有较好的药理作用。现代临床常以麦冬为主的复方制剂，如参麦注射液单独或配伍西药治疗心绞痛、心律失常、心功能不全等症状，具有较好的疗效。

【用法用量】水煎服，6~12g。或入丸、散。

枸杞子 Gouqizi《神农本草经》
LYCII FRUCTUS

【来源】为茄科植物宁夏枸杞 *Lycium barbarum* L. 的干燥成熟果实。生用。
【性能】甘、平。归肝、肾经。
【功效应用】

1. 滋补肝肾，用于肝肾阴虚及早衰证。本品能滋肝肾之阴，为平补肾精肝血之品。治疗精血不足所致的头晕目眩、腰膝酸软、遗精滑泄、耳聋、牙齿松动、须发早白、失眠多梦以及肝肾阴虚，潮热盗汗、消渴等，可单用，或与补肝肾、益精补血之品配伍。

2. 益精明目，用于肝肾阴虚或精亏血虚之两目干涩，内障目昏，常与熟地、山茱萸、山药、菊花等同用，如杞菊地黄丸。

知识拓展

枸杞子的现代研究

枸杞子主要含有甜菜碱、多糖、粗脂肪、粗蛋白、硫胺素、核黄素、烟酸、胡萝卜素、抗坏血酸、尼克酸、β-谷甾醇、亚油酸、微量元素及氨基酸等成分。枸杞多糖是枸杞中重要的有效成分，具有抗氧化、抗衰老、抗肿瘤、保护视网膜、保护生殖系统、治疗骨质疏松、抗辐射、增强免疫等作用。临床对 61 例不能手术的原发性肺癌患者进行观察，结果表明枸杞多糖加放疗能够显著提高完全缓解率，还能提高和保护放疗患者的免疫功能，且与化疗联用，也可增效减毒。以枸杞为主的复方制剂，如枸杞消渴胶囊，对Ⅱ型糖尿病的治疗具有较好的效果。

【用法用量】煎服，6~12g。

百合 Baihe《神农本草经》
LILII BULBUS

【来源】为百合科植物卷丹 *Lilium lancifolium* Thunb.、百合 *L. brownii* F. E. Brown var. *viridulum* Baker 或细叶百合 *L. pumilum* DC. 的干燥肉质鳞叶。生用或蜜炙用。

【性能】甘、寒。归肺、心经。

【功效应用】

1. 养阴润肺，用于肺阴虚证。本品能补肺阴，兼能清肺热，用于阴虚肺燥有热之干咳少痰、咳血或咽干音哑等症，常与生地、玄参、桔梗、川贝母等清肺、祛痰药同用，如百合固金汤。

2. 清心安神，用于心阴虚证。本品能养阴清心，宁心安神，治虚热上扰，失眠，心悸，可与麦冬、酸枣仁、丹参等清心安神药同用。治疗神志恍惚，情绪不能自主，口苦、小便赤、脉微数等为主的百合病心肺阴虚内热证，常与生地黄、知母等养阴清热之品同用。

此外，本品还能养胃阴、清胃热，对胃阴虚有热之胃脘疼痛亦宜选用。

知识拓展

百合的现代研究

百合主要含有酚酸甘油酯、丙酸酯衍生物、酚酸的糖苷、酚酸甘油酯糖苷、甾体糖苷、甾体生物碱、微量元素、淀粉、蛋白质、脂肪等成分。百合水提液对实验动物有止咳、祛痰、镇静、抗过敏作用；百合水煎醇沉液有耐缺氧作用；还可防止环磷酰胺所致白细胞减少症。百合多糖具有抗肿瘤、抗疲劳、清除自由基、调节免疫、降血糖、抗氧化、抑菌等药理作用。百合总皂苷具有较好的抗抑郁活性。目前对百合的研究主要集中在止咳和安神方面，著名成方百合固金汤是治疗肺伤咽痛、咳喘痰血等症的名方。

【用法用量】煎服，6~12g。蜜炙可增加润肺作用。

鳖甲 Biejia《神农本草经》
TRIONYCIS CARAPAX

【来源】为鳖科动物鳖 *Trionyx sinensis* Wiegmann 的背甲。以砂炒后醋淬用。

【性能】咸，微寒。归肝、肾经。

【功效应用】

1. 滋阴潜阳、退热除蒸，用于肝肾阴虚证。本品滋养肝肾之阴，适用于肝肾阴虚所致的阴虚内热、阴虚风动、阴虚阳亢诸证。治疗温病后期，阴液耗伤，邪伏阴分，夜热早凉，热退无汗者，常与丹皮、生地、青蒿等品同用，如青蒿鳖甲汤。治疗阴血亏虚，骨蒸潮热者，常与秦艽、地骨皮等品同用。治疗阴虚风动，手足瘛疭者，常与阿胶、生地、麦冬等同用。

2. 软坚散结，用于癥瘕积聚、久疟疟母。本品擅长软坚散结，为治癥瘕积聚、久疟疟母之常用品，常与牡丹皮、桃仁、土鳖虫同用，如鳖甲煎丸。

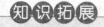

鳖甲的现代研究

鳖甲主要含有动物胶、骨胶原、角蛋白、17种氨基酸、碳酸钙、磷酸钙、碘、维生素D及锌、铜、锰等微量元素。鳖甲及其提取物具有免疫调节、抗肝纤维化、抗肿瘤、预防辐射损伤、影响肾小球系膜细胞转化生长因子、抗疲劳、抗突变、补血及增加骨密度等作用。现代临床用鳖甲主要治疗肝纤维化及肝硬化。目前以鳖甲为主的复方鳖甲软肝片在治疗慢性乙型肝炎肝纤维化，以及早期肝硬化具有较好的疗效。

【用法用量】 煎服，宜先煎，9～24g。滋阴潜阳宜生用，软坚散结宜醋炙用。

【注意事项】 孕妇及脾胃虚寒忌用。

其他补阴药，见表28-4。

表28-4 其他补阴药简表

药名	性能	功效	主治
南沙参	甘，微寒。归肺、胃经	养阴清肺，益胃生津，补气，化痰	肺阴虚证；胃阴虚证
天冬	甘、苦，寒。归肺、肾经	养阴润燥，清肺生津	肺阴虚证；肾阴虚证；热病伤津之食欲不振、口渴及肠燥便秘
玉竹	甘，微寒。归肺、胃经	养阴润燥，生津止渴	肺胃阴伤，燥热咳嗽，咽干口渴，内热消渴
墨旱莲	甘、酸，寒。归肾、肝经	滋补肝肾，凉血止血	肝肾阴虚证；阴虚血热的失血证
女贞子	甘、苦，凉。归肝、肾经	滋补肝肾，明目乌发	肝肾阴虚，眩晕耳鸣，腰膝酸软，须发早白，目暗不明，内热消渴，骨蒸潮热
石斛	甘，微寒。归胃、肾经	益胃生津，滋阴清热	胃阴虚证，热病伤津症；肾阴虚证
黄精	甘，平。归脾、肺、肾经	补气养阴，健脾，润肺，益肾	阴虚肺燥，干嗽少痰，肺肾阴虚，劳嗽久咳；脾胃虚弱；肾精亏虚，内热消渴
桑椹	甘、酸，寒。归心、肝、肾经	滋阴补血，生津润燥	肝肾阴虚证；津伤口渴，内热消渴，肠燥便秘
龟甲	咸、甘，微寒。归肝、肾、心经	滋阴潜阳，益肾强骨，养血补心，固经止崩	阴虚潮热，骨蒸盗汗，头晕目眩，虚风内动，筋骨痿软，心虚健忘，崩漏经多
哈蟆油	甘、咸，平。归肺、肾经	补肾益精，养阴润肺	病后体弱，神疲乏力，心悸失眠，盗汗，痨嗽咳血

相似补虚药功效主治的比较，见表28-5。

表28-5 相似补虚药功效主治比较

药名	共同点	不同点
人参	补脾肺之气，治疗脾肺气虚之证	补气力强，擅长大补元气；又能补气生津，安神益智，用于心气不足、失眠健忘、心悸征忡
黄芪		补气之力不及人参，但长于补气升阳，益卫固表，托疮生肌，利水消肿，尤宜于脾虚气陷及表虚自汗等证

续表

药名	共同点	不同点
白术	健脾燥湿，为治疗脾虚脾湿证要药	补脾益气为主，又能利水，止汗，安胎之功，用于脾虚气虚证
苍术		燥湿运脾为主，又发汗解表，祛风湿，用于湿盛实证
甘草	补中益气，缓和药性，用于脾胃虚弱、倦怠乏力、调和诸药	炙用善补心气、缓急止痛，用于心气虚的心动悸、脉结代，以及脘腹或四肢挛急疼痛；生用祛痰止咳、解毒，用于咳嗽痰多，以及解药物及食物之毒
大枣		养血安神，用于血虚萎黄及脏躁症等
鹿茸	温肾壮阳，用于肾阳虚所致阳痿，腰膝冷痛，为温暖肾阳要药	温肾方面主要用于肾功能衰退，专于补虚，故能补益精血，又能托疮生肌
附子		温里散寒、回阳救逆，为治疗阳虚重证要药
杜仲	补肝肾、强筋骨，用于腰膝酸痛、筋骨软弱；又善补肝肾安胎，治胎动不安	补力较强，为治肝肾不足的腰痛、足膝无力之要药；又能降压，用于高血压属肾虚或肝阳上亢
续断		补力较弱，善行血脉、续筋骨，用于伤科跌打损伤、骨折；又能调冲任、止血，治疗崩漏
当归	补血，用于血虚面色萎黄、头晕眼花、心悸失眠等	善活血调节止痛，用于妇女月经不调、经闭痛经诸证；又能润肠通便，用于肠燥便秘
熟地黄		善滋阴补精益髓，用于肾阴不足的腰膝酸软、潮热盗汗及精血亏虚的头晕眼花、须发早白等
鲜地黄	养阴生津，用于阴虚津亏诸证	滋阴力虽弱，但长于清热凉血，泻火除烦，多用于血热邪盛，阴虚津亏证
生地黄		凉血之力稍逊，但长于养心肾之阴，尤宜于血热阴伤及阴虚发热者
熟地黄		入肝肾而功专养血滋阴，凡真阴不足，精髓亏虚者，皆可用之
南沙参	养阴清肺、益胃生津，用于肺热咳嗽、阴虚劳嗽以及阴虚津伤的口干舌燥等	来源于桔梗科，兼能益气祛痰，用于肺热燥咳或阴虚劳嗽有痰，以及阴伤兼气虚之口干舌燥等证
北沙参		来源于伞形科，长于滋阴，善治燥咳或阴虚劳嗽无痰及阴伤重症者
百合	润肺清心，用于肺燥咳嗽或劳嗽咯血、虚烦不眠	长于润肺止咳，用于肺虚久咳；又能安神，治疗热病余热未清的虚烦不眠
麦冬		长于清心除烦，用于阴虚心火旺的心烦不眠；又能益胃生津、润肠通便，用于胃阴虚口渴及肠燥便秘
龟甲	滋阴潜阳、清虚热，用于阴虚阳亢、虚风内动及阴虚内热等证	滋阴力较强，善治阴虚阳亢之证；又能益肾健骨，养血补心、止血，用于肾虚骨弱，心血虚之心悸失眠等
鳖甲		长于清虚热，善治热病伤阴、夜热早凉；又能软坚散结，用于癥瘕积聚、久疟疟母

本 章 小 结

补虚药均有补虚作用，主要用于虚证。补虚药的补虚作用又有补气、补阳、补血、补阴的不同，分别主治气虚证、阳虚证、血虚证和阴虚证。在补气药中人参、黄芪均能补气生津，然人参补脾益肺力强，善大补元气，又能安神益智，黄芪的补气之力不及人参，但善于升阳，并擅补肺气以固表止汗，并能利水消肿，托毒生肌；白术、山药均为补脾益气之品，是治疗脾胃虚弱的常用药，白术善补气健脾而助阳，并能燥湿利水，固表止汗，补气健脾而安胎，山药既补气又养阴，为平补气阴之品，并能固精止带；甘草不仅补中益气、缓和药性，又能祛痰止咳、缓急止痛、清热解毒。在补阳药中鹿茸补肾阳，益精血，为峻补元阳之要药；淫羊藿既能补肾阳、强筋骨，又兼有祛风湿之功效；杜仲、续断均能补肝肾、强筋骨、安胎，然杜仲温补肝肾而助阳之力胜于续断，并有降血压作用，而续断能行血脉、消肿止痛而疗伤续折。在补血药中当归、白芍均能补血、调经，为妇科补血调经之要药。当归性温，多用于血虚有寒者；白芍性微寒，多用于血虚有热者。二药均能止痛，然当归补血活血止痛、又善养血润肠通便；白芍则养血敛阴、平肝止痛，又能敛阴、和营而止汗。补阴药中北沙参、麦冬既能养阴润肺，又能益胃生津；百合润肺生津，清心安神；枸杞子、鳖甲均能滋养肝肾之阴，其中枸杞子可润肺，鳖甲又可潜降肝阳而息内风，为治阴虚发热之要药。

思考题

1. 简述补虚药的含义、分类、功效、适应范围及使用注意。
2. 使用补气药应注意什么？为什么补气药使用不当反而有害无益？
3. 简述人参、黄芪的药性特点及功效应用。
4. 当归对血证的治疗特点有哪些？
5. 熟地黄与生地黄在性能、功效主治方面有哪些相同和不同之处？

第二十九章　收 涩 药

学习导引

知识要求

1. **掌握**　五味子、乌梅、山茱萸、海螵蛸分类归属、性能、功效应用、特殊用量用法及使用注意。

2. **熟悉**　收涩药的含义、性能、功效与主治、分类、配伍应用及使用注意。

3. **了解**　麻黄根、椿皮、赤石脂、诃子、肉豆蔻、芡实、覆盆子、浮小麦、金樱子、莲子肉、五倍子、桑螵蛸、罂粟壳、石榴皮的性能、功效和主治证。

能力要求

具备应用收涩药的性能、功效应用、用药特点及配伍规律的知识，达到为临床治疗各类滑脱病症，合理推荐收涩药的能力。

凡以收敛固涩为主要功效，用于治疗各种滑脱病症为主的药物称为收涩药，又称固涩药。

本类药物味多酸涩，性温或平，主入肺、脾、肾、大肠经。由于酸可收敛、涩可固脱，故收涩药有固表止汗、敛肺止咳、涩肠止泻、固精缩尿、收涩止带、收敛止血等作用，多用于久病体虚、正气不固、脏腑功能衰退所致的自汗盗汗、久咳虚喘、泻利脱肛、遗精遗尿、崩漏带下等滑脱不禁之证。依据功效与主治，将该类药分为收敛止汗药、涩肠止泻药、固精缩尿止带药三类。

收涩药，主要应用其收敛固涩之性，及时收敛其耗散，固其滑脱病症，属治标之法。滑脱病症之本是正气虚弱，然收涩药只能收敛固涩以治其标，少数收涩药虽兼有一定补益作用，但常须与补益药配伍，以求标本并治。如治气虚自汗、阴虚盗汗者分别配伍补气药、补阴药；脾肾阳虚之久泻、久痢者宜配伍温补脾肾药；肾虚遗精滑精、遗尿尿频者，需配伍补肾药；冲任不固之崩漏下血，常配伍补肝肾、固冲任药；肺肾虚损，久咳虚喘者，宜配伍补肺益肾纳气药等。

收涩药酸涩敛邪，故凡表邪未解，湿热所致之泻痢、带下，血热出血以及实邪未清者，均不宜使用。

五味子 Wuweizi《神农本草经》
SCHISANDRAE CHINENSIS FRUCTUS

【来源】为木兰科植物五味子 *Schisandra chinesis*（Turcz.）Baill 的成熟果实。生用或醋制用。

【性能】酸、甘，温。归肺、心、肾经。

【功效应用】

1. 敛肺滋肾，用于肺虚久咳及肺肾两虚之咳喘。本品能收敛肺气，滋补肾阴，为治疗久咳虚喘之要药。治肺虚久咳，常与罂粟壳同用，如五味子丸；治肺中寒，咳唾浊沫，常与炮姜、细辛、茯苓等同用，如温肺散；治肺肾两虚喘咳，常与熟地黄、山茱萸、山药等同用，如都气丸；治寒饮咳喘者，配伍细辛、干姜等，如小青龙汤。

2. 敛汗生津，用于自汗、盗汗，津伤口渴，阴虚消渴。治自汗、盗汗者，可与麻黄根、龙骨、牡蛎等同用；治热伤气阴，汗多口渴者，常与人参、麦冬同用，如生脉散；治阴虚内热，口渴多饮之消渴证，可与黄芪、山药、知母等益气生津药同用，如玉液汤。

3. 涩精止泻，用于肾虚精关不固遗精、滑精，久泻不止。治下焦虚冷，精滑不固，遗沥不断者，可与桑螵蛸、附子、龙骨、金樱子等同用，如桑螵蛸丸；治脾肾虚寒久泻不止，可与吴茱萸同炒香研末，米汤送服，如五味子散；治梦遗者，常与麦冬、山茱萸、熟地、山药等同用，如麦味地黄丸；治脾肾虚寒之五更泻，多与补骨脂、吴茱萸、肉豆蔻同用，如四神丸。

4. 宁心安神，用于虚烦心悸，失眠多梦等心神不宁证。治阴血亏损，心神失养或心肾不交之虚烦心悸、失眠多梦，常与酸枣仁、麦冬、丹参、生地等同用，如天王补心丹；治疗心脾两虚之心悸怔忡，惊惕不安者，常与人参、熟地、远志、酸枣仁等滋阴清热，养血安神药配伍，如平补镇心丹。

【用法用量】煎服，3～6g，研末服，1～3g。

【注意事项】凡表邪未解，内有实热，咳嗽初起，麻疹初期，均不宜用。

乌梅 Wumei《神农本草经》
MUME FRUCTUS

【来源】为蔷薇科植物梅 *Prunus mume*（Sieb.）Sieb. et Zucc. 的干燥近成熟果实。去核生用或炒炭用。

【性能】酸、涩，平。归肝、脾、肺、大肠经。

【功效应用】

1. 敛肺止咳，用于肺虚久咳。本品入肺经能敛肺气，止咳嗽。治肺虚久咳少痰或干咳无痰证，可与罂粟壳、杏仁等同用。

2. 涩肠止泻，用于久泻、久痢。本品涩肠止泻痢作用较强，治久泻、久痢者，常与罂粟壳、诃子等同用，如固肠丸。取其涩肠止痢之功，配伍解毒止痢之黄连，亦可用于湿热泻痢，便脓血者。

3. 安蛔止痛，用于蛔厥腹痛，呕吐。本品具有安蛔止痛，和胃止呕的功效，为安蛔之良药。治疗脾胃虚寒而蛔虫上扰所致的腹痛、呕吐、四肢厥冷的蛔厥病证，常配伍细辛、川椒、黄连、附子等，如乌梅丸。

4. 生津止渴，用于虚热消渴。本品能生津液、止烦渴，治疗虚热消渴，可单用煎服，或与天花粉、麦冬、人参等同用，如玉泉散。

知识拓展

乌梅的现代研究

乌梅主要含柠檬酸、延胡索酸、酒石酸、豆谷甾醇、天冬氨酸、蜡样及齐墩果酸样物质。本品有抑制蛔虫活动、抗氧化、镇咳、止泻、止血、抗肿瘤、增强免疫功能、抑菌等作用。研究发现，乌梅所含有机酸对体外多种致病性细菌及皮肤真菌有抑制作用，且强于有机酸盐。乌梅所含柠檬酸可使体液保持弱碱性，使血液中酸性有毒物质分解以改善血液循环。体外抗肿瘤及免疫调节试验结果表明，乌梅具有抑制人原始巨核白血病细胞和人早幼粒白血病细胞生长的作用。现代多用乌梅枯痔注射液注射于内痔核内，治疗初期内痔、叶状内痔、曲张型混合痔平均在2周内治愈。另外，本药对慢性结肠炎、细菌性痢疾、婴幼儿腹泻、胆道蛔虫症等疗效较好。

【用法用量】煎服，6～12g，大剂量可用至30g。外用适量，捣烂或炒炭研末外敷。止泻止血宜炒炭用。

【注意事项】外有表邪或内有实热积滞者均不宜服。

山茱萸 Shanzhuyu《神农本草经》
CORNI FRUCTUS

【来源】为山茱萸科植物山茱萸 *Cornus officinalis* Sieb. et Zucc. 的干燥成熟果肉。生用或酒制用。

【性能】酸、涩，微温。归肝、肾经。

【功效应用】

1. 补益肝肾，用于肝肾亏虚，腰膝酸软，头晕耳鸣，阳痿。本品温而不燥，补而不峻，功善补益肝肾，既能益精，又可助阳，为平补肝肾之要药。治疗肝肾阴虚，头晕目眩、耳鸣，腰膝酸软者，常与熟地、山药等配伍，如六味地黄丸；治疗肾虚阳痿者，多与鹿茸、补骨脂、巴戟天、淫羊藿等配伍，以补肾助阳。

2. 收敛固涩，用于遗精滑精，遗尿尿频，崩漏下血，月经过多，大汗虚脱。本品于补益之中又具固涩之功，为固精止遗之要药。治疗肾虚精关不固之遗精、滑精者，常与熟地、山药等同用，如六味地黄丸。治疗妇女肝肾亏损，冲任不固之崩漏，月经过多者，常与熟地黄、白芍等同用，如加味四物汤；治肾虚膀胱失约之遗尿、尿频者，常与覆盆子、金樱子、沙苑子、桑螵蛸等药同用；治疗大汗欲脱或久病虚脱者，常与人参、附子、龙骨等同用，如来复汤。

此外，本品亦治消渴证，多与生地、天花粉等同用。

【用法用量】煎服，6～12g，急救固脱可用至30g。

【注意事项】素有湿热致小便淋涩者，不宜应用。

知识拓展

山茱萸的现代研究

山茱萸果实主要含挥发油，糖类，鞣质，有机酸。包括山茱萸苷、乌索酸、莫罗忍冬苷、7-O-甲基莫罗忍冬苷、獐牙菜苷、番木鳖苷。此外，还有没食子酸、苹果酸、酒石酸、原维生素A等。山茱萸具有免疫调节、降血糖、抗休克、抗炎、强心等药理作用；山茱萸煎剂能抑制醋酸引起的小鼠腹腔毛细血管通透性增高、大鼠棉球肉芽组织增生、二甲苯所致小鼠耳廓肿胀以及蛋清引起的大鼠足垫肿胀，对大鼠足垫炎症组织内前列腺素含量无明显影响；降低大鼠肾上腺内抗坏血酸的含量。以山茱萸为主的复方制剂如六味地黄丸，在临床上被广泛用于治疗高血压、高血脂、心律失常等疾病。

海螵蛸 Haipiaoxiao《神农本草经》
SEPIAE ENDOCONCHA

【来源】为乌贼科动物无针乌贼 *Sepiella maindroni* de Rochebrune 或金乌贼 *Sepia esculenta* Hoyle 的干燥内壳。生用。

【性能】咸、涩，微温。归肝、肾经。

【功效应用】

1. 固精止带，用于虚证带下不止，遗精、滑精。治疗肾失固藏之遗精、滑精，常与山茱萸、菟丝子、沙苑子等药同用；治肾虚带脉不固之带下清稀者，常与山药、芡实等药同用；如为赤白带下，则配伍白芷、血余炭，如白芷散。

2. 收敛止血，用于崩漏，吐血、便血及外伤出血。治疗崩漏，常与茜草、棕榈炭、五倍子等同用，如固冲汤；治吐血、便血者，常与白及等分为末服；治外伤出血，可单用研末外敷。

3. 制酸止痛，用于胃痛吐酸。本品能制酸止痛，为治疗胃脘痛胃酸过多之佳品，常与延胡索、白及、贝母、瓦楞子等药同用。

4. 收湿敛疮，用于湿疮，湿疹，溃疡不敛。本品外用能收湿敛疮，治疗湿疮、湿疹，配黄柏、青黛、煅石膏等药研末外敷；治溃疡多脓，久不愈合者，可单用研末外敷，或配煅石膏、枯矾、冰片等药共研细末，撒敷患处。

实例解析

实例：桑螵蛸为螳螂的干燥卵鞘，海螵蛸为乌贼的干燥背骨，二者都为收敛固涩药，但在功效与应用上又有何区别与联系？

解析：相同点：两药味都咸涩，归经肝肾，均能固精止遗，可用于治疗肾虚精关不固所致的遗精、早泄、带下等症。不同点：桑螵蛸固涩之中又能补肾助阳，可治肾虚阳痿。海螵蛸固涩力较强，偏于收敛止血，收湿敛疮，用于治疗崩漏、吐血、便血、外伤出血及湿疹、湿疮、溃疡不敛，兼能制酸止痛，去湿生肌。

【用法用量】 煎服，6～12g。散剂酌减。外用适量。

【注意事项】 阴虚内热者不宜服。

其他收涩药，见表29－1。

表29－1 其他收涩药简表

药名	性能	功效	主治
麻黄根	涩，平。归肺经	固表止汗	体虚自汗、盗汗
椿皮	苦，涩，寒。归大肠、胃、肝经	清热燥湿，收敛止带，止泻止血	赤白带下；久泻久痢，湿热泻痢；崩漏经多；便血痔血
赤石脂	甘，涩，温。归大肠、胃经	涩肠止泻，收敛止血，敛疮生肌	久泻，久痢；崩漏，便血；疮疡久溃
诃子	苦、酸、涩，平。归肺、大肠经	涩肠止泻，敛肺止咳，利咽开音	久泻，久痢；久咳，失音
肉豆蔻	辛，温。归脾、胃、大肠经	涩肠止泻，温中行气	虚泻，冷痢；畏寒胀痛；食少呕吐
芡实	甘，涩，平。归脾、肾经	益肾固精，健脾止泻，除湿止带	遗精滑精；脾虚久泻；带下
覆盆子	甘，酸，微温。归肝、肾经	益肾，固精缩尿，明目	肾虚滑脱诸证；肝肾亏虚；目暗不明
浮小麦	涩、甘，凉。归心经	止汗，益心气，养心阴	体虚自汗、盗汗；骨蒸劳热
金樱子	酸，甘，涩，平。归肾、膀胱、大肠经	固精，缩尿，止带，止泻	遗精滑精；遗尿尿频；带下，久泻久痢
莲子肉	甘，涩，平。归脾、肾、心经	补脾肾心气，止泻，止带，缩尿，固精，安神	脾虚食少；久泻，带下病；尿频，遗精；虚烦不眠
五倍子	酸，涩，寒。归肺、肾、大肠经	敛肺降火，涩肠止泻，固精止遗，敛汗止血，收湿敛疮	肺虚止咳；肺热痰嗽；久泻久痢；盗汗；遗精滑精；崩漏；便血痔血；外伤出血；痈肿疮毒；皮肤湿疮
桑螵蛸	甘，咸，平。归肝、肾经	固精缩尿，补肾助阳	遗精滑精；遗尿尿频；小便白浊；肾虚阳痿
罂粟壳	酸，涩，平。有毒。归肺、大肠、肾经	敛肺，涩肠，止痛	肺虚久咳；久泻久痢；胃痛腹痛；筋骨疼痛
石榴皮	酸，涩，温。归大肠经	涩肠止泻，杀虫	久泻久痢；虫积腹痛；崩漏便血

本 章 小 结

　　收涩药均能收敛固涩，主治正气虚，滑脱之证。收涩药味多酸、涩，性多温或平，主归肺、脾、肾、大肠经。根据药物功效与主治病症不同，将收涩药分为收敛止汗、涩肠止泻、固精缩尿止带三类药物。其中五味子、乌梅、诃子酸涩收敛，具有敛肺止咳、涩肠止泻作用，治疗肺虚久咳，脾虚久泻。此外，五味子并能生津敛汗、宁心安神；乌梅可生津止渴、安蛔止痛；诃子又可降火利咽；山茱萸、海螵蛸、莲子等具有固肾涩精、缩尿止带，治疗遗尿、遗精、带下。其中山茱萸又为补益肝肾之要药，用于肝肾亏虚之腰膝酸软，头晕目眩、崩漏带下、遗精遗尿及大汗不止等证。海螵蛸长于止血，兼可止带制酸、收湿敛疮，常用于崩漏下血、肺胃出血及白带过多之证。此外，莲子善补脾肾之虚，治脾虚久泻、带下病，又具养心安神之功。

思考题

1. 简述收涩药的含义、分类、功效、适应范围及使用注意。
2. 结合五味子的药性，试用中医药理论阐述五味子的功效及主治病症。
3. 乌梅、诃子、五倍子皆有敛肺止咳、涩肠止泻之功，各药有何特点。
4. 试比较五味子与五倍子功效，主治病症的共同点与不同点。

第三十章 外用药

凡用于体表皮肤、黏膜、创面等部位，具有解毒消肿、杀虫止痒、化腐排脓、生肌敛疮等外用为主要应用形式的药物，称为外用药。

本类药适用于痈疽疮疖、疥癣、皮炎、湿疹、烧烫伤、蛇虫咬伤以及跌打损伤、瘀血肿痛、痔疮、脱肛、神经麻痹、皮肤癌等疾病的治疗。根据外用药功效与主治的不同，可分为解毒杀虫药、燥湿止痒药和拔毒化腐生肌药三大类。根据上述疾病发生的部位及表现不同，故用药的形式和方法也多种多样，如膏贴、涂搽、熏洗、吹喉、点眼、滴鼻等。其中有些药物也可视证情需要用以内服。

本类药多有不同程度的毒性，使用时应慎重。外用一般需经过配置后用，剂量不宜过大，涂敷面积不宜过宽；少数可内服，一般如丸、散，但应当注意控制剂量，防止中毒。

硫黄 Liuhuang《神农本草经》
SULFUR

【来源】为自然元素类矿物硫族自然硫，或用含硫矿物加工制得。生硫黄只做外用，供内服的硫黄须与豆腐同煮，至豆腐呈黑绿色为度，除去豆腐，阴干。用时研末。

【性能】酸，温。有毒。归肾、大肠经。

【功效应用】

1. 外用解毒杀虫止痒，用于疥癣、湿疹、阴疽疮疡。本品外用有解毒杀虫，燥湿止痒诸功效，尤为治疗疥疮的要药。治疗疥疮，可单取硫黄为末，麻油调涂或配伍风化石灰、轻粉、铅丹研末，猪油调涂治疥疮，如硫黄散。治疗湿癣、顽癣瘙痒，可与斑蝥、冰片等同用，涂敷患处。治疗疮疽，可与雄黄、麝香、白矾等配伍研末，少许敷患处。治疗湿疹瘙痒，可单用硫黄粉外敷，或与蛇床子、明矾等杀虫止痒燥湿药同用。

2. 内服补火助阳通便，用于阳痿、虚喘冷哮、虚寒便秘。本品乃纯阳之品，能补命门真火而壮元阳，适用于肾阳不足、命门火衰诸证。治疗肾阳衰微，下元虚冷而致寒喘者，多与附子、肉桂等配伍。治疗肾虚阳痿，小便频数，常与鹿茸、补骨脂、蛇床子等同用。若配附子、肉桂、沉香，可治肾不纳气之喘促等，如黑锡丹。治疗虚冷便秘，常与半夏同用，如半硫丸。

知识拓展

硫黄的现代研究

硫黄主要含单质硫，另含有砷、硒、铁、碲等成分。用硫黄或经适当配伍可用于治疗疥疮、痤疮、皮肤病、湿疹、带状疱疹、酒齄鼻、蛲虫病、便秘、牛皮癣等多种疾病。现代研究发现，硫黄与皮肤分泌液接触，可形成硫化氢及五硫磺酸，具有杀灭真菌及疥虫的作用；以硫化钡为主的硫化物，有溶解角质及脱毛的作用，可以软化皮肤，并对皮肤有局部刺激作用；硫黄内服后，可在肠中形成硫化钾和硫化氢，刺激胃肠黏膜，使其加快肠蠕动，导致缓泻。

【用法用量】外用适量，研末敷或加油调敷患处。内服 $1.5 \sim 3g$，炮制后入丸散。

【注意事项】孕妇、阴虚火旺者忌服。不宜与芒硝、玄明粉同用。内服宜慎，不可久用。外用不宜大面积涂搽及长期持续使用。

炉甘石 Luganshi 《外丹本草》

CALAMINA

【来源】为碳酸盐类矿物方解石族菱锌矿，主含碳酸锌（$ZnCO_3$）。打碎，生用，或煅后水飞用。

【性能】甘，平。归肝、胃经。

【功效应用】

1. 解毒明目退翳，用于目赤肿痛、目生翳障、眼睑溃烂。本品无毒，既能解毒明目退翳，又能收湿止泪止痒，为眼科外用常用药。用于多种目疾，治目赤暴肿，常与玄明粉同用，各等份为末点眼，如神应散；治风眼流泪，与海螵蛸、冰片共为细末，点眼，如止泪散；治眼睑溃烂，畏日羞明，配伍黄连、冰片等，如黄连炉甘石散。

2. 收湿止痒敛疮，用于湿疮、湿疹、溃疡不敛。本品能生肌敛疮，收湿止痒，又能解毒，常与煅石膏、龙骨、青黛、黄连等同用提高药效。治疮疡不敛，配伍龙骨，共研细末掺患处，如平肌散。

【用法用量】外用适量，研末撒布或调敷。水飞点眼、吹喉。本品一般不内服。

【注意事项】宜炮制后用。

知识拓展

炉甘石的现代研究

炉甘石主要成分为碳酸锌（$ZnCO_3$），尚含铁、钙、镁、锰的碳酸盐，有的尚含少量钴、铜、镉、铅和痕量的锗、铟。煅炉甘石的主要成分是氧化锌。本品所含的碳酸锌不溶于水，广泛用于皮肤科，外用能部分吸收创面的分泌液，有防腐、收敛、保护性治疗皮肤炎症或表面创伤，同时能抑制局部葡萄球菌的生长。用炉甘石或经适当配伍治疗湿疹、黄水疮、漆疮、药物性皮炎、肛门瘙痒症、睑缘炎、泪囊炎等多种疾病，疗效满意。现代临床上多用炉甘石洗剂，治疗急性瘙痒性皮肤病，如荨麻疹和痱子，疗效较好。本品口服后在胃内可生成氯化锌，会刺激腐蚀胃肠道，且有些炉甘石含铅及镉，毒性较大，故需慎重使用。

其他外用药，见表30-1。

表30-1 其他外用药简表

药名	性能	功效	主治
雄黄	辛，温。有毒。归胃、大肠经	攻毒，杀虫	痈疽疔疮、湿疹疥癣；蛇虫咬伤、虫证
蟾酥	辛，温。有毒。归心经	解毒，止痛，开窍醒神	痈疽疔疮，瘰疬；咽喉肿痛，牙痛；痧胀腹痛；神昏吐泻
露蜂房	甘，平。归胃经	攻毒杀虫，祛风止痛	疮疡肿毒；乳痈，瘰疬；顽癣瘙痒；癌肿；风湿痹痛；牙痛；风疹瘙痒
硼砂	甘，咸，凉。归肺、胃经	外用清热解毒，内服清热化痰	咽喉肿痛；口舌生疮，鹅口疮；目赤翳障，阴痒，痔疮；痰热咳嗽
蛇床子	辛，苦，温。归肾经	外用燥湿止痒，内服温肾助阳	阴部湿痒，湿疹，皮肤瘙痒；肾虚阳痿，宫冷不孕；寒湿带下
砒石	辛，大热。有大毒。归肺、肝经	外用蚀疮去腐；攻毒杀虫；内服劫痰平喘	癣疮，瘰疬，痔疮；溃疡腐肉不脱及寒痰哮喘
升药	辛，热。有大毒。归肺、脾经	拔毒，去腐	痈疽溃后，脓出不畅；腐肉不去，新肉难生
大蒜	辛，温。归脾、胃、肺经	解毒消肿，止痢，杀虫	痈肿疮疡；疥癣；痢疾；钩虫病；蛲虫病；各种癣证；湿疹；皮肤瘙痒

本 章 小 结

凡以外用为主要应用形式的药物，称为外用药。外用药主要应用于身体外表的局部，通过药物与患部的直接接触而起到解毒抗炎、消肿止痛、收敛、止血、脱腐、生肌等功效。适用于痈疽疮疖、疥癣、蛇虫咬伤及外伤等。每味药都有不同的功效和特点。有杀虫止痒者，如硫黄、明矾、轻粉、蛇床子等，用于疥癣、湿疹、痒疹等皮肤病；以去腐排脓为主，如升药，用于拔毒排脓，除腐生新；有收湿生肌敛疮者，如炉甘石，用于目赤翳障，溃疡不敛、湿疮等；有解毒消肿者，如硼砂、大蒜，可用于咽喉肿痛等。

思考题

1. 简述外用药的含义、分类、功效、适应范围及使用注意。
2. 试述硫黄与雄黄的功效相同点及不同点。
3. 结合蛇床子的药性，试用中医药理论阐述蛇床子的功效与主治病症。

下篇

方剂学基础

第三十一章 方剂学基本知识

学习导引

知识要求

1. **掌握** 方剂与方剂学的定义，明确方剂学在中医药学中的地位和重要性；组方原则与方剂的变化形式。

2. **熟悉** 治法与方剂的关系；八法的涵义、适用范围、常用分类及使用注意；方剂的配伍目的。

3. **了解** 常用剂型的种类及特点。

能力要求

具备应用八法及组方原则、方剂的变化形式等知识，达到能根据不同病情从八法中选择正确治法，运用君臣佐使的基本结构分析成方，并对成方进行药味、药量以及剂型调整变化的能力。

方剂是针对具体病证，按照组成原则，选择药物，酌定用量，规定适宜剂型及用法的药物配伍组合。方剂学是研究与阐明方剂基本理论及其临床运用等相关知识的学科。

方剂的应用历史悠久，在现存医书中，最早记载方剂的著作是 1973 年在马王堆汉墓出土的《五十二病方》。《黄帝内经》是现存医籍中最早的中医药理论经典著作，为方剂学的发展奠定了理论基础。《伤寒杂病论》融理、法、方、药于一体，被后世誉为"方书之祖"。《太平圣惠方》是我国历史上由政府组织编写的第一部综合类方书，《太平惠民和剂局方》是宋代官府药局和剂局的成药配本，是我国历史上第一部由政府编制颁行的成药药典。《普济方》集明以前方书之大成，载方 61739 首，是我国现存古籍中载方量最多的方书。清代温病学派崛起，创立了许多治疗温热病的有效方剂。新中国成立以来，随着中医药事业的振兴，众多医家创立了很多新的方剂，并对民间单方、验方等进行了大量的发掘和整理，《中医方剂大辞典》载方 96500 余首，堪称当今方剂之大成。

第一节 方剂与治法

一、方剂与治法的关系

治法和方剂，是中医学理、法、方、药体系的重要组成部分。方剂，是在治法指导下，按照组方原则配伍而成的药物有序组合；治法，则是在辨清证候，审明病因、病机之后，有针对性地采取的治疗法则。即"方从法出，法随证立"。如病人症见恶寒发热，头身疼痛，无汗而喘，舌苔薄白，脉浮紧，辨证为风寒表实证，根据"其在皮者，汗而发之"和"寒者热之"的治疗原则，确立辛温解表的治法，选择相应的药物组成辛温解表方剂，使表邪随汗而解。总之，治法是用方或组方的依据，方剂是体现治法的主要手段。方与法二者相互依存，密不可分。

二、常用治法

早在《黄帝内经》就有关于治法的详细论述，汉代张仲景在《伤寒杂病论》中总结了一整套辨证论治的体系，提出了若干具体治法。后世医家在长期的医疗实践中又创制出诸多治法以适应复杂病情。清代医家程钟龄将历代医家诸多治法高度概括为"八法"，即汗、和、下、消、吐、清、温、补8种治法。现将"八法"的内容，简要介绍如下。

1. 汗法 是通过发汗解表、宣肺散邪的方法，使在表的外感六淫之邪随汗而解的一种治法。凡外感表证、疹出不透、疮疡初起以及水肿、泄泻、咳嗽、疟疾而见恶寒发热、头痛身疼等表证，均可用汗法治疗。因病情有寒热、邪气有兼夹、体质有强弱，故汗法又有辛温解表、辛凉解表、扶正解表等区别。

2. 吐法 是通过涌吐的方法，使停留在咽喉、胸膈、胃脘的痰涎、宿食或毒物从口中吐出的一种治法。吐法易伤胃气，故体质虚弱、产妇、孕妇等均应慎用。

3. 下法 是通过泻下通便、荡涤肠胃、攻逐水饮等方法，使停留在胃肠的有形积滞从大便排出的一种治法。凡大便秘结、饮食积滞、瘀血内停、水饮内停、虫积等里实证，均可使用。由于病情有寒热虚实的不同，故下法又有寒下、温下、润下、逐水、攻补兼施等区别。

4. 和法 是通过和解或调和的方法，使半表半里之邪，或脏腑、阴阳、表里失和之证得以解除的一种治法。主要分为和解少阳、调和肝脾、调和肠胃等类，主治邪犯少阳、肝脾不和、肠寒胃热等证。

5. 温法 是通过温里祛寒的方法，使在里之寒邪得以消散的一种治法。里寒证的形成，有外感内伤的不同，或由寒邪直中于里，或因失治误治而损伤人体阳气，或因素体阳气虚弱，以致寒从中生。同时，里寒证又有部位浅深、程度轻重的差别，故温法又有温中祛寒、回阳救逆和温经散寒的区别。

6. 清法 是通过清热、泻火、解毒、凉血等作用，以清除里热之邪的一种治法。凡里热证、火证、热毒证以及虚热证等里热病证，均可用清法治疗。由于里热证有热在气分、营分、血分、热壅成毒以及热在某一脏腑之分，故清法又分为清气分热、清营凉血、清热解毒、清脏腑热等。

7. 消法 是通过消食导滞、行气活血、化痰利水、驱虫等方法，使气、血、痰、食、水、虫等渐积形成的有形之邪渐消缓散的一种治法。适用于饮食停滞、气滞血瘀、癥瘕积聚、水湿内停、痰饮不化、疳积虫积以及疮疡痈肿等病证。

8. 补法 是通过补益人体气血阴阳，以主治各种虚弱证候的一种治法。补法的具体内容很多，既有补气、补血、补阴、补阳的不同，又有侧重分补五脏，如补心、补肺、补脾、补肾、养胃、补肝等具体补法。

上述八种治法，适用于表里、寒热、虚实等不同的证候。对于多数疾病而言，病情往往是复杂的，不是单一治法所能奏效，往往需要多种治法配合运用，才能治无遗邪，照顾全面，所以虽为八法，配合运用之后则变化多端。正如程钟龄《医学心悟》中说："一法之中，八法备焉，八法之中，百法备焉。"因此，临证处方，必须针对具体病证，灵活运用八法，使之切合病情，方能收到满意的疗效。

第二节 方剂的组方原则与变化

方剂是由药物组成的，但不是药物的随意组合，而是在中医辨证立法的基础上，通过药物的有序配伍，调其偏性，制其毒性，增强或改变原有功能，消除或缓解其对人体的不良反应，发挥其相辅相成或相反相成的综合作用，使各具特性的药物组合成一个有机整体，从而更好地发挥预防与治疗疾病的作用。

一、组方原则

方剂的组方原则，是在辨证立法的基础上选择合适的药物，妥善配伍而成。在组织不同作用和地位的药物时，应符合严密的组方基本结构，即"君、臣、佐、使"的组方形式，这样才能做到主次分明，全面兼顾，扬长避短，提高疗效。

方剂的组方原则最早见于《黄帝内经》"主病之为君，佐君之为臣，应臣之为使。"其后，张元素有"力大者为君"之说；李东垣《脾胃论》说："君药分量最多，臣药次之，佐使药又次之，不可令臣过于君。君臣有序，相与宣摄，则可以御邪除病矣。"根据历代医家的论述，现分析归纳如下。

1. 君药 即针对主病或主证起主要治疗作用的药物。一般而言，其药力居于方中之首，是方中不可缺少的药物。

2. 臣药 其意有二，一是辅助君药加强治疗主病或主证作用的药物；二是针对重要的兼病或兼证起主要治疗作用的药物。

3. 佐药 其意有三，一是佐助药，即配合君、臣药以加强治疗作用，或直接治疗次要兼证的药物；二是佐制药，即用以消除或减弱君、臣药的毒性，或能制约君、臣药峻烈之性的药物；三是反佐药，即根据病情需要，使用与君药性味相反，而又能在治疗中起相成作用的药物。

4. 使药 有两种意义。一是引经药，即能引领方中诸药至特定病所的药物；二是调和药，即具有调和方中诸药作用的药物。

综上所述，一个方剂中药物的君、臣、佐、使，主要是以药物在方中所起作用的主次地位为依据。在遣药组方时并没有固定的模式，每一方剂的具体药味多少，以及君、臣、佐、使是否齐备，全视具体病情及治疗要求的不同，以及所选药物的功能来决定。一般而言，一首方剂中，君药是不可缺少的，臣、佐、使药并非齐备。在组方体例上，君药的药味宜少，多则药力分散，影响疗效。

为进一步说明君、臣、佐、使理论的具体运用，以麻黄汤为例分析如下：

麻黄汤出自《伤寒论》，主治外感风寒表实证，症见恶寒发热、头痛身疼、无汗而喘、舌苔薄白、脉象浮紧等症状。其病机为风寒束表，卫阳被遏，营阴郁滞，肺气不宣。治法为发汗解表，宣肺平喘。方用麻黄三两（9g）、桂枝二两（6g）、杏仁七十个（6g）、炙甘草一两（3g）。其方义分析如下。

君药 麻黄：辛温，发汗解表以散风寒；宣发肺气以平喘。

臣药　桂枝：辛甘温，解肌发表，助麻黄发汗散寒；温通经脉，解头身之疼痛。

佐药　杏仁：苦平，降利肺气助麻黄平喘。

使药　炙甘草：甘温，调和诸药。

通过对麻黄汤的分析可知，组成一首方剂时，要在治法的指导下选定适宜的药物，酌定用量，明确君臣佐使的不同地位及配伍关系，使之形成一个主次分明、全面兼顾的有机整体，才能取得良好的治疗效果。

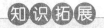

方剂的现代研究

方剂的现代研究主要包括化学研究、药效与作用机制研究、毒性与安全性研究、方剂配伍关系研究、方剂制剂的标准化研究等。方剂的现代研究是中医药现代化研究的重要组成部分，对阐明中药的药效、作用机制、合理用药以及新药开发具有重要意义。其研究成果在一定程度上阐明了方剂组成的合理性及中药配伍应用的优越性，在研究手段上，已逐渐采用新技术与新方法，并强调多学科、多方法的综合研究。

二、方剂的变化形式

方剂的组成既要遵循君、臣、佐、使的组方原则，又要根据病情变化，结合病人体质、年龄、性别、四时气候以及生活习惯等进行灵活变化，做到"师其法而不泥其方，师其方而不泥其药。"

1. 药味增减的变化　药物是决定方剂功用的主要因素。药味的增减变化主要用于临床选用成方，其目的是使之更加适合变化了的病情需要。药物增减变化有两种情况，一种是佐使药的加减，因为佐使药在方中的药力较小，不至于引起功效的根本改变，所以这种加减是在主证不变的情况下，对某些药物进行加减，以适应一些次要兼症的需要。如桂枝汤主治外感风寒表虚证，在此基础上兼有宿疾喘息，则可加入厚朴以下气除满、杏仁降逆平喘，即桂枝加厚朴杏子汤。另一种即臣药的加减。这种加减改变了方剂的配伍关系，会使方剂的功效发生根本变化。如麻黄汤适用于外感风寒表实证，具有发汗解表、宣肺平喘之功，若去桂枝，名三拗汤，解表之力减弱，功专宣肺散寒、止咳平喘，是一首治疗风寒犯肺咳喘的基础方。

2. 药量增减的变化　药物的用量直接决定药力的大小。药味组成不变，药物用量比例的变化会改变方剂的配伍关系，从而引起方剂功用和主治证候的改变。例如小承气汤与厚朴三物汤，两方都由大黄、枳实、厚朴三味组成。但小承气汤以大黄四两为君、枳实三枚为臣、厚朴二两为佐，攻下热结，主治阳明里实热结的潮热、谵语、大便秘结、脘腹胀满等；厚朴三物汤以厚朴八两为君、枳实五枚为臣、大黄四两为佐，下气除满，主治腹满而痛、大便不通。由此可见，药量的增加或减少，可以是单纯药力的改变，也可以随着组方配伍关系的改变而功用、主治发生改变。

3. 剂型更换变化　方剂的剂型种类较多，各有特点。同一方剂，尽管用药、用量完全相同，剂型不同，作用强弱也有区别。病情较急、重者，宜用汤剂，病情较轻、缓者，宜用丸散等剂型。如理中丸与人参汤，两方组成、用量完全相同，前者为丸剂，作用慢而力缓，主治脾胃虚寒，脘腹疼痛，自利不渴，或病后喜唾；后者为汤剂，作用快而力峻，主治中上二焦虚寒之胸痹，症见心胸痞闷，气从胁下上逆抢心。

从以上三种变化形式可以看出，方剂的药味增减、药量加减、剂型更换等都会使方中药物的药力发生变化，特别是主要药物及其用量的加减变化，将改变其君臣配伍关系，从而使功效和主治均发生改变。

实例解析

实例： 患者某男，以养鸭为职业。寒冬季节，雪雨交加，整天放鸭奔走劳累。某晚回家后感觉不适，半夜恶寒发热，咳嗽，声音嘶哑，继而语言失音。身疼无汗，舌苔薄白，脉浮紧。辨证属于风寒外袭，闭塞肺窍。予麻黄汤治疗。麻黄9g，桂枝、杏仁各6g，甘草3g。服后，加衣被取汗，次日声音略有好转，咳嗽有痰，胸微胀。予麻黄汤去桂枝，麻黄减量至4.5g，加贝母、桔梗各6g，白蔻仁3g，细辛1.5g，以温肺化痰。服2剂后，痊愈。

解析： 身疼无汗，舌苔薄白，脉浮紧属于太阳表实证。寒邪袭肺，闭塞空窍，故声音嘶哑。麻黄汤用之得当，第二天表邪解除后，去桂枝，减麻黄用量，配伍润肺化痰利咽之品善后。此例体现临床处方用药时，应根据患者的病情变化，在选用成方的基础上进行药味的增减、药量的加减，使方药切中病机，提高疗效。

第三节　方剂的剂型

方剂组成以后，还要根据病情以及药物的特点制成一定的形态，称为剂型。方剂的剂型历史悠久，《黄帝内经》中有汤、丸、散、膏、酒、丹等剂型，历代医家又有很多发展，《本草纲目》所载剂型已有40余种。新中国成立以来，随着制药工业的发展，又研制了许多新的剂型，如片剂、颗粒剂、注射剂等。现将几种常用剂型简要介绍如下。

1. 汤剂　古称汤液，是将药物饮片加水或酒浸泡后，再煎煮一定时间，去渣取汁，制成的液体剂型。主要供内服，外用的多作洗浴、熏蒸及含漱。汤剂的特点是吸收快、药效发挥迅速，可以根据患者病情变化随证加减，适用于病证较重或病情不稳定的患者。不足之处是服用量大，某些药的有效成分不易煎出或易挥发散失，不适于规模化生产，亦不便于携带。

2. 散剂　是将药物粉碎，混合均匀，制成粉末状制剂，有细粉、粗粉之分，亦分为内服和外用两类。内服散剂一般是研成细粉，以温开水冲服，量小者亦可直接吞服，如七厘散；亦有制成粗末，以水煎取汁服者，称为煮散，如银翘散。散剂的特点是制作简便，吸收较快，节省药材，便于服用及携带。外用散剂一般作为外敷，掺撒疮面或患病部位，如金黄散、生肌散；亦有作点眼、吹喉等用，如八宝眼药、冰硼散等，应研成极细粉末，以防刺激创面。

3. 丸剂　丸剂是将药物研成细粉或药材提取物，加适宜的黏合剂制成球形的固体剂型。丸剂与汤剂相比，吸收较慢，药效持久，节省药材，便于服用与携带。适用于慢性、虚弱性疾病，如六味地黄丸等。但也有丸剂药性比较峻猛，多为芳香类药物与剧毒药物，如安宫牛黄丸、舟车丸等。常用的丸剂有蜜丸、水丸、糊丸、浓缩丸等。

4. 膏剂 膏剂是将药物用水或植物油煎熬去渣而制成的剂型，有内服和外用两种。内服膏剂有流浸膏、浸膏、煎膏三种；外用膏剂分软膏、硬膏两种。其中流浸膏与浸膏多数用于调配其他制剂使用，如合剂、糖浆剂、颗粒剂、片剂等。

由此可见，每种剂型均有其各自特点，临证应根据病情与方剂特点酌情选用。此外，尚有酒剂、丹剂、茶剂、露剂、锭剂、条剂、线剂、栓剂、颗粒剂、片剂、糖浆剂、口服液、注射液、胶囊剂、灸剂、熨剂、灌肠剂、搽剂、气雾剂等，临床中都在广泛应用，而且还在不断研制新剂型，以提高药效，便于临床使用。

本章小结

治法和方剂，是中医学理、法、方、药体系的重要组成部分。"方从法出，法随证立"。治法是用方或组方的依据，方剂是体现治法的主要手段。"八法"是中医临床治病的主要大法，包括汗法、和法、下法、消法、吐法、清法、温法、补法。

君臣佐使是方剂的组方原则，反映药物在方中的不同地位和作用，与药物发挥作用的主次、药力大小、药物用量轻重等有关。方剂的变化形式主要有药味增减变化、药量加减变化、剂型更换变化等三种形式。

方剂组成以后，还要根据病情以及药物的特点制成一定的形态，称为剂型。每种剂型均有其各自特点，临证应根据病情与方剂特点酌情选用。

思考题

1. 何谓方剂？怎样理解方剂学的含义？
2. 试述方剂的组方原则及其配伍意义。
3. 举例说明方剂的药味、药量加减变化及剂型更换变化的意义。

第三十二章　解 表 剂

凡由解表药物组成，以发散表邪为主要作用，主治表证的方剂，称为解表剂。其中多数组方所用的药物具有发汗作用。邪气在表，通过发汗的方法治疗，即"其在皮者，汗而发之"，体现了"八法"中的"汗法"。

解表剂适宜于表证、温热病初起的卫分证以及麻疹、咳喘、风湿痹证、水肿、疟疾、疮疡等初期兼见表证者。

引起表证原因有风寒、风热等六淫邪气或疫疠邪气，其病证表现有寒热之别，加上患者体质有虚实之异，故本章方剂常分为辛温解表剂、辛凉解表剂、扶正解表剂三类。

表证属风寒者，当辛温解表；属风热者，当辛凉解表；兼见气、血、阴、阳诸不足者，当辅以补益之法，以扶正祛邪。

使用本类方剂时，首先应当辨清有无表证，有表证才可用该类方剂。若表邪未解，又出现里证，应当先解表，后治里，或表里双解。倘若病邪入里、疮疡溃破、虚证水肿、吐泻失水等患者，均不宜使用。使用发汗作用强的解表剂，应令微汗为度，不可太过，以免耗伤气阴。

第一节　辛温解表剂

辛温解表剂主治风寒表证，症见恶寒发热，头痛项强，肢体酸疼，无汗或汗出而仍然发热恶风寒，口不渴，舌苔薄白，脉浮等。

麻黄汤《伤寒论》

【组成】麻黄9g，桂枝6g，杏仁6g，炙甘草3g

【用法】水煎服。先煎麻黄，去上沫后与余药共煎。

【功效】发汗解表，宣肺平喘。

【主治】风寒表实证。症见恶寒发热，无汗而喘，头痛身疼，舌苔薄白，脉浮紧。

【方解】方中麻黄既能发汗以解除风寒表邪，又可宣肺平喘消除喘咳症，为君药。桂枝发汗解表，温经通脉，又可缓解头身疼痛为臣药。杏仁宣肺止咳平喘增强麻黄平喘功效，为佐药。炙甘草调和诸药为使药。各药合用，邪气去，肺气宣，毛窍开通，诸证得解。

桂枝汤《伤寒论》

【组成】桂枝9g，芍药9g，生姜9g，炙甘草6g，大枣3枚

【用法】水煎服，温覆取微汗。

【功效】解肌发表，调和营卫。

【主治】外感风寒表虚证。症见头痛发热，汗出恶风，鼻鸣干呕，苔白不渴，脉浮缓或浮弱。

【方解】方中桂枝解肌发表而祛在表之风邪，为君药。芍药益阴敛营，敛固外泄之营阴，为臣药。桂芍等量合用，为调和营卫、调和阴阳的基本结构。生姜解表散邪，和胃止呕；大枣益气补中，滋脾生津，共为佐药。各药合用，发中有补，散中有收，邪正兼顾，阴阳并调。

实例解析

实例： 患者，男，60岁，症见荨麻疹瘙痒钻心难忍，数月不愈，汗出恶风，脉浮而缓，舌苔白润。给服桂枝汤治疗。并嘱咐其服用桂枝汤后喝热粥助发汗。服药之后，痒止疹消，诸症痊愈。

解析： 本例辨证属风邪留于肌腠，营卫失和之"风疹"。治宜调和营卫，故选用桂枝汤治疗。桂枝汤主治证中原本没有荨麻疹之类的疾病，但该患者临床的"汗出恶风，脉浮而缓"为桂枝汤之营卫不和之表现，病虽不同，但病机相同，故用桂枝汤治疗可以取效。

小青龙汤《伤寒论》

【组成】麻黄9g，芍药9g，桂枝9g，半夏9g，细辛6g，干姜6g，炙甘草6g，五味子6g

【用法】水煎服。先煮麻黄，去上沫后与余药共煎。

【功效】解表散寒，温肺化饮。

【主治】外寒里饮证。症见恶寒发热，头身疼痛，无汗，喘咳，痰涎清稀量多，胸痞，或

干呕，或痰饮喘咳，不得平卧，或身体疼重，头面四肢浮肿，舌苔白滑，脉浮。

【方解】方中麻黄发汗解表，宣肺平喘，桂枝解肌发汗，化气行水，共用为君。干姜、细辛温肺化饮，助君解表祛邪，合用为臣。五味子敛肺止咳、芍药和营养血，半夏燥湿化痰，和胃降逆，共为佐药。炙甘草调和诸药，为使药。各药合用，风寒解，水饮去，宣降复，诸症自平。

其他常用辛温解表剂，见表32－1。

表32－1　其他常用辛温解表剂简表

药名	处方组成	功效	主治
九味羌活丸（颗粒、口服液）	羌活、防风、苍术、细辛、川芎、白芷、黄芩、甘草、地黄	疏风解表，散寒除湿	外感风寒挟湿导致的恶寒、发热、无汗、头痛而重、肢体疫痛
保济丸	钩藤、菊花、蒺藜、厚朴、木香、苍术、天花粉、广藿香、葛根、化橘红、白芷、薏苡仁、稻芽、薄荷、茯苓、广东神曲	解表，祛湿，和中	暑湿感冒，症见发热头痛、腹痛腹泻、恶心呕吐、肠胃不适；亦可用于晕车晕船
荆防颗粒	荆芥、防风、羌活、独活、柴胡、前胡、川芎、枳壳、茯苓、桔梗、甘草	发汗解表，散风祛湿	风寒感冒，头痛身痛，恶寒无汗，鼻塞清涕，咳嗽白痰
午时茶颗粒	苍术、柴胡、羌活、防风、白芷、川芎、广藿香、前胡、连翘、陈皮、山楂、枳实、炒麦芽、甘草、桔梗、紫苏叶、厚朴、红茶、六神曲（炒）	祛风解表，化湿和中	外感风寒、内伤食积证，症见恶寒发热、头痛身楚、胸脘满闷、恶心呕吐、腹痛腹泻
正柴胡饮颗粒	柴胡、陈皮、防风、甘草、赤芍、生姜	发散风寒，解热止痛	外感风寒所致的发热恶寒、无汗、头痛、鼻塞、喷嚏、咽痒咳嗽、四肢酸痛；流感初起、轻度上呼吸道感染见上述证候者

第二节　辛凉解表剂

辛凉解表剂主治风热表证。症见发热，微恶风寒，头痛，咽痛，咳嗽，口渴，舌尖红，苔薄黄，脉浮数等。

银翘散《温病条辨》

【组成】连翘30g，银花30g，桔梗18g，薄荷18g，竹叶12g，生甘草15g，荆芥穗12g，淡豆豉15g，牛蒡子18g

【用法】共杵捣成散，每次服18g，鲜苇根汤煎，香气大出，即取服，不宜过煮。亦可按原方比例酌情增减，改作汤剂或丸剂、散剂服用。

【功效】发散风热，清热解毒。

【主治】温病初起卫分证及风热表证。症见发热无汗，或汗出不畅，微恶风寒，头痛口渴，咳嗽咽痛，舌尖红，苔薄白或薄黄，脉浮数。

【方解】方中银花、连翘既能疏散风热，又可清热解毒，相须为用，消除病因共为主药。薄荷、荆芥、淡豆豉均能辛散风热邪气，助君药之力为臣药。芦根（即苇根）、竹叶清热生津，牛蒡子、桔梗宣肃肺气而止咳利咽，同为佐药。生甘草合桔梗利咽止痛，兼可调和药性，为佐使药。各药同用，表邪解，热毒清，诸症自愈。

◎知识拓展◎

银翘散的现代研究

药理研究表明，银翘散灌胃能促进大鼠足跖部汗液分泌；对啤酒酵母、2，4－二硝基苯酚所致大鼠发热模型，皆有明显的解热作用；银翘散全方及其单味药对多种细菌及病毒均有抑制作用等等，本方发汗、解热、抗菌、抗病毒及抗炎等作用，为其发散风热、清热解毒功效提供了一定的现代理解。

桑菊饮《温病条辨》

【组成】桑叶 7.5g，菊花 3g，杏仁 6g，连翘 5g，薄荷 2.5g，桔梗 6g，生甘草 2.5g，苇根 6g

【用法】水煎服。

【功效】发散风热，宣肺止咳。

【主治】风温初起，表热轻证。症见咳嗽，身热不甚，口微渴，脉浮数。

【方解】方中桑叶疏散上焦风热，清宣肺热而止咳嗽；菊花疏散风热，清利头目而肃肺，共为君药。薄荷辛凉，疏散风热，助君解表之力；杏仁苦降，肃降肺气，桔梗辛散，开宣肺气，是宣降肺气的常用组合，三者共为臣药。连翘透邪解毒；芦根（即苇根）清热生津，为佐药。甘草调和诸药为使。各药合用，上焦风热得以疏散，肺气得以宣降，则表证解、咳嗽止。

麻黄杏仁甘草石膏汤《伤寒论》

【组成】麻黄 9g，杏仁 9g，炙甘草 6g，石膏 18g

【用法】水煎服。

【功效】辛凉疏表，清肺平喘。

【主治】外感风邪，邪热壅肺证。症见身热不解，咳逆气急，甚则鼻煽，口渴，有汗或无汗，舌苔薄白或黄，脉浮而数者。

【方解】方中麻黄宣肺平喘，解表散邪；石膏清热生津，解肌透邪。共用为君。石膏倍于麻黄，使本方不失为辛凉之剂。杏仁降肺平喘，用为臣药。炙甘草调和诸药，为使药。各药合用，辛凉疏表，清肺平喘，为清肺平喘之良剂。

其他常用辛凉解表剂，见表32－2。

表 32 – 2　其他常用辛凉解表剂简表

药名	处方组成	功效	主治
双黄连口服液	金银花、黄芩、连翘	疏风解表，清热解毒	外感风热所致的感冒，症见发热、咳嗽、咽痛
羚羊感冒片	羚羊角、牛蒡子、淡豆豉、金银花、荆芥、连翘、淡竹叶、桔梗、薄荷素油、甘草	清热解表	流行性感冒，症见发热恶风、头痛头晕、咳嗽、胸闷、咽喉肿痛
连花清瘟胶囊	连翘、金银花、炙麻黄、炒苦杏仁、石膏、板蓝根、绵马贯众、鱼腥草、广藿香、大黄、红景天、薄荷脑、甘草	清瘟解毒，宣肺泄热	流行性感冒属热毒袭肺证，症见发热、恶寒、肌肉酸痛、鼻塞流涕、咳嗽、头痛、咽干咽痛、舌偏红，苔黄或黄腻
感冒退热颗粒	大青叶、板蓝根、连翘、拳参	清热解毒，疏风解表	上呼吸道感染、急性扁桃体炎、咽喉炎属外感风热，热毒壅盛证，症见发热，咽喉肿痛
感冒清热颗粒（口服液）	荆芥穗、薄荷、防风、柴胡、紫苏叶、葛根、桔梗、苦杏仁、白芷、苦地丁、芦根	疏风散寒，解表清热	风寒感冒，头痛发热，恶寒身痛，鼻流清涕，咳嗽咽干

第三节　扶正解表剂

扶正解表剂主治正气不足而又感受外邪所致的表证。正虚有气虚、阳虚、阴虚、血虚之分，治疗也有益气解表、助阳解表、滋阴解表、养血解表之异。本节主要介绍治疗气虚外感之表证的代表方剂。

败毒散 《小儿药证直诀》

【组成】羌活 9g，独活 9g，柴胡 9g，前胡 9g，川芎 9g，枳壳 9g，人参 9g，茯苓 9g，桔梗 9g，甘草 5g

【用法】上药为末，每次服 6g，入生姜、薄荷（少量）煎煮。亦可按原方比例酌情定量，作汤剂水煎服。

【功效】益气固本，祛风散寒，除湿止痛。

【主治】气虚外感风寒湿邪之表证。症见恶寒发热，头痛项强，肢体酸痛，无汗，鼻塞身重，咳嗽有痰，胸膈痞满，舌苔白腻，脉浮濡。

【方解】方中人参扶正祛邪；羌活、独活祛风散寒以解表，并能除湿止痛共为君药。川芎祛风止痛活血；柴胡解表退热，共助羌、独活之力而为臣药。桔梗、前胡、甘草祛痰止咳以顾兼症；枳实行气化痰消痞；茯苓健脾渗湿，以消除痰浊及兼症共为佐药。加少量生姜、薄荷助发散表邪之力而为佐使药。各药合用，正气足，外邪解，诸症缓解。

实例解析

实例： 患者王某，女，25 岁。症见感冒鼻塞，流鼻涕 2 天，咽痛、声哑。平时容易气短，出汗，不愿多说话，反复感冒。舌淡胖，两脉细软。用药党参 9g，炙甘草 9g，茯苓 15g，川芎 9g，羌活 9g，独活 9g，凤凰衣 6g，柴胡 9g，前胡 6g，桔梗 6g，牛蒡子 9g，芦根 30g。3 剂，水煎服。3 剂之后，诸症见愈。后继续服用益气之品调补，随访一年未见感冒。

解析： 本案患者辨证属于气虚外感，故用败毒散加减治疗，药证相符，3 剂见效。表证已解，故以治疗气虚为主，正气得复，抵御外邪能力加强，故不易外感。

其他常用扶正解表剂，见表 32 - 3。

表 32 - 3 其他常用扶正解表剂简表

药名	处方组成	功效	主治
参苏丸（胶囊）	党参、紫苏叶、葛根、前胡、茯苓、半夏（制）、陈皮、枳壳（炒）、桔梗、甘草、木香	益气解表，疏风散寒，祛痰止咳	身体虚弱、感受风寒所致感冒，症见恶寒发热、头痛鼻塞、咳嗽痰多、胸闷呕逆、乏力气短

相似解表剂功效主治的比较，见表 32 - 4。

表 32 - 4 相似解表剂功效主治比较

药名	共同点	不同点
麻黄汤	发散风寒，主治风寒表证	麻黄、桂枝配伍杏仁，发汗力强，宣肺平喘，适宜于外感风寒表实无汗而兼有咳喘者
桂枝汤		桂枝、芍药配伍生姜、大枣，调和营卫，适宜于风寒表证而有汗者
小青龙汤		麻黄、桂枝配伍干姜、细辛、半夏等，温肺化饮，适宜于外感风寒，寒饮内停者
银翘散	发散风热，主治风热表证	金银花、连翘配伍荆芥、豆豉、牛蒡子、竹叶等，解表清热力强，除治疗风热表证外，更常用于温病初起卫分证
桑菊饮		桑叶、菊花、薄荷、杏仁、桔梗等组成，除发散风热外，兼能宣肺止咳，主治风温初起，以咳嗽、发热为主症者
麻杏石甘汤		麻黄、石膏、杏仁等配伍组成，辛凉疏表，清肺平喘，治疗外感风邪，邪热壅肺者

本章小结

麻黄汤、桂枝汤、小青龙汤均属于辛温解表剂，都有发散风寒的功效，主治风寒表证。麻黄汤以发汗力强的麻黄、桂枝配伍为主，侧重于发汗解表，并含杏仁，又能平喘，因此尤宜于外感风寒表实无汗而兼有咳喘者。桂枝汤以桂枝和芍药配伍为主，以调和营卫，适宜于风寒表证而有汗者。小青龙汤以辛温之麻黄、桂枝发汗解表，配伍干姜、细辛温肺化饮，适宜于外感风寒，寒饮内停者。

　　银翘散、桑菊饮均属于辛凉解表剂，能发散风热，主治风热表证。银翘散以金银花、连翘配伍，既能清热解毒，又可发散风热，故本方除治风热表证外，常用于温病初期卫分证。桑菊饮由桑叶、菊花、薄荷、杏仁、桔梗等组成，除发散风热外，还能宣肺止咳，故主治风温初起，以咳嗽、发热为主症者。麻杏石甘汤由麻黄、石膏、杏仁、甘草组成，辛凉疏表，清肺平喘，治疗外感风邪，邪热壅肺者。

　　败毒散为扶正解表的代表方，既含补气的人参、茯苓、甘草，又含发散风寒、祛湿止痛的羌活、独活，适宜于气虚外感风寒湿邪者。

思考题

1. 麻黄汤与桂枝汤在组成、功效、主治方面有何异同？
2. 使用解表剂应注意哪些问题？
3. 小青龙汤主治外寒内饮之咳喘，为何配伍收敛之五味子、白芍？

第三十三章 泻下剂

凡以泻下药为主组成，具有通便、泻热、攻积、逐水等作用，用以治疗里实证的方剂，称为泻下剂。邪气壅盛于里，通过泻下的方法治疗，即"其下者，引而竭之"，"留者攻之"，体现了八法中的"下"法。

里实证的范围较广，包括气滞、血瘀、停痰、积饮、食滞、燥屎、虫积等诸多有形之邪所引起的病证，本章只讨论肠道积滞的治法方剂。

由于人体素质有虚实的差异，在里结实之邪有寒热燥水的不同，热结在里，当用寒下；冷积寒凝，当用温下；燥实内结，当用润下；水结者，当逐水；里实而兼见正气不足者，当攻补兼施。故泻下剂分为寒下剂、温下剂、润下剂、逐水剂、攻补兼施五类。

由于里热积滞影响胃肠气机升降，容易致气滞血瘀，故常配伍行气及活血化瘀之品；寒积者，常配伍温里祛寒药，兼见脾胃阳气不足者，可配伍益气之品。体质虚弱而兼积滞者，则根据患者气血阴阳不足配伍相应的补益药。

使用本类方剂时，首先应辨证里实已成，方可使用；若表证未除，里实较甚，宜用表里双解之法。对年老体弱者虽有大便秘结，也不可单纯攻下，或先行攻下，兼顾其虚；或攻补兼施，虚实兼顾。泻下剂易伤胃气，得效即止，慎勿过剂。服泻下剂后，不宜早进油腻或不消化食物，以防重伤胃气。孕妇当慎用泻下剂，以防堕胎。

大承气汤 《伤寒论》

【组成】大黄12g，厚朴24g，枳实12g，芒硝9g

【用法】水煎，先煎厚朴、枳实，后下大黄，芒硝溶服。

【功效】峻下热结。

【主治】①阳明腑实证。大便不通，频转矢气，脘腹痞满，腹痛拒按，按之则硬，甚或潮热谵语，手足濈然汗出，舌苔黄燥起刺，或焦黑燥裂，脉沉实；②热结旁流证。下利清水，色纯青，其气臭秽，脐腹疼痛，按之坚硬有块，口舌干燥，脉滑实；③里热实证之热厥、痉病或发狂等。

【方解】方中大黄泻热通便，荡涤胃肠实热，为君药。芒硝泻热通便，软坚润燥，用以为臣。厚朴下气除满、枳实行气消痞，使胃肠气机通降下行以助泻下通便，共为佐药。各药合用，共奏峻下热结之功。本方峻下热结，承顺胃气之下行，故名“大承气”。

本方煎服方法为先煎枳、朴，后下大黄，芒硝溶服。因大黄生用、后下则泻下之力峻，久煎则泻下之力缓。”

知识拓展

大承气汤的现代研究

药理研究表明，大承气汤颗粒剂使正常小鼠炭末推进率、湿粪计数明显增加，炭末排出时间明显缩短，可拮抗和减轻内毒素对机体的损害，具有保护肠黏膜屏障、降低炎性细胞因子的作用以及提高红细胞免疫黏附功能等作用。大承气汤的促进肠管运动、增加胃动素释放，抗菌、抗内毒素，增强免疫功能和提高脏器血流量等作用，为其临床用于急性腹膜炎、急性胆囊炎、急性胰腺炎、肠梗阻等病提供了一定的药理学依据。

温脾汤《备急千金要方》

【组成】大黄15g，当归9g，干姜9g，附子6g，人参6g，芒硝6g，甘草6g

【用法】水煎服，后下大黄。

【功效】攻下冷积，温补脾阳。

【主治】阳虚寒积证。症见腹痛便秘，脐下绞结，绕脐不止，手足不温，苔白不渴，脉沉弦而迟。

【方解】方中附子温壮脾阳，解散寒凝，大黄泻下已成之冷积，共为君药。芒硝润肠软坚，助大黄泻下攻积；干姜温中助阳，助附子温中散寒，合为臣药。人参、当归益气养血，使下不伤正，共为佐药。甘草既助人参益气，又调和诸药，为使药。各药合用，寒邪去，积滞行，脾阳复。

麻子仁丸《伤寒论》

【组成】麻子仁20g，芍药9g，枳实9g，厚朴9g，大黄12g，杏仁10g

【用法】上药为末，炼蜜为丸，每次9g，每日1~2次，温开水送服。亦可按原方用量比例酌减，改汤剂煎服。

【功效】润肠泄热，行气通便。

【主治】胃肠燥热，脾约便秘证。症见大便干结，小便频数，脘腹胀痛，舌红苔黄，脉数。

【方解】方中麻子仁质润多脂，润肠通便力强，为君药。杏仁上肃肺气，下润大肠；白芍缓急止痛，共为臣药。大黄、枳实、厚朴轻下热结，除胃肠燥热，为佐药。蜂蜜既助麻子仁润肠通便，又可缓攻下之力，为佐使药。各药合用，燥热去，阴液复，而大便自调。本方为丸剂，而且只服10小丸，依次渐加，均意在缓下，润肠通便。

实例解析

实例：患者吴某，女，26岁。症见产后一月大便秘结，大便5~6日1次，且排便艰难。腹部胀满，微感疼痛，面色不泽。舌苔微黄少津，脉细。自述产后出血过多，且按习俗饮用生姜红糖茶十天。用药麻子仁（杵）15g，白芍10g，炒枳壳10g，制大黄8g，川厚朴6g，杏仁10g，郁李仁（杵）15g，当归10g，生地黄10g，生首乌15g。水煎，加蜂蜜调服。2剂后大便畅解。后以麻子仁丸巩固，其症自愈。

解析：本案患者为产后，失血过多则阴血亏虚，服用生姜红糖茶使其肠胃积热，故辨证属于胃肠燥热，津血亏虚。故用麻子仁丸加减以润肠通便，药证相合，疗效显著。

其他常用泻下剂，见表33 – 1。

表33 – 1 其他常用泻下剂简表

药名	处方组成	功效	主治
通便宁片	番泻叶、牵牛子、白豆蔻、砂仁	宽中理气，泻下通便	实热便秘。痛拒按，腹胀纳呆，口干口苦，小便短赤
通便灵胶囊	番泻、肉苁蓉	泻热导滞，润肠通便	热结便秘，长期卧床便秘，一时性腹胀便秘，老年习惯性便秘
当归龙荟丸	酒当归、龙胆（酒炙）、芦荟、青黛、栀子、酒黄连、酒黄芩、盐黄柏、酒大黄、木香、人工麝香	泻火通便	肝胆火旺，心烦不宁，头晕目眩，耳鸣耳聋，胁肋疼痛，脘腹胀痛，大便秘结
苁蓉通便口服液	肉苁蓉、何首乌、枳实（麸炒）、蜂蜜	润肠通便	老年便秘，产后便秘
麻仁润肠丸（软胶囊）	火麻仁、炒苦杏仁、大黄、木香、陈皮、白芍	润肠通便	肠胃积热，胸腹胀满，大便秘结
九制大黄丸	大黄	泻下导滞	胃肠积滞所致的便秘、湿热下痢，口渴不休，停食停水，胸热心烦，小便赤黄

本 章 小 结

大承气汤为寒下剂的代表方剂。方中芒硝、大黄与枳实、厚朴并用，攻下之力最强，主治痞、满、燥、实四症俱备的阳明腑实重证。

温脾汤为温下剂的代表方剂。方中附子配大黄温里通便为主要组成部分，用干姜、人参、甘草温补脾阳，主治脾阳不足，冷积内阻之便秘及久利赤白等症。

麻子仁丸为润下剂的代表方剂。以润肠药配合小承气汤组成，用治肠胃燥热，脾津不足之便秘。

思考题

1. 大承气汤主治何证？如何理解方中药味的配伍意义？
2. 简要分析大黄在泻下各代表方中的配伍意义。

第三十四章 和 解 剂

凡具有和解少阳、调和肝脾、调和寒热等作用,治疗伤寒少阳、肝脾不和、寒热错杂的方剂,统称为和解剂。属于"八法"中的"和法"。

少阳经位于人体半表半里。邪入少阳,既不宜发汗,又不宜吐下,唯有外透内清之法以和解之。又少阳属胆与三焦。少阳发病,易致三焦失疏,气机不利,胆气郁滞。而胆附于肝,互为表里,肝胆与脾胃关系密切。肝旺每易乘脾,胆热则易犯胃,导致肝脾不和。另胃肠同属阳明,肠胃不和多由寒热错杂,升降失调,虚实相兼所致。

本类方剂主要分为和解少阳、调和肝脾、调和寒热三类。

和解剂配伍较为独特,多祛邪与扶正、解表与清里、疏肝与健脾、温里与清热等兼顾,性质平和,作用和缓,照顾全面,故主治病证较为复杂,适用范围较广。

本类方剂总以祛邪为主,故劳倦内伤、气血虚弱等纯虚证者,均不宜使用和解剂。凡邪在肌表,未入少阳,或邪已入里,阳明热甚者,皆不宜使用和解剂。

小柴胡汤《伤寒论》

【组成】柴胡24g,黄芩9g,人参9g,炙甘草6g,半夏9g,生姜9g,大枣4枚
【用法】水煎,去滓,再煎,温服。
【功效】和解少阳。
【主治】①伤寒少阳证,症见往来寒热,胸胁苦满,默默不欲饮食,心烦喜呕,口苦,咽干,目眩,舌苔薄白,脉弦;②妇人中风,热入血室;③疟疾、黄疸等病而见少阳证者。
【方解】方中柴胡透泄少阳之邪,疏泄气机之郁滞,使少阳半表之邪得以疏散,为君药。黄芩清泄少阳半里之热,为臣药。柴胡黄芩配伍是和解少阳的基本结构。胆气犯胃,胃失和

降，半夏、生姜和胃降逆止呕；邪从太阳传入少阳，是由正气本虚，以人参、大枣益气健脾，四药共为佐药。炙甘草助参、枣扶正，且能调和诸药，为使药。各药合用，邪气得解，枢机得利，胃气调和，诸症自除。

实例解析

实例： 患者，女，成人。2 月前感冒发热服药，热退后即上班，二三天后下午仍发热，且症状愈多，胸胁胀满，胃脘堵闷，食欲不振，口苦耳鸣，下午低热，有时恶心，二便正常，月经正常，苔薄白，脉右弦滑，左弦。治以和解少阳，方用小柴胡汤加减。柴胡 12g，黄芩 10g，生姜 3 片，炙甘草 3g，枳壳 10g，半夏 10g，枳实 6g，瓜蒌 30g，川连 5g，桔梗 6g。5 剂后病去大半。上方去枳实，加陈皮 10g，生麦芽 10g，香稻芽 10g，又服 4 剂而痊愈。

解析： 本例发热之证，辨证实为外感未愈，邪入少阳，又兼气滞，宜和解少阳，理气解郁。故用小柴胡汤减补益之品，加理气散结药物，药证相合，则邪去正安，发热自退。

四逆散 《伤寒论》

【组成】炙甘草 6g，枳实 6g，柴胡 6g，芍药 6g

【用法】水煎服。

【功效】透邪解郁，疏肝理脾。

【主治】①阳郁厥逆证，症见手足不温，或腹痛，或泄利下重，脉弦；②肝脾气郁证，症见胁肋胀闷，脘腹疼痛，脉弦。

【方解】方中柴胡疏肝解郁，透邪外出，为君药。白芍敛阴养血柔肝为臣药。枳实理气解郁，泄热破结，与柴胡一升一降，加强舒畅气机之功，与白芍理气和血，使气血调和，用为佐药。甘草调和诸药，为使药。各药合用，邪去郁解，气血调畅，清阳得伸，四逆自愈。由于本方有疏肝理脾之功，所以后世常以本方加减治疗肝脾气郁所致胁肋脘腹疼痛诸症。

逍遥散 《太平惠民和剂局方》

【组成】当归 30g，茯苓 30g，芍药 30g，白术 30g，柴胡 30g，炙甘草 15g

【用法】上药为粗末，每次取 6g，加生姜 1 块（切破）、薄荷少许，水煎服，不拘时候。或作汤剂，水煎服。亦可作丸剂，每服 6~9g，日服 2 次。

【功效】疏肝解郁，养血健脾。

【主治】肝郁血虚脾弱证。症见两胁作痛，头痛目眩，口燥咽干，神疲食少，或往来寒热，或月经不调，乳房胀痛，脉弦而虚者。

【方解】方中柴胡疏肝解郁，使肝郁得以条达，为君药。当归养血和血，白芍柔肝缓急，共为臣药。白术、茯苓、甘草健脾益气；生姜降逆和中，且能辛散达郁，共为佐药。柴胡为肝经引经药，又兼使药之用。各药合用，使肝郁得疏，血虚得养，脾弱得复，为调肝养血健脾之名方。

半夏泻心汤《伤寒论》

【组成】半夏12g，黄芩9g，干姜9g，人参9g，黄连3g，大枣4枚，炙甘草9g

【用法】水煎服。

【功效】寒热平调，消痞散结。

【主治】寒热错杂之痞证。症见心下痞，但满而不痛，或呕吐，肠鸣下利，舌苔腻而微黄。

【方解】方中半夏散结除痞，和胃降逆，为君药。干姜温中散寒，合半夏开结以行滞；黄连、黄芩苦寒，降泄以除热，同为臣药。君臣相配，辛开苦降，温清并进，使寒热除而气机畅，升降复常。人参、大枣、炙甘草甘温，补虚和中，以调养损伤之中气，共为佐药。甘草调和诸药，为使药。各药合用，寒热并用，辛开苦降，清升浊降，则吐泻止。

知识拓展

半夏泻心汤的现代研究

半夏泻心汤可促进大鼠胃运动，作用强于吗丁啉，而对新斯的明引起的强烈胃运动有明显抑制作用；半夏泻心汤对大鼠幽门结扎型溃疡有保护作用，对应激性溃疡也有抑制作用，其机制不仅直接作用于消化系统，而且是通过介导脑内情感系统和中枢抑制作用而发挥作用。半夏泻心汤对胃肠运动的双向调节、胃黏膜保护作用，对理解其辛开苦降、调畅脾胃气机，治疗痞满、呕吐、泄泻等症提供了一定的药理学依据。

其他常用和解剂，见表34-1。

表34-1 其他常用和解剂简表

药名	处方组成	功效	主治
加味逍遥丸	柴胡、当归、白芍、白术（麸炒）、茯苓、甘草、牡丹皮、栀子（姜炙）、薄荷	舒肝清热，健脾养血	肝郁血虚，肝脾不和，两胁胀痛，头晕目眩，倦怠食少，月经不调，脐腹胀痛
黑逍遥散	逍遥散加生地或熟地	疏肝健脾，养血调经	肝脾血虚，临经腹痛，脉弦虚

本章小结

小柴胡汤是和解少阳的主方，以疏透的柴胡与清泄的黄芩并用为基本配伍结构，主治往来寒热，胸胁苦满，默默不欲饮食，心烦喜呕等伤寒少阳证。四逆散透邪解郁，疏肝理脾，主治阳气内郁而致手足不温，以及肝郁脾滞之胁腹疼痛，泄利下重等症。逍遥散系四逆散衍化而成，功能疏肝解郁，养血健脾，主治肝郁血虚脾弱所致两胁作痛，头痛目眩，神疲食少，月经不调，脉弦而虚等症。半夏泻心汤寒热、苦辛、补泻并用，功能平调寒热，和胃降逆，开结消痞，主治中气虚弱，寒热错杂，升降失常，肠胃不和之心下痞满，吐泻等症。

思考题

1. 阐述小柴胡汤的配伍意义与特点。
2. 四逆散和逍遥散有何区别和联系？
3. 半夏泻心汤主治何证，如何理解方中药味的配伍意义？

第三十五章　清　热　剂

凡由清热药为主而组成，具有清热、泻火、凉血、解毒以及滋阴透热等作用，主治里热证的一类方剂，称为清热剂。"热者寒之""温者清之"，体现了"八法"中的"清"法。

温、热、火三者同属一性，只是程度不同。温盛为热，热极为火，火热壅盛又可化毒，总称为热。里热证成因不外内生与外感，外感六淫，皆可入里化热，而内生火热多由五志过极、脏腑偏胜所致。

本章方剂分为清气分热剂、清营凉血剂、清热解毒剂、清脏腑热剂、清虚热剂五类。

清热剂所用寒凉药物容易损伤脾胃阳气，必要时常配伍健脾和胃之品；又因寒凉苦燥之品容易伤胃劫津，必要时可配伍醒脾和胃，护阴生津之品。

使用本类方剂时，首先要正确把握清热剂的适应证。清热剂一般是在表证已解，热已入里，里热虽盛，但尚未结实的情况下使用。若邪热在表，当先解表；里热成实，则宜攻下；表邪未解，热已入里，又当表里双解。其次要注意辨别热证的性质、阶段、部位、程度，因证选方用药。热在气而治血，则引邪深入；热在血而治气，则血热难平。三要注意辨别热证的真假，真寒假热证，禁用清热剂。

白虎汤 《伤寒论》

【组成】 石膏 50g，知母 18g，炙甘草 6g，粳米 9g

【用法】 水煎，米熟汤成，去滓，温服。

【功效】清热生津。

【主治】阳明气分热盛证。症见壮热面赤，烦渴引饮，汗出恶热，脉洪大有力。

【方解】方中生石膏，功善清解，透热出表，以除阳明气分之热，为君药。知母一以助石膏清肺胃之热，一以滋阴润燥救已伤之阴津，为臣药。石膏与知母相须为用，可增强清热生津之功。佐以粳米、炙甘草益胃生津，亦可防止大寒伤中之弊。炙甘草兼以调和诸药为使。各药合用，共奏清热生津，止渴除烦之功，使其热清津复，诸症自解。

实例解析

实例：患者汪某，男，54岁。症见感冒发热，用西药退热，热退又起，8天后仍持续高热38.8℃，口渴，汗出，咽微痛，脉象浮大，舌苔薄黄。给药生石膏60g，知母12g，粳米12g，炙甘草9g，鲜茅根30g（后下），鲜芦根30g，连翘12g。下午及夜间连服2剂，温度降至38℃，第二天再进2剂，温度降至37.4℃，将石膏量减至45g，2天后体温恢复正常。

解析：本例患者初期感冒发热，邪在卫分，用西药后未能控制热势，反使邪气内传，热入阳明，内外俱大热，邪热炽盛，故以大剂白虎汤加味，日进2剂以控制热势，症减后将石膏减量，2剂而愈。

清营汤《温病条辨》

【组成】水牛角（替代犀角）30g，生地黄15g，玄参9g，竹叶心3g，麦冬9g，丹参6g，黄连5g，银花9g，连翘6g

【用法】水煎，水牛角镑片先煎，后下余药。

【功效】清营解毒，透热养阴。

【主治】热入营分证。症见身热夜甚，神烦少寐，时有谵语，目常喜开或喜闭，口渴或不渴，斑疹隐隐，脉细数，舌绛而干。

【方解】方中水牛角清解营分热毒，为君药。生地黄凉血滋阴、麦冬清热养阴生津、玄参滋阴降火解毒，共为臣药。温邪初入营分，用银花、连翘、竹叶清热解毒，轻清透泄，使营分热邪有外达之机，促其透出气分而解，此即"入营犹可透热转气"之具体应用；黄连清心解毒；丹参清热凉血，并能活血散瘀，可防热与血结。上述五味均为佐药。各药合用，入营之邪透出气分而解，诸症自愈。

黄连解毒汤《外台秘要》

【组成】黄连9g，黄芩6g，黄柏6g，栀子9g

【用法】水煎服。

【功效】泻火解毒。

【主治】三焦火毒证。症见大热烦躁，口燥咽干，错语不眠；或热病吐血、衄血；或热盛发斑，或身热下利，或湿热黄疸；或外科痈疡疔毒，小便黄赤，舌红苔黄，脉数有力。

【方解】方中黄连清泻心火，兼泻中焦之火，为君药。黄芩清上焦之火，为臣药。黄柏泻下焦之火；栀子清泻三焦之火，导热下行，引邪热从小便而出，共为佐药。各药合用，苦寒直折，三焦之火邪去而热毒解，诸症可愈。

导赤散 《小儿药证直诀》

【组成】生地黄 6g，木通 6g，生甘草梢 6g

【用法】为末，每服 9g，入竹叶 3g，水煎服；亦可作汤剂，入竹叶 6g，水煎服。

【功效】清心利水养阴。

【主治】心经火热证。症见心胸烦热，口渴面赤，意欲饮冷，以及口舌生疮；或心热移于小肠，小便赤涩刺痛，舌红，脉数。

【方解】方中生地凉血滋阴以制心火；木通上清心经之火，下导小肠之热，两药共为君药。竹叶清心除烦，淡渗利窍，导心火下行，为臣药。生甘草梢清热解毒，尚可直达茎中而止痛，并能调和诸药，为佐使药。各药合用，共收清热利水养阴之效。

泻白散 《小儿药证直诀》

【组成】地骨皮 30g，桑白皮 30g，炙甘草 3g

【用法】加粳米一撮，水煎服。

【功效】清泻肺热，止咳平喘。

【主治】肺热喘咳证。症见气喘咳嗽，皮肤蒸热，日晡尤甚，舌红苔黄，脉细数。

【方解】方中桑白皮清泻肺热，平喘止咳，故以为君。地骨皮助君药清降肺中伏火，为臣药。君臣相合，清泻肺热，以使金清气肃。炙甘草、粳米养胃和中以扶肺气，共为佐使。各药合用，共奏泻肺清热，止咳平喘之功。

左金丸 《丹溪心法》

【组成】黄连 18g，吴茱萸 3g

【用法】为末，水泛为丸，每服 2~3g，温开水送服。亦可作汤剂，水煎服。

【功效】清泻肝火，降逆止呕。

【主治】肝火犯胃证。胁肋疼痛，嘈杂吞酸，呕吐口苦，舌红苔黄，脉弦数。

【方解】方中黄连重用为君，一者与吴茱萸配伍清泻肝火，使肝火得清，自不横逆犯胃；二者善清胃热，三者泻心火，寓"实则泻其子"之意，心火得降则不刑金，金旺则能制木，故本方有"左金"之名。吴茱萸少量运用，一者疏肝解郁，使肝气条达，郁结得开；一者反佐以制黄连之寒，使泻火而无凉遏之弊；一者取其下气之用，以和胃降逆；一者可引领黄连入肝经。一味而功兼四用，用为佐使。各药合用，共收清泻肝火，降逆止呕之效。

清胃散 《脾胃论》

【组成】生地黄 6g，当归身 6g，牡丹皮 9g，黄连 6g，升麻 9g

【用法】作汤剂，水煎服。

【功效】清胃凉血。

【主治】胃火牙痛。症见牙痛牵引头疼，面颊发热，其齿喜冷恶热，或牙宣出血，或牙龈红肿溃烂，或唇舌腮颊肿痛，口气热臭，口干舌燥，舌红苔黄，脉滑数。

【方解】方中黄连直折胃腑之热，为君药。升麻清热解毒，可治胃火牙痛，亦可宣达郁遏之伏火，有"火郁发之"之意，用为臣药。胃热侵及血分，耗伤阴血，故以生地凉血滋阴，当归养血活血，丹皮凉血清热，三药共为佐药。升麻兼以引经用，兼为使药。各药合用，上炎之火得降，血分之热得除，循经外发诸症，皆可因热毒内彻而解。

实例解析

实例：患者陈某，女，37 岁。牙龈肿痛 5 个月，上下牙龈肿胀，疼痛难忍，不能咀嚼。入睡困难，苔黄腻，脉滑数。辨证属于阳明热盛，循经上冲。治以清胃散加减。代赭石 50g，升麻、黄连、桃仁、丹皮各 10g，当归、生地各 20g，蒲公英 100g。每日 1 剂，水煎分 2 次服。服药 5 剂，疼痛肿胀减轻，继用原方，代赭石减为 20g，服 5 剂后，病愈。

解析：足阳明胃经循鼻入上齿，胃中热盛，火热循经上攻，故患者出现牙龈肿痛，当清胃热，以清胃散加减而奏效。

玉女煎《景岳全书》

【组成】石膏 9～15g，熟地 9～30g，麦冬 6g，知母 5g，牛膝 5g

【用法】水煎服。

【功效】清胃热，滋肾阴。

【主治】胃热阴虚证。症见头痛，牙痛，齿松牙衄，烦热干渴，舌红苔黄而干。亦治消渴，消谷善饥等。

【方解】方中石膏善清阳明胃热而兼生津止渴，用为君药。熟地滋肾水之不足，用为臣药。君臣相伍，清火壮水，虚实兼顾。知母助石膏清胃热而止烦渴，助熟地黄滋少阴而壮肾水；麦冬清热养阴生津，两药共为佐药。牛膝引热下行，且补肝肾，为佐使之用。各药配伍，共奏清胃热、滋肾阴之功。

龙胆泻肝汤《医方集解》

【组成】龙胆草 6g，黄芩 9g，栀子 9g，泽泻 12g，木通 6g，当归 3g，生地黄 9g，柴胡 6g，生甘草 6g，车前子 9g

【用法】水煎服。亦可作丸剂，每服 6～9g，日 2 次，温开水送下。

【功效】清泻肝胆实火，清利肝经湿热。

【主治】①肝胆实火上炎证。症见头痛目赤，胁痛，口苦，耳聋，耳肿，舌红苔黄，脉弦数有力。②肝经湿热下注证，症见阴肿，阴痒，筋痿，阴汗，小便淋浊，或妇女带下黄臭等，舌红苔黄腻，脉弦数有力。

【方解】方中龙胆草既能泻肝胆实火，又能利肝经湿热，泻火除湿，两擅其功，用为君药。黄芩、栀子燥湿清热，用以为臣。泽泻、木通、车前子，导湿热从水道而去；当归、生地养血滋阴，使邪去而阴血不伤，五味共为佐药。柴胡疏畅肝胆之气，引诸药归于肝胆之经；甘草调和诸药，护胃安中。二药共为佐使。各药合用，火降热清，湿浊得利，循经所发诸症皆可相应而愈。

知识拓展

龙胆泻肝汤的现代研究

龙胆泻肝汤在对免疫系统方面可提高机体免疫功能；心血管系统方面有降压及扩张外周血管作用；消化系统方面有抗急性肝损伤作用、抑制肠平滑肌作用及减少胆汁流量作用；此外还有抗炎、抗过敏、利尿、抑菌及体内抗感染作用，镇静抗惊厥等作用。这些作用为理解本方泻肝胆实火，清下焦湿热的功效提供了一定的现代药理学依据。

葛根黄芩黄连汤 《伤寒论》

【组成】葛根 15g，甘草 6g，黄芩 9g，黄连 9g

【用法】水煎服。

【功效】解表清里。

【主治】泻热下利。症见身热下利，胸脘烦热，口干作渴，喘而汗出，舌红苔黄，脉数或促。

【方解】方中葛根既能解表退热，又能升发脾胃清阳之气而治下利，故重用为君药。黄连、黄芩清热燥湿，厚肠止利，用为臣药。甘草甘缓和中，调和诸药，为佐使药。各药合用，表解里和，热利自愈。

青蒿鳖甲汤 《温病条辨》

【组成】青蒿 6g，鳖甲 15g，生地 12g，知母 6g，丹皮 9g

【用法】水煎服。

【功效】养阴透热。

【主治】温病后期，邪伏阴分证。症见夜热早凉，热退无汗，舌红苔少，脉细数。

【方解】方中鳖甲滋阴退热，入络搜邪；青蒿清中有透散之力，清热透络，引邪外出，两药相配，滋阴清热，内清外透，共为君药。生地滋阴凉血；知母滋阴降火，共助鳖甲以养阴退虚热，用为臣药。丹皮泄血中伏火，助青蒿清透阴分伏热，为佐药。各药合用，共奏养阴透热之功。

其他常用清热剂，见表 35 - 1。
相似清热剂功效主治的比较，见表 35 - 2。

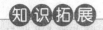

青蒿鳖甲汤的现代研究

临床研究观察表明，青蒿鳖甲汤具有明显的解热、镇静与解痉作用，方中配伍组方所用青蒿、知母、丹皮均有明显的解热作用。青蒿鳖甲汤具有一定的抗菌作用，对伤寒杆菌、痢疾杆菌、白喉杆菌、葡萄球菌、肺炎球菌等均有不同程度的抑制作用。此外，青蒿鳖甲汤能抑制自体免疫及变态反应性炎症，对实验性关节炎有抑制作用。

表 35 - 1　其他常用清热剂简表

药名	处方组成	功效	主治
五味消毒饮	银花、野菊花、蒲公英、紫花地丁、紫背天葵子	清热解毒，消散疔疮	火毒结聚之疔疮
当归六黄汤	当归、生地黄、熟地黄、黄芩、黄连、黄柏、黄芪	滋阴降火，固表止汗	阴虚火旺之盗汗
牛黄上清胶囊	人工牛黄、薄荷、菊花、荆芥穗、白芷、川芎、栀子、黄连、黄柏、黄芩、大黄、连翘、赤芍、当归、地黄、桔梗、甘草、石膏、冰片	清热泻火，散风止痛	热毒内盛，风火上攻所致的头痛眩晕，目赤耳鸣，咽喉肿痛，口舌生疮，牙龈肿痛，大便燥结
牛黄解毒胶囊	人工牛黄、雄黄、石膏、大黄、黄芩、桔梗、冰片、甘草	清热解毒	火热内盛，咽喉肿痛，牙龈肿痛，口舌生疮，目赤肿痛
清胃黄连丸	黄连、石膏、桔梗、甘草、知母、玄参、地黄、牡丹皮、天花粉、连翘、栀子、黄柏、黄芩、赤芍	清胃泻火，解毒消肿	肺胃火盛所致的口舌生疮，齿龈、咽喉肿痛
芩连片	黄芩、连翘、黄连、黄柏、赤芍、甘草	清热解毒，消肿止痛	脏腑蕴热，头痛目赤，口鼻生疮，热痢腹痛，湿热带下，疮疖肿痛
清热解毒口服液	石膏、金银花、玄参、地黄、连翘、栀子、甜地丁、黄芩、龙胆、板蓝根、知母、麦冬	清热解毒	热毒壅盛所致的发热面赤、烦躁口渴、咽喉肿痛；流感、上呼吸道感染见上述证候者
板蓝根颗粒	板蓝根	清热解毒，凉血利咽	肺胃热盛所致的咽喉肿痛、口咽干燥、腮部肿胀；急性扁桃体炎、腮腺炎见上述证候者
牛黄至宝丸	连翘、栀子、大黄、芒硝、石膏、青蒿、陈皮、木香、广藿香、人工牛黄、冰片、雄黄	清热解毒，泻火通便	胃肠积热引起的头痛眩晕、目赤耳鸣、口燥咽干、大便燥结
一清颗粒	黄连、大黄、黄芩	清热泻火解毒，化瘀凉血止血	火毒血热所致的身热烦躁、目赤口疮、咽喉牙龈肿痛、大便秘结、吐血、咯血、衄血、痔血等症；咽炎、扁桃体炎、牙龈炎见上述证候者
导赤丸	连翘、黄连、栀子（姜炒）、木通、玄参、天花粉、赤芍、大黄、黄芩、滑石	清热泻火，利尿通便	火热内盛所致的口舌生疮、咽喉疼痛、心胸烦热、小便短赤、大便秘结

续表

药名	处方组成	功效	主治
西黄丸	牛黄或体外培育牛黄、麝香或人工麝香、醋乳香、醋没药	清热解毒，消肿散结	热毒壅结所致的痈疽疔毒、瘰疬、流注、癌肿
黄连上清丸	黄连、栀子（姜制）、连翘、炒蔓荆子、防风、荆芥穗、白芷、黄芩、菊花、薄荷、酒大黄、黄柏（酒炒）、桔梗、川芎、石膏、旋覆花、甘草	散风清热，泻火止痛	风热上攻、肺胃热盛所致的头晕目眩、暴发火眼、牙齿疼痛、口舌生疮、咽喉肿痛、耳痛耳鸣、大便秘结、小便短赤

表 35 - 2　相似清热剂功效主治比较

药名	共同点	不同点
导赤散		生地、木通、甘草组成，清心利水养阴，适宜于心经热盛或心热下移小肠者
泻白散		地骨皮与桑白皮配伍为主，清泻肺热，止咳平喘，适宜于肺热咳喘者
左金丸		黄连与吴茱萸配伍，清泻肝火，降逆止呕，适用于肝火犯胃者
清胃散	清热解毒，主治脏腑火热证	黄连配伍升麻升散解毒，配伍生地、丹皮凉血散瘀，全方清胃凉血，适宜于胃中实火上攻所致之牙痛者
玉女煎		石膏配伍熟地、知母、麦冬等清胃滋肾，适宜于胃热阴虚之牙痛者
龙胆泻肝汤		龙胆草、黄芩、栀子配伍当归、生地、柴胡等，泻肝胆实火，清下焦湿热，适用于肝胆实火上炎或肝经湿热下注者
葛根黄芩黄连汤		葛根与黄芩、黄连配伍，清热止利，适宜于协热下利者，临床有无表证均可使用

本章小结

　　白虎汤适用于热入气分证。辛甘大寒之石膏与苦寒质润之知母相配，清气分热之力最强，功用清热除烦，生津止渴，主治阳明气分热盛，症见壮热汗出，烦渴，脉洪大等。

　　清营汤适用于热入营分证。以犀角、生地清营凉血与银花、连翘透热转气相配，可使营分之热透转气分而解，清营解毒，透热养阴，症见身热夜甚，神烦少寐，斑疹隐隐，舌绛脉数等。

　　黄连解毒汤适用于火毒热盛证。纯用大苦大寒之品，"三黄"相配可苦寒直折上、中、下三焦火热毒邪，症见三焦火毒热盛之烦热错语，吐衄发斑，以及痈疽疔毒等。

　　导赤散、泻白散、左金丸、清胃散、玉女煎、龙胆泻肝汤、葛根黄芩黄连汤均适用于邪热偏盛于某一脏腑所产生的火热证。导赤散适用于心经热盛或心热下移小肠而见口舌生疮，小便短赤涩痛等症。泻白散主治肺有伏火的咳喘、日晡热甚等，具有泻肺清热，止咳平喘之功。左金丸以大剂苦寒药与少量辛热药相配，功能清泻肝火，降逆止呕，适用于肝火犯胃之呕吐、口苦、吞酸等。清胃散与玉女煎均可治胃热牙痛，但清胃散主治胃中实火上攻所致之牙痛、齿龈肿痛或溃烂等症；而玉女煎主治阴虚胃热之牙痛、牙衄、牙齿松动、烦热干渴等症。龙胆泻肝汤功可泻肝胆实火，清下焦湿热，适用于肝胆实火上炎之头痛胁痛、口苦目赤、或肝经湿热下注之淋浊、阴肿、阴痒等。葛根黄芩黄连汤清热止利，为泻热下利的代表方剂，临床有无表证均可使用。

　　青蒿鳖甲汤适用于阴虚发热证。方中透热与养阴并重，有"先入后出"之妙，适用于热病伤阴，邪扰阴分，症见夜热早凉、热退无汗等。

思考题

1. 白虎汤主治何证？方中药物如何配伍体现清热生津之功效？
2. 导赤散所治心热证候的临床证候特点为何？
3. 清胃散与玉女煎在组成、功效、主治方面有何异同？
4. 龙胆泻肝汤为何一方可以治疗两证？

第三十六章 温里剂

学习导引

知识要求
1. **掌握** 理中丸、四逆汤的组成、功效、主治、用法、配伍意义及临床运用。
2. **熟悉** 温里剂的概念、分类、使用注意。
3. **了解** 当归四逆汤的功效、主治。

能力要求
具备应用温里剂的药物组成、功效主治的知识，达到为临床治疗里寒证，合理推荐温里剂的能力。

凡以温热药为主组成，具有温里助阳、散寒通脉等作用，治疗里寒证的方剂，称为温里剂。本类方剂以《素问·至真要大论》"寒者热之"、"治寒以热"为立法原则，属于"八法"中的"温法"。

里寒证的成因不外寒从中生或外寒直中两方面，或因素体阳虚，寒从中生；或因外寒直中三阴，深入脏腑；或因过食寒凉，损伤阳气；或因表寒证失治误治，寒邪内传入里而成。

里寒证在病位上有脏腑经络之异，病情有缓急轻重之别，故温里剂可分为温中祛寒、回阳救逆、温经散寒三类。

使用本类方剂时，除以温热药物为主外，常配伍补益药以温补阳气扶助正气；在阴寒内盛，阳气欲脱的危急重证中，常须配伍益气固脱药物，回复阳气。

本类方剂在临床运用时首先应当辨别寒热之真假，禁用于真热假寒证；其次使用温里剂要因人、因时、因地制宜，适当调整剂量，素体火旺、阴虚或失血之人慎用，以免助火、伤阴或耗血；再者若阴寒太盛或真寒假热，服药入口即吐者，可反佐少量寒凉药物，或热药凉服，避免格拒。

理中丸《伤寒论》

【组成】人参9g，干姜9g，白术9g，炙甘草9g

【用法】为丸，每次9g，温水送服。亦可作汤剂，水煎服。

【功效】温中散寒，补气健脾。

【主治】①脾胃虚寒证。症见脘腹疼痛，喜暖喜按，畏寒肢冷，呕吐，不欲饮食，自利不渴，舌淡苔白，脉沉细。②阳虚失血证。症见便血、吐血、衄血或崩漏等，血色暗淡，质清稀，面色㿠白，气短神疲，脉沉细或虚大无力。③小儿慢惊、病后喜唾涎沫、霍乱吐泻、胸痹等由中焦虚寒所致者。

【方解】方中干姜辛热，温中焦脾胃，助阳祛寒，为君药。人参益气健脾，培补后天之本助运化为臣药。白术健脾燥湿为佐药。炙甘草益气和中，缓急止痛，调和诸药为使药。四药合用，温中焦之阳气，祛中焦之寒邪，健中焦之运化，吐泻冷痛诸症悉可解除，故方名"理中"。

实例解析

实例：患者王某，男，39岁。患者腹泻已逾1年，经常肠鸣，大便稀溏，日下八九次，食欲欠佳，完谷不化。就诊时，患者面色苍白无华，精神疲乏，腹部稍胀而喜按，舌苔浮有一层黄色厚腻物，脉细迟。用人参9g，炒白术9g，黑干姜7.5g，炙甘草6g，煎汤，连服6剂，病情好转后，继服6剂，痊愈。

解析：本证患者中焦脾胃虚寒，脾主运化，胃主腐熟水谷，脾失温煦，运化失职，水谷不化而成泄泻。治宜温中散寒，益气健脾，选用理中丸(汤)治疗，药证相符，故疗效显著。

四逆汤 《伤寒论》

【组成】附子15g，干姜6g，炙甘草6g
【用法】水煎服。
【功效】回阳救逆。
【主治】少阴病阴盛阳衰寒厥证。症见四肢厥逆，恶寒蜷卧，神疲欲寐，腹痛吐泻，口中不渴，舌苔白滑，脉微细。
【方解】方中附子大辛大热温肾壮阳，回阳救逆，为君药。干姜温中散寒，助阳通脉为臣药。附子与干姜相须为用，回阳之力尤大，故有"附子无姜不热"之说。炙甘草益气补脾安中，调和诸药，缓附子、干姜燥烈辛散之性，兼可解附子之毒性，为佐使药。三药合用，药简力专，可速达回阳之效，使阳复厥回。

知识拓展

四逆汤附子甘草配伍的现代研究

附子配伍甘草是经典的配伍减毒药对之一，传统中药配伍理论即认为"附子之性急，得甘草而后缓；附子之性毒，得甘草而后解"。现代研究表明，附子配伍甘草合煎液较附子单煎液能够提高ICR小鼠半数致死量（LD_{50}）和SD大鼠半数中毒量（TD_{50}）；甘草有效部位（甘草三萜皂苷和黄酮）能够减轻附子生物碱（0.7mg/ml）对离体蛙心造成的心率紊乱，甚至是心脏停搏，从而降低附子对离体蛙心的心脏毒性；甘草能够改善乌头碱所致心肌细胞呼吸代谢酶和能量代谢酶活性的降低，维持心肌细胞线粒体功能，提高心肌细胞存活率，从而对乌头碱所致的心肌细胞损伤发挥减毒作用。

当归四逆汤 《伤寒论》

【组成】当归 12g，桂枝 9g，芍药 9g，细辛 3g，炙甘草 6g，通草 6g，大枣 8 枚

【用法】水煎服。

【功效】温经散寒，养血通脉。

【主治】血虚寒厥证。症见手足厥冷，口不渴，或腰、股、腿、足、肩疼痛，舌淡苔白，脉沉细或细而欲绝。

【方解】方中当归养血和血；桂枝温经通脉，两者共为君药。白芍养血和营，缓急止痛，助当归补益营血；细辛温经散寒止痛，助桂枝温通经脉，两者共为臣药。通草通血脉畅血行；大枣、甘草益气健脾养血，共为佐药。甘草兼有调和药性而为使药。全方温阳与散寒并用，养血与通脉共施，温而不燥，补而不滞，共奏温经散寒、养血通脉之效。

其他温里剂，见表 36 - 1。

表 36 - 1　其他温里剂简表

药名	处方组成	功效	主治
良附丸	高良姜、香附	温胃理气，祛寒止痛	寒凝气滞，脘痛吐酸，胸腹胀满，畏寒喜温，苔白脉弦
参附注射液	红参、附片	回阳救逆，益气固脱	阳气暴脱的厥脱证（感染性、失血性、失液性休克等）；也可用于阳虚（气虚）所致的惊悸、怔忡、喘咳、胃疼、泄泻、痹症等
香砂养胃颗粒	木香、砂仁、白术、陈皮、茯苓、姜半夏、香附、枳实、豆蔻、姜厚朴、广藿香、甘草	温中和胃	胃阳不足、湿阻气滞所致的胃痛、痞满，症见胃痛隐隐、脘闷不舒、呕吐酸水、嘈杂不适、不思饮食、四肢倦怠
香砂平胃丸	苍术、陈皮、姜厚朴、木香、砂仁、甘草	健胃，舒气，止痛	胃肠衰弱，消化不良，胸膈满闷，胃痛呕吐
小建中合剂	桂枝、白芍、炙甘草、生姜、大枣	温中补虚，缓急止痛	脾胃虚寒，脘腹疼痛，喜温喜按，嘈杂吞酸，食少；胃及十二指肠溃疡见上述证候者
附子理中丸	附子、人参、干姜、炙甘草、白术	温阳祛寒，补气健脾	脾胃虚寒较甚，脘腹疼痛，恶心呕吐，下利清谷，畏寒肢冷

本 章 小 结

理中丸由人参、干姜、白术、炙甘草配伍而成，为治疗中焦脾胃虚寒，腹痛吐利的代表方。此外，凡因中焦虚寒所致的阳虚失血、小儿慢惊、病后喜唾涎沫、胸痹等均可应用。

四逆汤为回阳救逆的代表方，以附子为君药，配伍干姜温心肾，暖脾土，助先天和后天之阳气，回阳救逆之力极强，适用于少阴病阴盛阳衰寒厥证。本方大辛大热，药简力专，待患者阳气来复，手足温和，即当辨证施治，不可久服。

当归四逆汤由桂枝汤去生姜，倍大枣，再加当归、细辛和通草组成。全方温阳与散寒并用，养血与通脉共施，治疗营血亏虚，寒凝经脉，血行不利所致寒厥证。因其寒在经脉而不在脏腑，其肢厥程度较四逆汤证轻，并兼有肢体疼痛，舌淡苔白等症。

思考题

1. 简述温里剂的使用注意。
2. 简述理中丸的药物组成、功效、主治及配伍意义。
3. 四逆汤和当归四逆汤在组成、功效和主治病证上有何异同？

第三十七章 补 益 剂

学习导引

知识要求

1. **掌握** 四君子汤、补中益气汤、四物汤、六味地黄丸、肾气丸、炙甘草汤的组成、功效、主治、用法、配伍意义及临床运用。

2. **熟悉** 补益剂的概念、分类、使用注意;生脉散、当归补血汤、归脾汤的组成、功效、主治。

3. **了解** 玉屏风散、一贯煎的功效、主治。

能力要求

具备应用补益剂的组成、功效主治及相似方剂异同点的知识,达到为临床治疗各类虚证合理推荐补益剂的能力。

凡由补益药为主组成,补养人体气、血、阴、阳为主要作用,主治各种虚证的方剂,称为补益剂。正气不足,通过补益的方法治疗,即"虚者补之,损者益之",体现了"八法"中的"补法"。

虚证或由先天禀赋不足,或由后天调养失宜所致,临床常见的虚证有气虚、血虚、阴虚、阳虚、气血阴阳俱虚等,故补益剂相应地分为补气、补血、补阴、补阳、气血阴阳并补五类。

补益剂的配伍组方除针对虚证性质施以相应补益药物外,还应注重气血、阴阳之间的关系。如气血相生,故血虚者补血时,常配伍补气之品以助生化;阴阳互根,故阳虚者补阳时,可佐以补阴之品等。此外,肾为先天之本,五脏六腑之根;脾为后天之本,气血生化之源,因而补脾益肾在虚证的治疗中具有重要意义。

使用本类方剂时,首先应辨别虚实的真假,若真虚假实而用攻伐之剂,则虚者更虚;若真实假虚而误用补虚之剂,则实者更实。其次补虚剂的组成药物多味厚滋腻,易碍胃气,且需多服久服,故必要时配伍健脾和胃,理气消导之品,使补而不滞。本类方剂宜用文火久煎,以便充分发挥药效。服药时间以空腹或饭前服用为佳。

第一节 补气剂

补气剂主治气虚证。本节主要介绍治疗脾肺气虚为主的方剂。症见倦怠乏力,少气懒言,语音低微,动则气促,面色萎白,食少便溏,舌淡苔白,脉虚弱等。

四君子汤《太平惠民和剂局方》

【组成】人参9g，白术9g，茯苓9g，炙甘草6g

【用法】水煎服。

【功效】益气健脾。

【主治】脾胃气虚证。症见面色苍白，语音低微，气短乏力，食少便溏，舌淡苔白，脉虚弱。

【方解】方中人参益气健脾养胃，为君药。白术健脾燥湿，为臣药。茯苓健脾渗湿，为佐药。炙甘草调和诸药，为使药。各药合用，共奏益气健脾之功。本方为补气健脾的基础方，后世众多补气健脾方剂，多由本方化裁而来。

补中益气汤《内外伤辨惑论》

【组成】黄芪18g，甘草9g，人参6g，当归3g，陈皮6g，升麻6g，柴胡6g，白术9g

【用法】水煎服。

【功效】补中益气，升阳举陷。

【主治】①脾胃气虚证。症见饮食减少，体倦肢软，少气懒言，面色萎黄，大便稀溏，脉大而虚软。②气虚下陷证。症见脱肛，子宫脱垂，久泻，久痢。③气虚发热证。症见身热，自汗，渴喜热饮，气短乏力，舌淡，脉虚大无力。

【方解】方中黄芪补中益气，升阳固表，重用为君药。人参、白术、甘草增强黄芪补气健脾之功，同为臣药。当归养血和营；陈皮调理气机，使诸药补而不滞，共为佐药。柴胡、升麻升提下陷之中气，共为佐使。炙甘草调和诸药，亦为使药。各药合用，可使脾胃健运，气虚得补，气陷得举，清阳得升，诸证可除。

实例解析

实例：患者徐某，男，4岁，症见大便后肛门脱出于外，约有6厘米左右，无法上收。舌质淡苔薄白。给服补中益气汤治疗。3剂后，脱出的肛管回收。之后4年未见复发。

解析：患者年龄尚小，元气未充，大便时用力过度而致脱肛，结合其舌脉征象，辨证为气虚下陷证，治宜益气升提，选用补中益气汤治疗。药证相符，3剂痊愈。

生脉散《医学启源》

【组成】人参10g，麦冬20g，五味子10g

【用法】水煎服。

【功效】益气生津，敛阴止汗。

【主治】①温热、暑热，耗气伤阴证。汗多神疲，体倦乏力，气短懒言，咽干口渴，舌干红少苔，脉虚数。②久咳伤肺，气阴两虚证。干咳少痰，短气自汗，口干舌燥，脉虚细。

【方解】方中人参大补元气，益肺生津，为君药。麦冬滋阴润燥，为臣药。五味子益气生津，敛阴止汗，为佐药。各药合用，一补一润一敛，益气养阴，生津止渴，敛阴止汗，使气复津生，汗止阴存，气充脉复，故名"生脉"。

玉屏风散《医方类聚》

【组成】防风20g，黄芪60g，白术20g

【用法】研末，每日2次，每次6~9g，大枣煎汤送服；亦可作汤剂，水煎服，用量按原方比例酌减。

【功效】益气固表止汗。

【主治】表虚自汗证。症见汗出恶风，面色苍白，舌淡苔薄白，脉浮虚。亦治虚人腠理不固，易于感冒。

【方解】方中黄芪补肺脾之气，又可固表止汗，为君药。白术健脾益气，为臣药。防风走表而散风御邪，为佐药。各药合用，共奏益气固表，祛邪止汗之功。本方益气固表止汗之功有如御风之屏障，珍贵如玉，且为散剂，故名"玉屏风散"。

其他补气剂，见表37-1。

表37-1 其他补气剂简表

药名	处方组成	功效	主治
六君子丸	党参、麸炒白术、茯苓、姜半夏、陈皮、炙甘草	补脾益气燥湿化痰	脾胃虚弱，食量不多，气虚痰多，腹胀便溏
参苓白术丸	人参、茯苓、麸炒白术、山药、炒白扁豆、莲子、麸炒薏苡仁、砂仁、桔梗、甘草	补脾胃益肺气	脾胃虚弱，食少便溏，气短咳嗽、肢倦乏力
启脾丸	人参、麸炒白术、茯苓、甘草、陈皮、山药、炒莲子、炒山楂、炒六神曲、炒麦芽、泽泻	健脾和胃	脾胃虚弱，消化不良，腹胀便溏

第二节 补血剂

补血剂主治血虚证。症见面色萎黄，头晕目眩，唇爪色淡，心悸，失眠，舌淡，脉细，或妇女月经不调，量少色淡，或经闭不行等。

四物汤《仙授理伤续断秘方》

【组成】熟地黄12g，当归9g，白芍9g，川芎6g

【用法】水煎服。

【功效】补血和血。

【主治】营血虚滞证。症见头晕目眩，心悸失眠，面色无华，形瘦乏力，妇人月经不调，量少或经闭不行，脐腹作痛，甚或瘕块硬结，舌淡，口唇、爪甲色淡，脉细弦或细涩。

【方解】方中熟地滋养阴血，补肾填精，为补血要药，为君药。当归补血养肝，和血调经，为臣药。白芍养血敛阴；川芎活血行气止痛，二者共为佐药。四药配伍，补而不滞，活血而不伤血，为补血的常用方，调经的基本方。

当归补血汤《内外伤辨惑论》

【组成】黄芪 30g，当归 6g

【用法】水煎服。

【功效】补气生血。

【主治】血虚发热证。症见肌热面赤，烦渴欲饮，舌淡，脉洪大而虚，重按无力。亦治妇人经期、产后血虚发热头痛，或疮疡溃后，久不愈合者。

【方解】方中重用黄芪，大补肺脾元气，以资气血化生之源，为君药。配以少量当归养血和营，为臣药。两药配伍，一气一血，一阴一阳，以五倍量的黄芪为主，补正气，摄浮阳，使气旺血生，阳生阴长，虚热自除。

妇人经期、产后血虚发热，取其益气养血而退热。疮疡溃后，久不愈合，以其补气养血，扶正托毒，有利于生肌收口。

归脾汤《济生方》

【组成】人参 15g，黄芪 30g，当归 10g，白术 15g，茯神 15g，龙眼肉 15g，酸枣仁 15g，木香 6g，远志 6g，甘草 6g

【用法】加生姜 5 片，大枣 3～5 枚，水煎服。

【功效】益气补血，健脾养心。

【主治】①心脾气血两虚证。症见心悸怔忡，健忘失眠，盗汗虚热，体倦食少，面色萎黄，舌淡，苔薄白，脉细弱。②脾不统血证。症见便血，皮下紫癜，妇女崩漏，月经超前，量多色淡，或淋漓不止，舌淡，脉细弱。

【方解】方中人参、黄芪补气升阳，开气血生化之源，增摄血之力，共为君药。白术补脾益气，当归补血养心，共为臣药。龙眼肉、茯神、远志、酸枣仁宁心安神；木香理气醒脾，使补而不滞，俱为佐药。炙甘草调和诸药，为佐使药。煎药时少加生姜、大枣调和脾胃。各药合用，共奏益气补血，健脾养心之功。

其他补血剂，见表 37-2。

表 37-2　其他补血剂简表

药名	处方组成	功效	主治
人参归脾丸	人参、白术、茯苓、甘草、黄芪、当归、木香、远志、龙眼肉、酸枣仁	益气补血健脾养心	气血不足，心悸，失眠，食少乏力，面色萎黄，月经量少，色淡
人参养荣丸	人参、土白术、茯苓、炙甘草、当归、熟地黄、麸炒白芍、炙黄芪、陈皮、炙远志、肉桂、酒蒸五味子	温补气血	心脾不足，气血两亏，形瘦神疲，食少便溏，病后虚弱
健脾生血颗粒	党参、茯苓、炒白术、甘草、黄芪、山药、炒鸡内金、醋龟甲、山麦冬、醋南五味子、龙骨、煅牡蛎、大枣、硫酸亚铁	健脾和胃养血安神	小儿脾胃虚弱及心脾两虚型缺铁性贫血；成人气血两虚型缺铁性贫血。症见面色萎黄或㿠白，食少纳呆，腹胀脘闷，大便不调，烦躁多汗，倦怠乏力，舌胖色淡，苔薄白，脉细弱

第三节 补阴剂

补阴剂主治阴虚证。本节主要介绍治疗肝肾阴虚为主的方剂。肝肾阴虚症见形体消瘦，头晕耳鸣，腰痛遗精，盗汗失眠，口燥咽干，或潮热颧红，五心烦热，舌红少苔，脉细数等。

六味地黄丸《小儿药证直诀》

【组成】熟地黄160g，酒萸肉80g，山药80g，泽泻60g，牡丹皮60g，茯苓60g

【用法】共研为+细末，炼蜜为丸，空腹温开水送下。亦可水煎服。

【功效】滋阴补肾。

【主治】肾阴虚证。症见腰膝酸软，头晕目眩，耳鸣耳聋，盗汗，遗精，消渴，骨蒸潮热，手足心热，舌燥咽痛，牙齿动摇，足跟作痛，以及小儿囟门不合，舌红少苔，脉沉细数。

【方解】方中重用熟地黄滋阴补肾，填精益髓，为君药。山茱萸滋补肝肾而涩精；山药健脾补虚，涩精固肾，同为臣药。三药配伍，滋养肾肝脾之阴，即"三阴并补"。佐泽泻利湿泄浊，并防熟地黄滋腻恋邪；丹皮清泄相火，并制山茱萸之温涩；茯苓淡渗脾湿，助泽泻泄肾浊，又助山药之健运，即"三泻"。六药合用，三补三泻，以补为主；肝脾肾三阴并补，以补肾阴为主。

知识拓展

六味地黄丸的现代研究

药理研究表明，六味地黄丸对突变和癌变具有一定的防护作用，对体液免疫显示增强作用，对牙周病肾阴虚模型动物的牙周组织具有保护作用，同时具有提高心肌耐缺氧能力、调节脂质与糖代谢、保肝等作用，这些研究结果为认识六味地黄丸滋阴补肾的功效提供了一定的实验依据。

一贯煎《续名医类案》

【组成】北沙参9g，麦冬9g，当归身9g，生地黄18~30g，枸杞子9~18g，川楝子4.5g

【用法】水煎服。

【功效】滋阴疏肝。

【主治】肝肾阴虚，肝气郁滞证。症见胸脘胁痛，吞酸吐苦，咽干口燥，舌红少津，脉细弱或虚弦。亦治疝气瘕聚。

【方解】方中重用生地滋阴养血以补肝肾，为君药。以沙参、麦冬、当归、枸杞子配生地滋阴养血以柔肝，为臣药。配伍少量川楝子疏肝泄热，行气止痛为佐使。各药合用，使肝体得养而阴血渐复，肝气得疏则诸痛自除。

其他补阴剂，见表37－3。

表 37 - 3　其他补阴剂简表

药名	处方组成	功效	主治
杞菊地黄丸	枸杞子、菊花、熟地黄、酒萸肉、牡丹皮、山药、茯苓、泽泻	滋肾养肝	肝肾阴亏，眩晕耳鸣，羞明畏光，迎风流泪，视物昏花
左归丸	熟地、山药、枸杞、山茱萸、牛膝、菟丝子、鹿角胶、龟甲胶	滋阴补肾填精益髓	真阴不足，腰膝酸软，眼花耳鸣，遗精滑泄，自汗盗汗
大补阴丸	熟地黄、盐知母、盐黄柏、醋龟甲、猪脊髓	滋阴降火	阴虚火旺，潮热盗汗，咳嗽咯血，耳鸣遗精
知柏地黄丸	知母、黄柏、熟地黄、制山茱萸、牡丹皮、山药、茯苓、泽泻	滋阴降火	阴虚火旺，潮热盗汗，口干咽痛，耳鸣遗精，小便短赤

第四节　补阳剂

补阳剂主治阳虚证。本节主要介绍治疗肾阳虚为主的方剂。症见形寒肢冷，腰膝酸痛，下肢软弱无力，小便不利，或小便频数，尿后余沥，少腹拘急，男子阳痿早泄，妇女宫寒不孕，舌淡苔白，脉沉细，尺部尤甚等。

肾气丸《金匮要略》

【组成】干地黄24g，山药12g，山茱萸12g，泽泻9g，茯苓9g，牡丹皮9g，桂枝3g，附子3g

【用法】共研为细末，炼蜜为丸，温开水送服。亦可水煎服。

【功效】补肾助阳。

【主治】肾阳不足证。症见腰痛脚软，身半以下常有冷感，少腹拘急，小便不利，或小便反多，入夜尤甚，阳痿早泄，舌淡而胖，脉虚弱，尺部沉细或沉弱而迟，以及痰饮、水肿、消渴、脚气、转胞等。

【方解】方中重用干地黄滋阴补肾，填精益髓，为君药。山茱萸补肝肾，涩精气；山药健脾气，固肾精；配伍少量辛热之附子、桂枝，温肾阳以化气，共为臣药。方中补阳药少而滋阴药多，微微生火，鼓舞肾气。泽泻、茯苓利水渗湿；丹皮清肝火，此三味寓泻于补，使邪去而补药得力，并防滋阴之品助湿碍邪，共为佐药。各药合用，使肾阳振奋，气化复常，诸证自除。

其他补阳剂，见表37-4。

表 37 - 4　其他补阳剂简表

药名	处方组成	功效	主治
桂附地黄丸	肉桂、制附子、熟地黄、酒萸肉、牡丹皮、山药、茯苓、泽泻	温补肾阳	肾阳不足，腰膝痠冷，肢体浮肿，小便不利或反多，痰饮喘咳，消渴
右归丸	熟地黄、炮附片、肉桂、山药、酒萸肉、菟丝子、鹿角胶、枸杞子、当归、盐杜仲	温补肾阳填精止遗	肾阳不足，命门火衰，腰膝痠冷，精神不振，怯寒畏冷，阳痿遗精，大便溏薄，尿频而清

续表

药名	处方组成	功效	主治
五子衍宗丸	枸杞子、炒菟丝子、覆盆子、蒸五味子、盐车前子	补肾益精	肾虚精亏所致的阳痿不育、遗精早泄、腰痛、尿后余沥
济生肾气丸	熟地黄、制山茱萸、牡丹皮、山药、茯苓、泽泻、肉桂、制附子、牛膝、车前子	温肾化气利水消肿	肾阳不足，水湿内停所致的肾虚水肿，腰膝痠重，小便不利，痰饮喘咳

第五节　气血阴阳并补剂

气血阴阳并补剂主治气血阴阳均虚证。症见面色无华，倦怠懒言，心悸怔忡，腰膝酸软，畏寒肢冷，自汗盗汗，脉虚等。

炙甘草汤《伤寒论》

【组成】炙甘草 12g，生姜 9g，桂枝 9g，人参 6g，生地黄 50g，阿胶 6g，麦冬 10g，麻仁 10g，大枣 10 枚

【用法】水煎服。阿胶烊化。

【功效】益气滋阴，通阳复脉。

【主治】①心动悸，脉结代。虚羸少气，舌光少苔，或质干而瘦小者。②虚劳肺痿。咳嗽，涎唾多，形瘦短气，虚烦不眠，自汗盗汗，咽干舌燥，大便干结，脉虚数。

【方解】方中炙甘草补气生血，养心益脾；生地黄滋阴补血，充脉养心，二药重用，共为君药。人参、大枣补益心脾，阿胶、麦冬、胡麻仁养血，共为臣药。桂枝、生姜温心阳，通血脉，同为佐药。原方煎煮时加入清酒，以温通血脉，为使药。诸药相伍，使阴血足而血脉充，阳气复而心脉通，则悸定脉复，故又名"复脉汤"。

虚劳者，阴阳气血诸不足。本方滋阴养血、益气温阳，故可治疗阴阳气血俱虚之虚劳肺痿。

实例解析

实例：患者李某，70 岁，心悸间歇性反复发作 5 年，西医诊为冠心病，症见心悸胸闷，头昏气短乏力，腰膝酸软，睡眠不佳，舌暗红，苔薄白，脉结沉细数。给服炙甘草汤加丹参治疗。5 剂后症状减轻，上方加减月余而愈，2 年未复发。

解析：患者年事已高，心悸反复发作且日趋加重，结合其舌脉征象，辨证为心阳不振，气血不足之证，治宜益气滋阴，通阳复脉，选用炙甘草汤治疗。另因久病入络，舌质暗红，故另加丹参活血通脉，药证相符，疗效显著。

其他气血阴阳并补剂，见表 37-5。
相似补益剂功效主治的比较，见表 37-6。

表 37 - 5　其他气血阴阳并补剂简表

药名	处方组成	功效	主治
地黄饮子	熟地黄、巴戟天、山茱萸、肉苁蓉、附子、石斛、五味子、肉桂、白茯苓、麦门冬、远志、菖蒲	滋肾阴 补肾阳 化痰开窍	痿痹，舌强不能言，足废不能用，口干不欲饮，足冷面赤
八珍颗粒	党参、炒白术、茯苓、炙甘草、当归、炒白芍、川芎、熟地黄	补气益血	气血两虚，面色萎黄，食欲不振，四肢乏力，月经过多
十全大补丸	党参、炒白术、茯苓、炙甘草、当归、川芎、酒白芍、熟地黄、制黄芪、肉桂	温补气血	气血两虚，面色苍白，气短心悸，头晕自汗，体倦乏力，四肢不温，月经量多
龟鹿二仙膏	龟甲、鹿角、党参、枸杞子	温肾益精 补气养血	肾虚精亏所致的腰膝痿软，遗精阳痿

表 37 - 6　相似补益剂功效主治比较

方名	共同点	不同点
四君子汤	补气，主治气虚证	人参、白术、甘草、茯苓配伍而成，为益气健脾的基本方，适用于脾胃气虚证
补中益气汤		重用黄芪并佐以升麻、柴胡，适用于脾胃气虚，中气下陷及气虚发热证
生脉散		人参配伍麦冬、五味子，气阴双补，适用于气阴两伤证
玉屏风散		黄芪配伍白术、防风，益气固表，适用于表虚自汗证
四物汤	补血，主治血虚证	当归、川芎、白芍、熟地黄配伍，为补血调血的基础方，适用于营血虚滞证
当归补血汤		大剂黄芪配伍小量当归，补气生血，适用于血虚发热证
归脾汤		主用参、芪、术等补气，配伍当归、龙眼肉及枣仁、远志、茯神等宁心安神，适用于心脾气血两虚及脾不统血证
六味地黄丸	滋阴，主治阴虚证	为滋阴补肾的代表方，适用于肾阴不足证
一贯煎		滋补肝肾药味中配入川楝子疏肝解郁，适用于肝肾阴虚，肝气不舒证

┌ 本 章 小 结 ┐

　　补益剂是为治疗虚证而设，针对机体气血阴阳虚损的不同类型及其兼挟证候而有补气、补血、补阴、补阳、气血阴阳并补五类。

　　四君子汤为益气健脾的基本方；补中益气汤重用黄芪并佐以升麻、柴胡，补气健脾之外，主治中气下陷及气虚发热证；生脉散用人参配伍麦冬、五味子，是气阴双补之剂；玉屏风散则用黄芪配伍白术、防风，补脾肺之气，适用于表虚自汗证。

　　四物汤为补血调血的基础方；当归补血汤重用黄芪以达补气生血之效，适用于血虚发热证；归脾汤气血双补，宁心安神，适用于心脾气血两虚及脾不统血证。

　　六味地黄丸方中三补三泻，为滋阴补肾的代表方；一贯煎在滋补肝肾药味中配川楝子疏肝解郁，适用于肝肾阴虚，肝气不舒之证。

肾气丸主治肾阳不足证，以少量桂枝、附子与大剂滋阴药味配伍，意在阴中求阳，少火生气，适用于肾中阳气不足证。

炙甘草汤滋阴养血，益气温阳之药兼备，主治阴阳气血俱损之虚劳心悸。

思考题

1. 简述使用补益剂的注意事项。
2. 六味地黄丸和肾气丸在组成、功效、主治等方面有何异同？
3. 炙甘草汤重用何药？为什么？

第三十八章　固　涩　剂

学习导引

知识要求

1. **掌握**　四神丸的组成、功效、主治、用法、配伍意义及临床运用。
2. **熟悉**　固涩剂的概念、分类、使用注意。
3. **了解**　金锁固精丸的组成、功效、主治。

能力要求

　　具备应用固涩剂组成、功效主治的知识，达到为临床治疗各类气、血、精、津液耗散滑脱证合理推荐固涩剂的能力。

　　凡由固涩药物组成的以收敛固涩为主要作用，主治气、血、精、津液耗散滑脱证的方剂，称为固涩剂。其中多数组方所用的药物具有收涩作用。气、血、精、津液散失滑脱，通过收敛固涩的方法治疗，即"散者收之"，属于"十剂"中的"涩剂"。

　　引起气、血、精、津液耗散滑脱之证的病因及病位不同，临床表现各异，常见有自汗、盗汗、久泻久痢、遗精滑泄、小便失禁、带下量多等。

　　根据功效和所主证候的不同，固涩剂可分为固表止汗、敛肺止咳、涩肠固脱、涩精止遗、收涩止带五类方剂。

　　由于固涩剂所治的耗散滑脱之证，多与正气亏虚相关，故固涩剂的配伍组方应根据气血、阴阳、精气、津液耗伤程度的不同，配伍相应的补益药，使之标本兼顾。

　　使用本类方剂时，应注意本章方剂为正虚无邪而设，故外邪未去者忌用，恐有"闭门留寇"之弊。此外，实邪所致的一些疾病如：热病多汗，痰饮咳嗽，火扰遗泄，热痢初起，伤食泄泻，实热崩带等，均非本类方剂之所宜。

四神丸《内科摘要》

【组成】肉豆蔻200g，补骨脂400g，五味子200g，吴茱萸100g

【用法】上药为末，用水一碗，煮生姜200g，红枣50枚，水干，用枣肉为丸，如梧桐子大，每服50丸（6~9g），空心食前服。也可做汤剂，用量按原方比例酌减。

【功效】温肾暖脾，涩肠止泻。

【主治】脾肾虚寒之肾泄证。症见五更时泄泻，不思饮食，食不消化，或腹痛喜温，腰酸肢冷，神疲乏力，舌淡苔薄白，脉沉迟无力。

【方解】方中补骨脂补肾助阳，温脾止泻，为治肾虚泄泻之要药，故重用为君药。肉豆蔻涩肠止泻，温中行气为臣药。吴茱萸温中暖胃，散寒止痛；五味子固肾涩肠，共为佐药。生姜温胃散寒，大枣补脾胃生津液，合为佐使药。各药合用，寒去肠固，肾泄自愈。

知识拓展

四神丸的现代研究

药理研究表明，四神丸能降低大黄引起的腹泻小鼠腹泻次数，并能抑制正常小鼠和拮抗溴吡斯的明作用后小鼠的炭末推进率。四神丸中的单味药均对家兔离体肠管的自发活动有明显抑制作用，并能对抗乙酰胆碱或氯化钡引起的肠痉挛。这些研究结果为认识四神丸的涩肠止泻功效提供了一定药理学基础。

金锁固精丸《医方集解》

【组成】沙苑子60g，芡实60g，莲须60g，煅龙骨30g，煅牡蛎30g

【用法】共研为末，以莲子粉糊丸，每服9g，每日2～3次，淡盐水或开水送下，亦可按原方用量比例酌定，加入莲子肉，水煎服。

【功效】补肾涩精。

【主治】肾虚不固之遗精滑泄。症见遗精滑泄，腰酸耳鸣，四肢酸软，神疲乏力，舌淡苔白，脉细弱。

【方解】方中沙苑子甘温补肾，兼具涩性而可固精，为君药。莲子、芡实益肾涩精，健脾养心，助君药增固肾涩精之力，同为臣药。龙骨、牡蛎煅制而用，涩精止遗，兼潜阳安神；莲须功专固肾涩精。三药共为佐药。各药合用，共奏补肾益精，固精止遗之功。本方效如"金锁"，故名"金锁固精丸"。

实例解析

实例：患者，女，21岁，未婚。17岁时首次行经，经量即多，之后经量逐次递增，颜色鲜红，且经期不准，曾服补血止血之剂效果不佳。现症心慌体倦，腰腹胀痛，手足心热，颜面泛红，舌质红瘦，舌苔薄白欠润，脉弦细而数。给服金锁固精丸去莲须，原方比例酌减，5剂之后诸症缓解，又在方中加蒸女贞子、墨旱莲，再服5剂病情稳定。

解析：患者17岁初潮，且经量比较多，提示有先天肾气不足之忧，所以用止血治标之法收效不大，结合患者就诊时各症，辨识为阴虚内热，冲任失调之证。金锁固精丸可补肾固本，又收涩治标，更在方中加补益肝肾、滋阴止血之品，药证相符，收效显著。

其他固涩剂，见表38-1。

表38-1　其他固涩剂简表

药名	处方组成	功效	主治
牡蛎散	黄芪、麻黄根、牡蛎	益气固表 敛阴止汗	体虚自汗、盗汗
缩泉丸	山药、盐炒益智仁、乌药	补肾缩尿	肾虚所致的小便频数、夜间遗尿
固本益肠片	党参、炒白术、补骨脂、麸炒山药、黄芪、炮姜、酒当归、炒白芍、醋延胡索、煨木香、地榆炭、煅赤石脂、儿茶、炙甘草	健脾温肾 涩肠止泻	脾肾阳虚所致的泄泻，症见腹痛绵绵、大便清稀或有黏液及黏液血便、食少腹胀、腰痠乏力、形寒肢冷、舌淡苔白、脉虚；慢性肠炎见上述证候者

本 章 小 结

固涩剂是为正虚不固，气血精津滑脱散失之证而设。四神丸温阳补肾，涩肠止泻，偏重于温肾暖脾，重在温肾，涩肠之力较弱，用于脾肾虚寒之泻痢不止。金锁固精丸重在固肾涩精，在补涩之中，偏于涩精止遗，主治遗精、遗尿诸症，适用于肾虚不固之遗精。

思考题

1. 固涩剂和补益剂有何区别和联系？
2. 四神丸主治何证？由何药组成？

第三十九章 安神剂

学习导引

知识要求
1. 掌握 天王补心丹的组成、功效、主治、用法、配伍意义及临床运用。
2. 熟悉 安神剂的概念、分类、使用注意；酸枣仁汤的组成、功效、主治。
3. 了解 朱砂安神丸的功效、主治。

能力要求
具备应用安神剂的组成、功效主治的知识，达到为临床治疗神志不安证，合理推荐安神剂的能力。

凡以安神药为主组成，具有安神定志作用，治疗神志不安病证的方剂，统称为安神剂。属于"惊者平之"、"虚则补之"、"损者益之"等范畴。

神志不安病证分为实证、虚证。以惊狂易怒，烦躁不安为主者，多属实证，宜重镇安神；若以心悸健忘，虚烦不眠为主者，多属虚证，治宜补养安神。

本类方剂分为重镇安神剂、补养安神剂两类。

使用此类方剂时，对因火、因痰、因瘀等不同原因所导致的神志不安，治疗时当配伍清热泻火药、祛痰药和活血化瘀药。

重镇安神剂多由金石、贝壳类药物组方，易伤胃气，不宜久服。脾胃虚弱者，宜配伍健脾和胃之品。此外，某些安神药如朱砂等具有一定的毒性，不可久服。

朱砂安神丸《内外伤辨惑论》

【组成】朱砂15g，黄连18g，炙甘草16g，生地黄5g，当归8g

【用法】上药为丸，每次6~9g，临睡前温开水送服。

【功效】镇心安神，清热养血。

【主治】心火亢盛，阴血不足证。症见失眠多梦，惊悸怔忡，心烦神乱，或胸中懊恼，舌尖红，脉细数。

【方解】方中朱砂既能重镇安神，又可清心火，标本兼顾，故为君药。黄连清心泻火，以除烦热，用为臣药。君臣相合，收泻火安神之功。生地黄滋阴清热，当归温润补血，共为佐药。炙甘草调药和中，也可防朱砂之质重碍胃，为佐使药。各药合用，心火得清，阴血得充，心神得养，则神志安定，故以"安神"名之。本方朱砂含硫化汞，不宜多服、久服，以防汞中毒。

天王补心丹《摄生秘剖》

【组成】酸枣仁9g，炒柏子仁9g，当归身9g，麦冬9g，天冬9g，生地黄12g，人参5g，丹参5g，玄参5g，茯苓5g，炒远志5g，桔梗5g，五味子5g

【用法】共为细末，炼蜜为小丸，用朱砂水飞为衣，每服6~9g，温开水送下，或用桂圆肉煎汤送服；亦可作汤剂，水煎服。

【功效】滋阴清热，养血安神。

【主治】阴虚血少，神志不安证。症见心悸怔忡，虚烦失眠，神疲健忘，或梦遗，手足心热，口舌生疮，大便干结，舌红少苔，脉细数。

【方解】方中生地黄入心能养血，入肾能滋阴，故重用为君药。天冬、麦冬滋阴清热，酸枣仁、柏子仁养心安神，当归补血润燥，共助生地滋阴补血，养心安神，俱为臣药。玄参滋阴降火；茯苓、远志养心安神；人参补气以生血，安神益智；五味子敛心气，安心神；丹参清心活血；朱砂镇心安神，以上七味共为佐药。桔梗载药上行以使药力缓留于上部，用为使药。各药合用，标本兼治，心肾两顾，但以补心治本为主，共奏滋阴清热、养血安神之功。

实例解析

实例：患者，男，48岁。症见惊吓后常腰中汗出，甚则时常湿透草席有2年多，多方检查未见异常，结核菌素试验为阴性。近3天来，睡中汗出明显，盗汗消瘦，心悸心烦，手足心热，舌红少苔，脉细数。给药柏子仁9g，酸枣仁9g，麦冬15g，天冬15g，生地15g，当归6g，丹参9g，玄参12g，党参15g，五味子5g，浮小麦15g，麻黄根9g。3剂后睡中汗出大减，守方再服6剂，诸症均除。

解析：本例辨证属心阴不足，治宜滋阴清火，养心止汗。故用天王补心丹加减。汗出与神志不安虽病不同，但证相同，异病同治，药证相合，诸症自愈。

酸枣仁汤《金匮要略》

【组成】酸枣仁15g，甘草3g，知母6g，茯苓6g，川芎6g

【用法】水煎服。

【功效】养血安神，清热除烦。

【主治】肝血不足，虚热内扰证。症见虚烦失眠，心悸不安，头目眩晕，咽干口燥，舌红，脉弦细。

【方解】方中酸枣仁养血补肝，宁心安神，重用为君药。茯苓宁心安神；知母滋阴润燥，清热除烦，共为臣药。川芎调肝血而疏肝气，具有养血调肝之妙，用为佐药。甘草调和诸药为使药。各药合用，共奏养血安神、清热除烦之效。

知识拓展

酸枣仁汤的现代研究

酸枣仁汤的主要活性成分有皂苷类、黄酮类、有机酸、多糖、挥发油及金属元素钾、钙、锌、镁等。现代药理学研究表明，酸枣仁汤具有镇静催眠、抗惊厥、抗抑郁、抗焦虑、降血脂、调节心脑血管系统功能、改善记忆等作用。同时，对肝细胞损伤具有保护作用和治疗作用。

其他常用安神剂，见表 39 - 1。

表 39 - 1　其他常用安神剂简表

药名	处方组成	功效	主治
交泰丸	黄连、肉桂	交通心肾，清火安神	心火偏亢，心肾不交，怔忡、失眠
柏子养心丸	柏子仁、党参、炙黄芪、川芎、当归、茯苓、制远志、酸枣仁、肉桂、醋五味子、半夏曲、炙甘草、朱砂	补气，养血，安神	心气虚寒，心悸易惊、失眠多梦，健忘
甘麦大枣汤	甘草、小麦、大枣	养心安神，和中缓急	脏躁。精神恍惚，常悲伤欲哭，不能自主，心中烦乱，睡眠不安，甚则言行失常，哈欠频作，舌淡红苔少，脉细略数
养血安神丸	首乌藤、鸡血藤、熟地黄、地黄、合欢皮、墨旱莲、仙鹤草	滋阴养血，宁心安神	阴虚血少之失眠多梦，心悸头晕
解郁安神颗粒	柴胡、大枣、石菖蒲、姜半夏、炒白术、浮小麦、制远志、炙甘草、炒栀子、百合、胆南星、郁金、龙齿、炒酸枣仁、茯苓、当归	舒肝解郁，安神定志	情志不畅、肝郁气滞所致的失眠、心烦、焦虑、健忘；神经官能症、更年期综合征见上述证候者
枣仁安神胶囊（颗粒）	炒酸枣仁、丹参、醋五味子	养血安神	心血不足所致的失眠、健忘、心烦、头晕；神经衰弱症见上述证候者

本 章 小 结

朱砂安神丸为重镇安神的代表方剂，适用于心火亢盛，阴血损伤之心神烦乱，失眠多梦等症。

天王补心丹与酸枣仁汤为补养安神的代表方剂。天王补心丹长于滋阴清热，补心安神，适用于心肾阴亏、虚火上炎之心悸失眠，常伴手足心热，健忘梦遗等症。酸枣仁汤则长于养血安神，清热除烦，适用于肝血不足，虚热内扰之虚烦失眠，目眩咽干等症。

思考题

1. 朱砂安神丸、酸枣仁汤、天王补心丹的功用、主治、药物配伍有何异同？
2. 天王补心丹与归脾汤均可治心悸、失眠、健忘，二者方药配伍上有何不同？

第四十章 开 窍 剂

凡由芳香开窍药物组成的以开窍醒神为主要作用，主治窍闭神昏病证的方剂，称为开窍剂。

窍闭神昏证有虚实之分。属实者为闭证，症见牙关紧闭，口噤，两手握固，脉实有力，多由邪气壅盛，蒙蔽心窍所致。临床主要有两种类型，温热毒邪内陷心包或痰热蒙蔽心窍，治宜清热开窍；寒湿痰浊或秽浊之气蒙蔽心窍，治宜温通开窍。属虚者为脱证，症见汗出肢冷，手撒遗尿，呼吸气微，口开目合，多因正气虚脱所致，非本章讨论范畴。

开窍剂的药物配伍多以芳香开窍药为主，若为热闭，多配伍清热泻火、凉血解毒之品组方；若为寒闭，则多配伍温里健脾，芳香行气之品组方。

使用本类方剂时，首先应辨清神昏窍闭之虚实，若属脱证，切忌使用开窍剂。二是辨清闭证之属寒属热，正确地选用相应方剂。三是开窍剂大多为芳香药物，善于辛散走窜，只宜暂用，不可久服，久服则易伤元气，故临床多用于急救，中病即止，不可久服。此外，麝香、牛黄等药，有碍胎元，孕妇慎用。开窍剂多制成丸剂、散剂或注射剂，使用丸、散剂时宜温开水化服或鼻饲，不宜加热煎煮，以免药性挥发，影响疗效。

安宫牛黄丸 《温病条辨》

【组成】牛黄 100g，郁金 100g，水牛角浓缩粉 200g，黄连 100g，黄芩 100g，山栀 100g，

朱砂 100g，雄黄 100g，冰片 25g，麝香 25g，珍珠 50g

【用法】以上为极细末，炼蜜为丸，金箔为衣，每丸 3g。每服 1 丸，每日 1 次；小儿 3 岁以内一次 1/4 丸，四至六岁一次 1/2 丸，每日 1 次，或遵医嘱。

【功效】清热解毒，开窍醒神。

【主治】邪热内陷心包证。症见高热烦躁，神昏谵语，口干舌燥，喉中痰鸣，舌红或绛，脉数。亦治中风神昏，小儿惊厥属邪热内闭者。

【方解】方中牛黄清心解毒，豁痰开窍，用为君药。麝香开窍醒神；水牛角清心凉血解毒，共为臣药。黄连、黄芩、栀子清热泻火；冰片、郁金通窍开闭；朱砂、珍珠镇心安神；雄黄豁痰解毒，共为佐药。炼蜜为丸，和胃调中为使药。用金箔为衣，亦取其重镇安神之效。各药合用，共奏清热解毒，开窍醒神之功。

知识拓展

安宫牛黄丸的现代研究

药理研究表明，安宫牛黄丸对家兔实验性氨昏迷有缓解作用，可降低死亡率；对细菌、内毒素性脑损伤有一定保护作用。对伤寒三联疫苗引起的家兔发热有明显解热作用；可对抗硝酸士的宁引起的小鼠惊厥；抑制蛋清性关节炎大鼠的踝部肿胀，激活大鼠腹腔巨噬细胞的吞噬能力。安宫牛黄丸的保护脑组织、解热、镇静、抗惊厥及抗炎等作用为认识其清热解毒、开窍醒神的功效提供了一定药理学基础。

苏合香丸《太平惠民和剂局方》

【组成】苏合香 50g，冰片 50g，麝香 75g，安息香 100g，木香 100g，香附 100g，檀香 100g，丁香 100g，沉香 100g，荜茇 100g，乳香（制）100g，白术 100g，诃子肉 100g，朱砂 100g，水牛角浓缩粉 200g

【用法】上为细末，用安息香膏并炼白蜜和剂，口服，1 次 1 丸（3g），小儿酌减，1 日 1～2 次温开水送服。昏迷不能口服者，可鼻饲给药。

【功效】芳香开窍，行气止痛。

【主治】寒闭证。症见突然昏倒，不省人事，牙关紧闭，苔白，脉迟。亦治心腹猝痛，甚则昏厥，属寒凝气滞者。

【方解】方中苏合香、麝香、冰片、安息香，芳香开窍，辟秽化浊，共为君药。木香、香附、丁香、沉香、白檀香、乳香均行气解郁，散寒止痛，兼能活血，助君药开窍之力，共为臣药。白术益气健脾、燥湿化浊，诃子收涩敛气，二药合用，既助脾运以运药力，又防诸香走窜太过，耗散真气；水牛角清心解毒，朱砂重镇安神，俱为佐药。各药合用，共奏芳香化浊，温通开窍，行气止痛之功。

实例解析

实例：患者，女，36岁。患偏头痛18年，每次发作都恶心呕吐，长期服用去痛片等止痛。近3年冬春秋三季需戴帽，头痛发作时止痛药加倍也不能缓解。现症形体肥胖，头痛如蒙，怕风，胸闷恶心，舌淡胖，边有齿痕、苔薄白腻。给服冠心苏合丸2粒，每日3次，连用1月，发作次数减少，症状减轻，连服3月疼痛基本缓解。之后服用药量减半，春、秋两季可脱帽，头痛未见复发。

解析：冠心苏合丸由苏合香、冰片、乳香、檀香、青木香组成，是临床常用的苏合香丸的化裁方剂，具有很好的开窍活血之效。本例患者经辨证属于痰湿秽浊蒙蔽清窍所致，冠心苏合丸药证相合，故收效明显。

其他开窍剂，见表40-1。

表40-1 其他开窍剂简表

药名	处方组成	功效	主治
紫雪散	石膏、北寒水石、滑石、磁石、玄参、木香、沉香、升麻、甘草、丁香、制芒硝、精制硝石、水牛角浓缩粉、羚羊角、人工麝香、朱砂	清热开窍止痉安神	热入心包，热动肝风证。症见高热烦躁、神昏谵语、惊风抽搐、斑疹吐衄、尿赤便秘
至宝丹	水牛角、生玳瑁、琥珀、朱砂、雄黄、牛黄、龙脑、麝香、安息香、金银箔	化浊开窍清热解毒	痰热内闭心包。神昏谵语，身热烦躁，痰盛气粗，舌绛苔黄垢腻，脉滑数，亦治中风、中暑、小儿惊厥属痰热内闭
清开灵口服液	胆酸、珍珠母、猪去氧胆酸、栀子、水牛角、板蓝根、黄芩苷、金银花	清热解毒镇静安神	外感风热时毒、火毒内盛所致高热不退、烦躁不安、咽喉肿痛、舌质红绛、苔黄、脉数者；上呼吸道感染、病毒性感冒、急性化脓性扁桃体炎、急性咽炎、急性气管炎、高热等病症属上述证候
万氏牛黄清心丸	牛黄、朱砂、黄连、栀子、郁金、黄芩	清热解毒镇惊安神	热入心包、热盛动风，症见高热烦躁、神昏谵语及小儿高热惊厥

本章小结

开窍剂具有开窍醒神之功，主要针对神昏窍闭（闭证）之证而设。安宫牛黄丸药性最凉，长于清热解毒，镇静安神，宜用于热盛毒重、热陷心包所致的高热烦躁，神昏谵语，舌红苔黄，脉数等证。苏合香丸集诸芳香药于一方，行气开窍，辟秽化浊之力强，并兼温通止痛，既主一切寒闭证，又治寒凝气滞所致的心腹疼痛证。

思考题

1. 安宫牛黄丸能治哪些疾患？为什么？
2. 苏合香丸主治何证？方中为何要配伍白术、诃子？

第四十一章 理气剂

凡由理气药为主组成，具有行气或降气作用，主治气滞或气逆证的一类方剂，统称为理气剂。属于"八法"中的"消法"范畴。

人体气机正常升降出入是维持生命活动的重要形式，如因情志失调，或劳倦过度，或饮食失节，或寒温不适等因素，均可使气机升降出入运动失常，引起脏腑功能失调而发生疾病。

本类方剂分为行气剂和降气剂两类。

使用本类方剂时，气滞与气逆常相兼并见，故应权衡主次，在行气与降气配用的同时，斟酌二类药的配伍比重；其次由于引起气机异常的病机复杂，如阴寒内盛、七情郁结、湿痰瘀血内阻、气虚不行等既可是气病之因，也可以成为气病之果，应分清因果主次，针对性组方。本类方剂多用辛温香燥类药味，易伤津耗气，助热生火，慎勿过剂，或适当配伍益气滋阴之品。

对年老体弱、阴虚火旺，或有出血倾向者，或孕妇及正值经期的妇女，均当慎用。

越鞠丸 《丹溪心法》

【组成】香附 6 ~ 10g，川芎 6 ~ 10g，苍术 6 ~ 10g，栀子 6 ~ 10g，神曲 6 ~ 10g

【用法】水丸，每服 6 ~ 9g，温开水送服。亦可作汤剂，水煎服。

【功效】行气解郁。

【主治】六郁证。症见胸膈痞闷，脘腹胀痛，嗳腐吞酸，恶心呕吐，饮食不消。

【方解】方中香附行气解郁以治气郁，用为君药。川芎为血中气药，既可活血祛瘀治血郁，又可助香附行气解郁；栀子清热泻火，以治火郁；苍术燥湿运脾，以治湿郁；神曲消食导滞，以治食郁，四药共为臣佐药。因痰郁乃气滞湿聚而成，若气行湿化，则痰郁随之而解，故方中不另用治痰之品，此亦治病求本之意。各药合用，诸法并举，重在调理气机，气畅血行，湿去热清，食消脾健。

半夏厚朴汤《金匮要略》

【组成】半夏 12g，厚朴 9g，茯苓 12g，生姜 15g，苏叶 6g

【用法】水煎服。

【功效】行气散结，降逆化痰。

【主治】梅核气。症见咽中如有物阻，咯吐不出，吞咽不下，胸膈满闷，或咳或呕，舌苔白润或白滑，脉弦缓或弦滑。

【方解】方中半夏化痰散结，降逆和胃，为君药。厚朴下气除满，助半夏散结降逆，为臣药。茯苓渗湿健脾，以助半夏化痰；生姜和胃止呕，且制半夏之毒；苏叶理肺舒肝，助厚朴行气宽胸，共为佐药。各药合用，郁气得疏，痰涎得化，则痰气郁结之梅核气自除。

实例解析

实例：患者王某，女，36岁。症见情志抑郁后时感咽中如有物阻3月余。经检查排除食管占位及其他器质性疾患。现咽喉不利，如有物阻，咯之不出，咽之不下，但进食吞咽无碍，胸闷不舒，善太息，精神郁郁寡欢。舌质淡红，苔白薄腻，脉象弦滑。用药法半夏8g，制川朴6g，茯苓10g，紫苏6g，绿萼梅6g，白蒺藜10g，香橼皮6g，佛手花6g，金橘叶10g，生姜2片。嘱其保持愉悦心情。3剂后患者感咽喉已宽，胸闷等症亦除，精神转佳。继服3剂巩固疗效。

解析：本例辨证属肝郁气滞，痰气互结。治以疏肝解郁，化痰散结。宜用半夏厚朴汤，加绿萼梅、佛手花等以增强舒肝解郁之功。药证相符，疗效显著。

柴胡疏肝散《证治准绳》

【组成】柴胡 6g，陈皮 6g，川芎 5g，香附 5g，芍药 5g，枳壳 5g，炙甘草 3g

【用法】水煎服。

【功效】疏肝解郁，行气止痛。

【主治】肝气郁滞证。症见胁肋疼痛，胸闷善太息，情志抑郁或易怒，或嗳气，脘腹胀满，脉弦。

【方解】方中柴胡功擅条达肝气而疏郁结，为君药。香附长于疏肝行气止痛；川芎行气活血，开郁止痛。二药共助柴胡疏肝解郁，且可行气止痛，同为臣药。陈皮理气行滞而和胃，醋炒入肝行气；枳壳行气止痛以疏理肝脾；芍药养血柔肝，缓急止痛，三药共为佐药。甘草调和药性，为使药。各药合用，共奏疏肝解郁，行气止痛之功。

旋覆代赭汤《伤寒论》

【组成】旋覆花 9g，人参 6g，生姜 15g，代赭石 6g，炙甘草 9g，半夏 9g，大枣 4 枚

【用法】水煎服。

【功效】降逆化痰，益气和胃。

【主治】胃虚痰阻气逆证。症见胃脘痞闷或胀满，按之不痛，频频嗳气，或见纳差、呃逆、恶心，甚或呕吐，舌苔白腻，脉缓或滑。

【方解】方中旋覆花下气消痰，降逆止嗳，用为君药。代赭石质重而善镇冲逆；生姜温胃化痰，散寒止呕；半夏祛痰散结，降逆和胃，三药共为臣药。人参、炙甘草、大枣健脾养胃，扶助已伤之中气，为佐使之用。各药合用，痰涎得消，逆气得平，中虚得复，则心下之痞硬除而嗳气、呕呃可止。

苏子降气汤《太平惠民和剂局方》

【组成】紫苏子 9g，半夏 9g，当归 6g，炙甘草 6g，前胡 6g，厚朴 6g，肉桂 3g

【用法】加生姜 2 片，大枣 1 枚，苏叶 2g，水煎服。

【功效】降气平喘，祛痰止咳。

【主治】上实下虚之喘咳。症见痰涎壅盛，胸膈满闷，喘咳短气，呼多吸少，或腰疼脚弱，肢体倦怠，或肢体浮肿，舌苔白滑或白腻，脉弦滑。

【方解】方中紫苏子降气平喘，祛痰止咳，为君药。半夏燥湿化痰降逆，厚朴下气宽胸除满，前胡下气祛痰止咳，三药助君药降气祛痰平喘之力，共为臣药。君臣相配，以治上实。肉桂温补下元，纳气平喘，以治下虚；当归养血补肝润燥，同肉桂以增温补下虚之效；略加生姜、苏叶以散寒宣肺，共为佐药。甘草、大枣和中调药，是为使药。各药合用，标本兼顾，上下并治，而以治上为主，使气降痰消，则喘咳自平。

知识拓展

苏子降气汤的现代研究

药理研究表明，苏子降气汤具有明显的镇咳作用，使受试小鼠单位时间内咳嗽次数减少，明显延长豚鼠咳嗽与哮喘潜伏期。对痉挛状态的豚鼠离体气管具有明显松弛作用。苏子降气汤还具有抗炎抗过敏作用，能限制抑制巴豆油所致小鼠耳廓炎症性肿胀反应，显著抑制大鼠Ⅰ型被动皮肤过敏反应。此外，苏子降气汤能增强免疫功能，明显升高受试小鼠外周血淋转率，提高小鼠血炭清除指数。

其他常用理气剂，见表 41 - 1。

表 41 - 1 其他常用理气剂简表

药名	处方组成	功效	主治
金铃子散	金铃子、延胡索	疏肝泄热，活血止痛	肝郁化火证，症见胸胁脘腹诸痛，时发时止，口苦，舌红苔黄，脉弦数
气滞胃痛颗粒	柴胡、醋延胡索、枳壳、醋香附、白芍、炙甘草	舒肝理气，和胃止痛	肝郁气滞，胸痞胀满，胃脘疼痛

续表

药名	处方组成	功效	主治
胃苏颗粒	紫苏梗、香附、陈皮、香橼、佛手、枳壳、槟榔、炒鸡内金	理气消胀，和胃止痛	气滞型胃脘痛，症见胃脘胀痛，窜及两胁，得嗳气或矢气则舒，情绪郁怒则加重，胸闷食少，排便不畅，舌苔薄白，脉弦；慢性胃炎及消化性溃疡见上述证候者
木香顺气丸	木香、砂仁、醋香附、槟榔、甘草、陈皮、厚朴、枳壳（炒）、苍术（炒）、青皮（炒）、生姜	行气化湿，健脾和胃	湿浊中阻、脾胃不和所致的胸膈痞闷、脘腹胀痛，呕吐恶心，嗳气纳呆

本章小结

　　越鞠丸、柴胡疏肝散、半夏厚朴汤均适用于气机郁滞的病证。其中越鞠丸长于行气解郁，用治六郁而以气郁为主之证。柴胡疏肝散长于疏肝解郁，行气止痛，适用于肝郁气滞证而见胁肋疼痛，嗳气太息，脘腹胀满，脉弦者。半夏厚朴汤行气祛痰，兼开郁降逆，主治情志不舒，痰气郁结所致的梅核气。

　　旋覆代赭汤、苏子降气汤适用于气逆诸证。旋覆代赭汤长于祛痰除噫，适用于中虚痰阻，胃气上逆的痞噫及反胃呕吐；苏子降气汤能降气祛痰而定喘咳，兼温肾补虚，主治上实下虚的喘咳证。

思考题

1. 越鞠丸主治六郁证，但方中为何不配伍祛痰药？
2. 半夏厚朴汤主治何证，如何理解方中药物配伍意义？
3. 如何理解旋覆代赭汤中的旋覆花与代赭石的用量？

第四十二章　理 血 剂

学习导引

知识要求

1. **掌握**　血府逐瘀汤、补阳还五汤的组成、功效、主治、配伍意义。

2. **熟悉**　理血剂的概念、分类、使用注意；温经汤、小蓟饮子的组成、功效、主治、主要配伍意义。

3. **了解**　失笑散、十灰散的功效、主治。

能力要求

具备应用理血剂的组成、功效主治的知识，达到为临床合理推荐理血剂的能力。

凡以活血化瘀药或止血药为主组成，具有活血祛瘀或止血作用，治疗瘀血或出血病证的方剂，称为理血剂。

血是营养人体的重要物质，在正常情况下，周流不息地循行于脉中，灌溉五脏六腑，濡养四肢百骸。一旦某种原因造成血行不畅，瘀滞内停，或离经妄行，血溢脉外，便可形成瘀血、出血病证。血瘀证治宜活血祛瘀，出血证治宜止血。

本类方剂分为活血祛瘀剂和止血剂两类。

活血祛瘀剂使用时，以活血祛瘀药为主，常配伍行气之品；逐瘀过猛易伤正气，可酌情配伍补血扶正之品，使瘀祛而正不伤；单纯止血易致留瘀，应适当配伍活血化瘀之品，以防血止瘀留。

使用理血剂时，首先应辨明瘀血或出血的病因病机，分清标本缓急，正确运用急则治标，缓则治本，或标本兼顾的法则。此外，本类方剂易动血伤胎，故妇女经期、月经过多者及孕妇均当慎用。

第一节　活血祛瘀剂

活血祛瘀剂主治血瘀证。症见刺痛，痛有定处，拒按，包块，舌紫黯或有瘀斑，脉涩，或妇女经闭、痛经、产后恶露不行，或半身不遂，或外伤瘀痛，或热病邪传下焦，瘀热互结等。

血府逐瘀汤《医林改错》

【组成】桃仁 12g，红花 9g，当归 9g，生地黄 9g，川芎 5g，赤芍 6g，牛膝 9g，桔梗 5g，柴胡 3g，枳壳 6g，甘草 3g

【用法】水煎服。

【功效】活血祛瘀，行气止痛。

【主治】胸中血瘀证。症见胸痛、头痛日久，痛如针刺而有定处，或呃逆日久不止，或内热烦闷，或心悸失眠，急躁易怒，入暮潮热，唇黯或两目黯黑，舌黯红或有瘀斑，脉涩或弦紧。

【方解】方中桃仁、红花活血祛瘀，共为君药。当归、川芎、赤芍、牛膝助君药活血化瘀，牛膝又可引瘀血下行，共为臣药。生地清热滋阴，合赤芍凉血以除瘀热，配当归补阴血，使瘀祛而正不伤；气为血之帅，故配柴胡疏肝解郁，桔梗开宣肺气、载药上行，合枳壳一升一降，宽胸行气，俱为佐药。甘草调和诸药，为使药。各药合用，血活气行，瘀化热清，肝气舒畅，诸症可愈。

补阳还五汤《医林改错》

【组成】生黄芪 120g，当归尾 6g，赤芍 5g，地龙 3g，川芎 3g，红花 3g，桃仁 3g

【用法】水煎服。

【功效】补气活血通络。

【主治】气虚血瘀之中风。症见半身不遂，口眼㖞斜，语言謇涩，口角流涎，小便频数或遗尿不禁，舌黯淡，苔白，脉缓无力。

【方解】方中生黄芪气旺血行，瘀去络通，重用为君药。当归尾、川芎、赤芍、桃仁、红花活血化瘀，均为臣药。地龙性善走窜，通经活络，用为佐药。全方重用补气药，配伍小量活血祛瘀药，使脏气振奋，推动血行，祛瘀而不伤血，是补气活血的代表方。

实例解析

实例：患者石某，男，55 岁。患者因脑血栓住院抢救治疗后，右侧肢体瘫痪不用。语言謇涩，胸闷不适，喉间痰声漉漉，伴关节肿痛，舌苔薄腻边有紫斑，脉弦滑。用药黄芪 60g，当归 5g，赤芍 10g，红花 5g，桃仁 6g，川芎 8g，地龙 10g，牛膝 10g，川菖 6g，胆星 10g，丹参 15g。上药加减进治 30 剂，下肢已恢复功能，能亲自步行至门诊治疗。言语也已正常，只上肢持物仍欠自如。

解析：本例经辨证属于气虚不能运行血液，痰瘀阻于脉络，治宜益气活血，化痰开窍通络，故用补阳还五汤合开窍化痰治疗。药证相符，故疗效显著。

失笑散《太平惠民和剂局方》

【组成】五灵脂 6g，蒲黄 6g

【用法】共为细末，每服6g，用黄酒或醋冲服，亦可每日取8~12g，用纱布包煎，作汤剂服。

【功效】活血祛瘀，散结止痛。

【主治】瘀血停滞证。症见心腹刺痛，或产后恶露不行，或月经不调，少腹急痛等。

【方解】方中五灵脂功擅通利血脉，散瘀止痛；蒲黄甘平，行血消瘀，炒用并能止血，二者相须为用，为化瘀散结止痛的常用组合。调以米醋，或用黄酒冲服，乃取其活血脉、行药力、化瘀血，以加强五灵脂、蒲黄活血止痛之功，且制五灵脂气味之腥臊。各药合用，瘀血得去，脉道通畅，则诸症自解。前人运用本方，患者每于不觉中诸症悉除，不禁欣然而笑，故名"失笑"。

温经汤《金匮要略》

【组成】吴茱萸9g，当归6g，芍药6g，川芎6g，人参6g，桂枝6g，阿胶6g，牡丹皮6g，生姜6g，甘草6g，半夏6g，麦冬9g

【用法】水煎服，阿胶烊化冲服。

【功效】温经散寒，养血祛瘀。

【主治】血虚寒凝，瘀血阻滞证。症见漏下日久，月经提前或推后，或一月数行，或经停不至，或痛经，小腹冷痛，唇口干燥，傍晚发热，手心烦热。亦治女子宫冷，久不受孕。

【方解】方中吴茱萸温肾暖肝，长于散寒止痛；桂枝温经散寒，兼能活血通脉；二药合用温通血脉之力甚，故共为君。当归、芍药、川芎活血养血，祛瘀调经；丹皮活血祛瘀，兼退虚热。四药合用为臣。阿胶、麦冬养血滋阴，合当归、白芍以补虚损之冲任，其中阿胶兼以止血，麦冬兼清虚热。人参、甘草益气健脾和中；半夏、生姜通降胃气以助祛瘀调经，六药共为佐药。甘草调和药性，为使药。各药合用，共奏温经散寒，养血祛瘀之功效。

其他常用活血祛瘀剂，见表42-1。

表42-1 其他常用活血祛瘀剂简表

药名	处方组成	功效	主治
加味生化颗粒	当归、桃仁、益母草、赤芍、艾叶、川芎、炙甘草、炮姜、荆芥、阿胶	活血化瘀，温经止痛	瘀血不尽，冲任不固所致的产后恶露不绝，症见恶露不止、色紫暗或有血块、小腹冷痛
复方丹参滴丸	丹参、三七、冰片	活血化瘀，理气止痛	气滞血瘀所致的胸痹，症见胸闷、心前区刺痛；冠心病心绞痛见上述证候者
丹七片	丹参、三七	活血化瘀，通脉止痛	瘀血闭阻所致的胸痹心痛，眩晕头痛，经期腹痛
血塞通颗粒	三七总皂苷	活血祛瘀，通脉活络，抑制血小板聚集和增加脑血流量	脑路瘀阻，中风偏瘫，心脉瘀阻，胸痹心痛；脑血管病后遗症、冠心病心绞痛属上述证候者
消栓通络胶囊	川芎、丹参、黄芪、泽泻、三七、槐花、桂枝、郁金、木香、冰片、山楂	活血化瘀，温经通络	瘀血阻络所致的中风，症见神情呆滞、言语謇涩、手足发凉、肢体疼痛；缺血性中风及高脂血症见上述证候者

续表

药名	处方组成	功效	主治
逐瘀通脉胶囊	虻虫、水蛭、桃仁、大黄	破血逐瘀，通经活络	血瘀型眩晕证，症见眩晕、头痛耳鸣、舌质暗红、脉沉涩
麝香保心丸	人工麝香、人参提取物、人工牛黄、肉桂、苏合香、蟾酥、冰片	芳香温通，益气强心	气滞血瘀所致的胸痹，症见心前区疼痛、固定不移；心肌缺血所致的心绞痛、心肌梗死见上述证候者

第二节　止血剂

止血剂主治出血证。症见鼻衄、吐血、咳血、便血、尿血、崩漏等身体各个部位的出血。

小蓟饮子《济生方》，录自《玉机微义》

【组成】生地黄9g，小蓟9g，滑石9g，木通9g，蒲黄9g，藕节9g，淡竹叶9g，当归9g，山栀子9g，甘草9g

【用法】作汤剂，水煎服，用量根据病证酌情增减。

【功效】凉血止血，利水通淋。

【主治】热结下焦之血淋、尿血。症见尿中带血，小便频数，赤涩热痛，舌红，脉数。

【方解】方中小蓟清热凉血止血，又可利尿通淋，尤宜于尿血、血淋之症，故为君药。生地黄凉血止血，养阴清热；蒲黄、藕节助君凉血止血，并能消瘀，共为臣药。君臣相配，使血止而不留瘀。热在下焦，宜因势利导，故以滑石、竹叶、木通清热利水通淋；栀子清泄三焦之火，导热从下而出；当归养血和血，引血归经，合而为佐。甘草缓急止痛，和中调药，为使药。各药合用，共成凉血止血为主，利水通淋为辅之方。

十灰散《十药神书》

【组成】大蓟9~15g，小蓟9~15g，荷叶9~15g，侧柏叶9~15g，白茅根9~15g，茜草根9~15g，山栀9~15g，大黄9~15g，丹皮9~15g，棕榈皮9~15g

【用法】上药各烧灰存性，研极细末。用藕捣汁或萝卜捣汁磨京墨适量调服。亦可作汤剂，用量按原方比例酌定。

【功效】凉血止血。

【主治】血热妄行之上部出血证。症见吐血，咳血，鼻衄，血色鲜红，舌红脉数。

【方解】方中用大蓟、小蓟、荷叶、茜草根、侧柏叶、白茅根凉血止血；棕榈皮收涩止血；栀子、大黄清热泻火，导热下行，以折气火上逆之势，令火降而自止；凉降止涩，恐其致瘀，故以丹皮凉血祛瘀，使血止而不留瘀。诸药烧炭存性，可加强收涩止血作用。以藕汁或萝卜汁磨京墨调服，因藕汁能清热凉血散瘀，萝卜汁可降气清热以助止血，京墨有收涩止血之功。各药合用，凉血止血为主，寓以清降、化瘀、收涩，是一首急救止血的有效方剂。

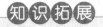

十灰散的现代研究

　　十灰散的药效学研究发现十灰散生品、炭药均有促进血凝系统的止血、凝血作用，可缩短凝血酶原、凝血酶时间和血浆复钙时间，从而对内源性和外源性凝血系统发挥其促进作用，激活多种凝血因子，使凝血时间缩短。促进血小板功能，使扩大型血小板数量增多，利于血小板形成血栓，加强其凝血作用。但炭药效果优于未制炭药材品种。

　　其他常用止血剂，见表42–2。

表42–2　其他常用止血剂简表

药名	处方组成	功效	主治
咳血方	青黛、瓜蒌仁、海粉、山栀子、诃子	清肝宁肺，凉血止血	肝火犯肺之咳血，症见咳嗽痰稠带血，咯吐不爽，心烦易怒，胸胁作痛，咽干口苦，颊赤便秘，舌红苔黄，脉弦数
四生丸	生荷叶、生艾叶、生柏叶、生地黄	凉血止血	血热妄行之吐血、衄血、血色鲜红，口干咽燥，舌红或绛，脉弦数
三七片	三七	散瘀止血，消肿止痛	咯血、吐血、衄血，便血，崩漏，外伤出血，胸腹刺痛，跌扑肿痛
止血定痛片	三七、煅花蕊石、海螵蛸、甘草	散瘀，止血，止痛	十二指肠溃疡疼痛、胃酸过多、出血属血瘀证者

本 章 小 结

　　血府逐瘀汤、补阳还五汤、失笑散、温经汤均适用于瘀血病证。血府逐瘀汤长于行散胸中瘀血，宜用于治血瘀气滞，留结胸中之瘀痛证；补阳还五汤为补气活血通络，主治气虚血瘀络阻之中风偏瘫证；温经汤为妇科经产名方，温经散寒，养血行瘀，重在温养，主治冲任虚寒兼瘀血阻滞之月经不调和不孕症；失笑散药简力专，功专祛瘀，用于较单纯的瘀血作痛。

　　小蓟饮子、十灰散适用于出血证。小蓟饮子偏于凉血止血，利尿通淋，适用于热结下焦之血淋、尿血，由导赤散加小蓟、蒲黄、藕节、滑石、栀子、当归组成，具有血止而不留瘀，利尿而不伤阴特点；十灰散中十药均炒炭存性，研末冲服，既凉血止血，又收涩止血之功大增，为治血热妄行之上部出血之急救方。

思考题

1. 补阳还五汤为活血祛瘀剂，为何重用补气的黄芪为君药？
2. 小蓟饮子与导赤散两者在功效、主治方面有何异同点？

第四十三章 治风剂

学习导引

知识要求

1. **掌握** 川芎茶调散、镇肝息风汤的组成、功效、主治、用法、配伍意义及临床运用。
2. **熟悉** 治风剂的概念、分类、使用注意；羚角钩藤汤组成、功效、主治。
3. **了解** 天麻钩藤饮的功效、主治及现代研究。

能力要求

具备应用治风剂组成、功效主治的知识，达到为临床治疗各类风病合理推荐治风剂的能力。

凡由辛散祛风或息风止痉药物组成的以疏散外风或平息内风为主要作用，主治风病的方剂，称为治风剂。

风病的范围很广，病情也很复杂，根据其病因不同，临床主要有内风和外风两类，外风常见症状有头痛，恶风，肌肤瘙痒，肢体麻木，筋骨挛痛，关节屈伸不利，或口眼㖞斜，甚则角弓反张等；内风证则常表现有眩晕，震颤，四肢抽搐，口眼㖞斜，语言謇涩，半身不遂，甚或突然昏倒，不省人事等。

治风剂的药物配伍因外风与内风证候不同而各异。外风宜散，故组方配伍多以辛散祛风药为主，结合患者的体质强弱及病情兼夹不同，分别配伍祛寒、清热、祛湿、祛痰之品；内风宜息，组方配伍多以平肝息风药为主，结合证情分别配伍清热、滋阴、安神、化痰等药。

使用本类方剂时，首先必须辨清风证的类型。此外，还应注意内风与外风相兼互感的关系，如外风可以引动内风，内风亦可兼感外风，组方时当分清主次，兼顾处理。

川芎茶调散《太平惠民和剂局方》

【组成】薄荷240g，川芎120g，荆芥120g，细辛30g，防风45g，白芷60g，羌活60g，甘草60g

【用法】共为细末，每服6g，每日二次，清茶调下。亦可水煎服，用量按原方比例酌减。

【功效】疏风止痛。

【主治】外感风邪头痛。症见偏正头痛，或巅顶作痛，目眩鼻塞，或有恶风发热，舌苔薄白，脉浮。

【方解】方中川芎为治诸经头痛之要药，兼能行气活血，故为君药。羌活善治太阳经头痛（后脑牵连项部痛），白芷善治阳明经头痛（前额及眉棱骨痛），细辛宣通鼻窍而善治少阴经头痛（脑痛连齿），合为臣药。薄荷、荆芥、防风疏散风邪合为佐药。甘草调和诸药，为佐使药。服时以茶清调下，既能上清头目，又可制约诸风药之过于温燥与升散，使升中有降。各药配伍，共奏疏风止痛之效。

镇肝息风汤《医学衷中参西录》

【组成】怀牛膝30g，生赭石30g，生龙骨15g，生牡蛎15g，生龟甲15g，生杭芍15g，玄参15g，天冬15g，川楝子6g，生麦芽6g，茵陈6g，甘草5g

【用法】水煎服。

【功效】镇肝息风，滋阴潜阳。

【主治】阴虚阳亢，肝风内动之证。症见头目眩晕，目胀耳鸣，心中烦热，或时常噫气，渐觉肢体不利，口眼渐喝斜，面色如醉，甚或突然眩晕颠仆、昏不知人，脉弦长有力。

【方解】方中怀牛膝引血下行而补肝肾；赭石镇肝平冲而降胃；二味重用，平定气血逆乱，合为君药。生龙骨、生牡蛎镇肝潜阳，为臣药。龟甲滋阴潜阳，白芍养阴柔肝，玄参、天冬养阴清热，茵陈清泄肝热，川楝子疏肝理气，生麦芽舒肝和胃，共为佐药。甘草调和诸药，用为使药。各药合用，共奏镇肝息风，滋阴潜阳之功。

实例解析

实例： 患者王某，男，65岁，症见头痛头晕数年，近因情绪波动，突然头痛头晕加剧，心烦，口苦，面红，头晕发黑，手脚活动逐渐失灵，突然昏厥，经西医诊断为"高血压病"。脉弦长有力，舌红苔薄黄。镇肝息风为主治疗。处方：怀牛膝15g，代赭石15g，生龙骨12g，天冬6g，生龟甲12g，生白芍9g，川楝子6g，生地10g，生麦芽6g，青蒿4g，甘草3g，菊花10g。前后服用14剂，血压正常。

解析： 患者表现辨证属于阴虚阳亢，肝风内动，气血并走于上之类中风，治宜镇肝息风，滋阴潜阳，宜镇肝息风汤治疗。方证合拍，故能奏效。

天麻钩藤饮《中医内科杂病证治新义》

【组成】天麻9g，钩藤12g，石决明18g，山栀9g，黄芩9g，川牛膝12g，杜仲9g，益母草9g，桑寄生9g，夜交藤9g，朱茯神9g

【用法】水煎服。

【功效】平肝息风，清热活血，补益肝肾。

【主治】肝阳偏亢，风火上扰证。症见头痛，眩晕，失眠，舌红苔黄，脉弦数。

【方解】方中天麻、钩藤平肝息风，共为君药。石决明平肝潜阳，清热明目，川牛膝引血下行，兼能活血利水，共为臣药。栀子、黄芩清肝降火；杜仲、桑寄生补益肝肾；夜交藤、朱茯神宁心安神；益母草活血利水；共为佐药。各药合用，共奏平肝息风、清降肝热、补益肝肾、安神定志之功。

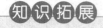

天麻钩藤饮的现代研究

药理研究表明，天麻钩藤饮能有效地改善颅内动脉异常的血流动力学状态；具有抗血小板凝集，改善脑循环的作用，作用强度与阿司匹林相似。本方煎剂还能显著降低急性血瘀模型大鼠的全血比黏度及血浆比黏度，改善血瘀大鼠的瘀血状态，抑制正常大鼠的血小板聚集，促进小鼠毛细血管的通透性。天麻钩藤饮的降血压、改善心脑血管功能、抗血小板凝集、抗氧化以及镇痛、镇静、催眠、抗惊厥等中枢神经系统调节等多方面的药理作用，为理解其平肝息风、清热活血、补益肝肾的功效提供了一定的现代依据。

羚角钩藤汤《通俗伤寒论》

【组成】羚羊角片4.5g，桑叶6g，京川贝12g，生地黄15g，钩藤9g，菊花9g，茯神木9g，白芍9g，生甘草2g，淡竹茹15g

【用法】水煎服。羚羊角片先煎，钩藤后下。

【功效】凉肝息风，增液舒筋。

【主治】肝热动风证。症见高热不退，手足抽搐，发为痉厥，烦躁，甚或神昏，舌绛而干或舌焦起刺，脉弦而数。

【方解】方中羚羊角、钩藤清热凉肝，息风止痉，共为君药。桑叶、菊花清热平肝，用以为臣。生地黄、白芍养阴增液，舒筋缓急；川贝母、竹茹清热化痰；茯神木宁心安神，兼以平肝通络；此五味合为佐药。甘草甘缓和中，合芍药能柔肝缓急，又调和诸药，兼为佐使。各药配伍，共奏凉肝息风、增液舒筋、化痰宁神之功。

其他治风剂，见表43-1。

表43-1 其他治风剂简表

药名	处方组成	功效	主治
牵正散	白附子、白僵蚕、全蝎	祛风化痰通络止痉	风痰阻络，猝然口眼㖞斜，或面肌抽动，舌淡红，苔白
脑立清丸	磁石、赭石、珍珠母、清半夏、酒曲、炒酒曲、牛膝、薄荷脑、冰片、猪胆粉	平肝潜阳醒脑安神	肝阳上亢，头晕目眩，耳鸣口苦，心烦难寐；高血压症见上述证候者
芎菊上清丸	川芎、菊花、黄芩、栀子、炒蔓荆子、黄连、薄荷、连翘、荆芥穗、羌活、藁本、桔梗、防风、甘草、白芷	清热解表散风止痛	外感风邪引起的恶风身热、偏正头痛、鼻流清涕、牙疼喉痛

续表

药名	处方组成	功效	主治
松龄血脉康胶囊	鲜松叶、葛根、珍珠层粉	平肝潜阳 镇心安神	肝阳上亢所致的头痛、眩晕、急躁易怒、心悸、失眠。高血压病及原发性高脂血症见上述证候
正天丸	钩藤、白芍、川芎、当归、地黄、白芷、防风、羌活、桃仁、红花、细辛、独活、麻黄、黑顺片、鸡血藤	疏风活血 养血平肝 通络止痛	外感风邪，瘀血阻络，血虚失养，肝阳上亢引起的偏头痛、紧张性头痛、神经性头痛、颈椎病型头痛、经前头痛

本 章 小 结

　　治风剂主要为风证而设。川芎茶调散为疏散外风的代表性方剂，多用疏风之品，升散中寓以清降，长于祛风止痛，主治外感风邪所致的偏正头痛。羚角钩藤汤、天麻钩藤饮、镇肝息风汤为三张治疗内风的代表性方剂，均可以平息内风治疗肝风内动之证。其中羚角钩藤汤重在清热凉肝息风，兼可增液舒筋，主治肝热动风所致高热、谵语、抽搐者。天麻钩藤饮则主在平肝息风，虽也能清热，但清热之力较弱，主要以平肝息风为主，并兼有活血安神之效，主治肝阳偏亢，风火上扰所致头痛、眩晕、失眠者。镇肝息风汤镇肝潜阳之力较强，兼能滋养肝肾，多用于肝肾阴虚，肝阳暴亢，气血逆乱之类中风。

思考题

1. 川芎茶调散以何药为君药？为什么？为何要用茶清调服？
2. 镇肝息风汤主治类中风，方中配伍茵陈，川楝子、生麦芽的作用是什么？

第四十四章　祛湿剂

学习导引

知识要求

1. **掌握** 平胃散、藿香正气散、茵陈蒿汤、真武汤的组成、功效、主治、用法、配伍意义及临床应用。

2. **熟悉** 祛湿方的概念、分类及使用注意；独活寄生汤、八正散的组成、功效、主治。

3. **了解** 五苓散的功效、主治。

能力要求

具备应用祛湿剂的药物组成、功效主治的知识，达到为临床治疗水湿病证合理推荐祛湿剂的能力。

凡以祛湿药为主组成，具有化湿利水、通淋泄浊等作用，治疗水湿病证的方剂，称为祛湿剂。属"八法"中的"消法"。

湿邪为病，有外湿、内湿之分。外湿者，多与气候季节、生活工作环境相关，多伤及人体肌表经络；内湿者，多与饮食不节，嗜食生冷、肥甘，酒酪相关，多伤及脏腑；外湿与内湿又可相兼为病。湿邪常与风、寒、暑、热相兼为病，人体又有虚实强弱之分，侵袭部位又有上下表里之别，病情亦有寒化、热化之异。湿邪在上在外者，治宜微汗解表；在内在下者，治宜芳香苦燥化湿，或甘淡渗湿；湿邪从寒化者，治宜温阳化湿；从热化者，治宜清热祛湿；体虚湿盛者，扶正与祛湿兼顾。

祛湿剂分为燥湿和胃、清热祛湿、利水渗湿、温化水湿、祛风湿五类。

使用此类方剂时，需要密切结合脏腑辨证施治，配伍宣降肺气、健脾渗湿、温肾化气、调畅三焦气机之品。湿邪黏腻重着，易阻滞气机，在祛湿剂中也常配伍理气药物，以求气化则湿化。

祛湿剂多由芳香温燥或甘淡渗利的药物组成，均易耗伤阴津，芳香辛燥药物又易耗气伤正，故素体阴虚，病后体弱或孕妇等应慎用。

平胃散《太平惠民和剂局方》

【组成】苍术 15g，厚朴 9g，陈皮 9g，甘草 4g

【用法】共为细末，每服 3 ~5g，姜枣煎煮汤送下。或水煎服。

【功效】燥湿运脾，行气和胃。

【主治】湿滞脾胃证。症见脘腹胀满，不思饮食，口淡无味，嗳气吞酸，肢体沉重，怠惰嗜卧，常多自利，舌苔白腻而厚，脉缓。

【方解】方中苍术味辛、苦，性温燥，辛香而芳化湿浊，苦燥以祛脾湿，并能健运脾胃，为燥湿运脾的要药，能使湿去而脾运有权，脾健则湿邪得化，为君药。厚朴辛苦性温，行气除满兼以化湿，配伍苍术能够燥湿以健脾，行气以化湿，为臣药。陈皮行气化滞，醒脾和胃，助苍术、厚朴燥湿行气之力；甘草、生姜、大枣益气和中，以助中焦健运，共为佐药。甘草兼调和诸药，又为使药。全方重在燥湿健脾，辅以行气，使湿浊得化，脾胃健运，气机调畅，诸症自消。

藿香正气散 《太平惠民和剂局方》

【组成】藿香 15g，大腹皮 5g，白芷 5g，紫苏 5g，茯苓 5g，白术 10g，半夏曲 10g，陈皮 10g，桔梗 10g，厚朴 10g，炙甘草 12g

【用法】共为细末，每服 6g，姜枣煎煮汤送下。或水煎服。

【功效】解表化湿，理气和中。

【主治】外感风寒，内伤湿滞者。症见霍乱吐泻，发热恶寒，头痛，胸膈满闷，脘腹疼痛，舌苔白腻，或山岚瘴疟等。

【方解】方中藿香芳香辛温，可外散在表风寒，内化脾胃湿滞，辟秽和中为君药。半夏曲、陈皮燥湿和胃，降逆止呕；白术、茯苓健脾运湿，和中止泻，四药共为臣药。苏叶、白芷辛温发散，助藿香外解风寒，兼化湿浊；大腹皮、厚朴行气化湿除胀满，桔梗开宣肺气，此三味调畅气机，使气行则湿化。生姜、大枣、炙甘草健脾和中，调和诸药。全方表里同治，外散风寒，内化湿浊，辟秽和中，气机调畅，寒热吐泻诸症自除。

实例解析

实例：患者刘某，男，19 岁。打篮球运动后，饮用大量冷饮，第 2 天发热，体温 38.6℃，恶寒，鼻塞流清涕，腹泻 1 日 5 ~6 次，不成形，恶心呕吐，胃脘胀满，舌淡苔白腻，脉浮缓。用藿香 10g 苏叶 10g 白芷 10g 陈皮 15g 半夏 10g 白术 10g 桔梗 6g 茯苓 15g 厚朴 10g 大腹皮 10g 防风 10g 葛根 10g 生姜（后下）3 片，炙甘草 6g 治疗。3 天后复诊，体温恢复正常，无恶寒、头痛。大便 1 日 2 ~3 次，为软便，纳少，腹胀。前方去防风、加神曲 10g，继服 2 剂而愈。

解析：本证患者活动汗出后，风寒之邪袭表，又饮用大量冷饮，脾胃受损，脾失健运，寒湿内生而发病。治宜解表化湿，理气和中，选用藿香正气散加减，药证相符，故疗效确切。

茵陈蒿汤 《伤寒论》

【组成】茵陈蒿 18g，栀子 12g，大黄 6g
【用法】水煎服。
【功效】清热，利湿，退黄。
【主治】湿热黄疸。症见一身面目俱黄，黄色鲜明如橘子色，腹胀满，口渴，小便短赤，舌苔黄腻，脉滑数或沉数有力。
【方解】方中茵陈蒿清利肝胆湿热，利胆退黄，为治黄疸要药，故重用为君药。栀子清热泻火，通利三焦，引湿热下行，为臣药。佐以大黄，泄热逐瘀，通利大便。方中茵陈配伍栀子，使湿热从小便而出；茵陈配伍大黄，使湿热瘀滞从大便而解，二便通利，湿热瘀滞前后分消，黄疸自退。

知识拓展

茵陈蒿汤的现代研究

茵陈蒿汤是临床治疗肝胆疾病的常用良方。近年来，茵陈蒿汤抑制肝纤维化药理作用及其机制的研究较为深入。现代药理研究表明，茵陈蒿汤能够降低硫代乙酰胺诱导的肝纤维化大鼠肝组织中胶原蛋白沉积和 α 平滑肌肌动蛋白的表达，降低血清中透明质酸水平，发挥抗肝纤维化作用。体外实验进一步表明，茵陈蒿汤通过抑制血小板衍生生长因子受体 β 亚单位（PDGFR－β）磷酸化及其下游信号通路，进而影响肝星状细胞（HSCs）DNA 以及细胞外基质的合成，可能是其抑制肝纤维化的机制之一。

八正散 《太平惠民和剂局方》

【组成】车前子 9g，瞿麦 9g，萹蓄 9g，滑石 9g，山栀子 9g，炙甘草 9g，木通 9g，大黄 9g
【用法】为散，每服 6～9g，灯芯草煎汤送服。亦可加灯芯草，水煎服。
【功效】清热泻火，利水通淋。
【主治】湿热淋证。症见小便浑赤，溺时涩痛，淋沥不畅，甚或癃闭不通，小腹急满，口燥咽干，舌苔黄腻，脉滑数。
【方解】方中滑石清热利湿，利水通淋；木通清心火利小肠，使湿热从小便而出，共为君药。瞿麦、萹蓄、车前子清热利水通淋，为臣药。佐以栀子清利三焦湿热；大黄泄热降火利湿，使湿热从二便而出。甘草调和药性，兼有缓急止痛作用，为佐使药。煎加灯心草以清热除烦，利水通淋。

五苓散 《伤寒论》

【组成】猪苓 9g，泽泻 15g，白术 9g，茯苓 9g，桂枝 6g
【用法】为散，每服 3～6g。或水煎服，温服取微汗。
【功效】利水渗湿，温阳化气。

【主治】①蓄水证。症见小便不利，头痛发热，烦渴欲饮，水入即吐，苔白，脉浮。②水湿内停证。症见水肿、泄泻、小便不利。③痰饮内停证。症见脐下动悸，吐涎沫而头眩，或短气而咳者。

【方解】方中泽泻直达肾与膀胱，利水渗湿，为君药。茯苓、猪苓淡渗利水，增强泽泻利水渗湿之力，为臣药。佐以白术健脾燥湿，脾气健运而得以运化水湿，输津四布；桂枝既可以温通阳气，助膀胱气化以利小便，又可以解表散邪，使表邪从汗而出。全方重在淡渗利湿，兼有健脾助运、温阳化气，解表散邪之功。

真武汤 《伤寒论》

【组成】茯苓9g，芍药9g，生姜9g，制附子9g，白术6g

【用法】水煎服。

【功效】温阳利水。

【主治】①脾肾阳虚，水饮内停证。症见小便不利，四肢疼痛，甚则肢体浮肿，腹痛下利，口不渴，苔白，脉沉。②太阳病发汗太过，阳虚水泛证。症见汗出不解，其人仍发热，心下悸，头眩，身𥆧动，振振欲擗地。

【方解】方中附子大辛大热，温补肾阳，化气行水，兼可散在里之寒邪，散寒止痛，为君药。白术健脾燥湿，茯苓淡渗利水，两药合用能够健脾治水，使脾气复健，湿从小便而出，共为臣药。佐以生姜，既可以协附子温阳散寒，又能助白术、茯苓健脾温中，兼有和胃降逆止呕作用；白芍柔肝缓急止痛，敛阴舒筋止筋肉𥆧动，利小便而以行水气，同时其味酸性微寒可防附子燥烈之性。各药共用，温阳利水，使诸症自除。

实例解析

实例： 患者温某，男性，74岁。咳痰喘反复发作40余年，5天前无明确诱因出现双下肢浮肿，尿量减少，纳差乏力，咳嗽、咯白痰少量，喘息动甚，不能平卧，怕冷肢重，双下肢按之没指，白天尿少，夜尿频，口唇紫绀，杵状指，舌质暗，苔白滑，脉结。用太子参15g，制附子、白术、干姜、泽泻、茯苓皮、桑白皮、五加皮、生姜皮、陈皮、桂枝、白芍、赤芍、车前草、猪苓各10g治疗。患者服5剂后，浮肿明显消退，肢体困重消失，纳差改善，喘息减轻，可以平卧，继续服用7剂后出院。

解析： 本证患者属于脾肾阳虚水泛，治宜温阳利水，选用真武汤加减，药证相符，故疗效显著。

独活寄生汤 《备急千金要方》

【组成】独活9g，桑寄生6g，杜仲6g，牛膝6g，细辛6g，秦艽6g，茯苓6g，肉桂心6g，防风6g，川芎6g，人参6g，甘草6g，当归6g，芍药6g，干地黄6g

【用法】水煎服。

【功效】祛风湿，止痹痛，益肝肾，补气血。

【主治】痹证日久，肝肾两虚，气血不足证。症见腰膝疼痛，肢节屈伸不利，或麻木不仁，畏寒喜暖，心悸气短，舌淡苔白，脉细弱。

【方解】方中独活辛苦微温，祛深伏骨节之风寒湿邪，除久痹，尤善治下焦与筋骨间的风寒湿邪，为君药。细辛祛风散寒止痹痛；防风、秦艽祛风胜湿，防风能祛一身之风，而秦艽善搜经络筋肉之风湿；桂心温里祛寒，通利血脉，四药助君药祛风寒湿邪，宣痹止痛，共为臣药。桑寄生、牛膝、杜仲补肝肾，强筋骨，祛风湿；当归、芍药、川芎、地黄养血活血；人参、茯苓、甘草益气健脾，气血双补，扶助正气，皆为佐药。甘草调和药性，又为使药。全方以祛风寒湿邪药物为主，辅以补肝肾、养气血之品，使风寒湿邪俱除，而肝肾、筋骨强健，气血充足，祛邪而不伤正，扶正而不留邪。

其他祛湿剂，见表 44 - 1。

表 44 - 1　其他祛湿剂简表

药名	处方组成	功效	主治
羌活胜湿汤	羌活、独活、藁本、防风、炙甘草、蔓荆子、川芎	祛风、胜湿、止痛	风湿在表之痹证，肩背痛不可回顾，头痛身重，或腰脊疼痛，难以转侧，苔白，脉浮
二妙散	黄柏、苍术	清热燥湿	湿热下注证，筋骨疼痛，或两足痿软，或足膝红肿疼痛，或湿热带下，或下部湿疮、湿疹，小便短赤，舌苔黄腻
五皮散	生姜皮、桑白皮、陈橘皮、大腹皮、茯苓皮	利水消肿，理气健脾	脾虚湿盛，一身悉肿，肢体沉重，心腹胀满，上气喘急，小便不利，以及妊娠水肿，苔白腻，脉沉缓
小活络丹	天南星、制川乌、制草乌、地龙、乳香、没药	祛风除湿，化痰通络，活血止痛	风寒湿痹证。肢体筋脉疼痛，麻木拘挛，关节屈伸不利，疼痛游走不定，舌淡紫，苔白，脉沉弦或涩；或中风后，手足不仁，日久不愈
排石颗粒	连钱草、盐车前子、木通、徐长卿、石韦、忍冬藤、滑石、瞿麦、茼麻子、甘草	清热利水，通淋排石	下焦湿热所致石淋，腰腹疼痛，排尿不畅或伴有血尿
三金片	金樱根、菝葜、羊开口、金沙藤、积雪草	清热解毒、利湿通淋、益肾	下焦湿热所致的热淋、小便短赤、淋沥涩痛、尿急频数
癃清片	车前子、泽泻、败酱草、金银花、牡丹皮、白花蛇舌草、赤芍、仙鹤草、黄连、黄柏	清热解毒、凉血通淋	下焦湿热所致淋证，症见尿频、尿急、尿痛、腰痛、小腹坠胀
癃闭舒胶囊	补骨脂、益母草、金钱草、海金沙、琥珀、山慈菇	益肾活血、清热通淋	肾气不足、湿热瘀阻所致的癃闭，症见腰膝酸软、尿频、尿急、尿痛、尿线细，伴小腹拘急疼痛
肾炎康复片	西洋参、人参、地黄、盐杜仲、山药、白花蛇舌草、黑豆、土茯苓、益母草、丹参、泽泻、白茅根、桔梗	益气养阴、健脾补肾、清解余毒	气阴两虚，脾肾不足，水湿内停所致的水肿，症见神疲乏力，腰膝酸软，面目、四肢浮肿，头晕耳鸣
茵栀黄口服液	茵陈、栀子、黄芩、金银花	清热解毒、利湿退黄	肝胆湿热所致的黄疸，症见面目悉黄、胸胁胀痛、恶心呕吐、小便黄赤
香连丸（片）	萸黄连、木香	清热化湿、行气止痛	大肠湿热所致的痢疾，症见大便脓血、里急后重、发热腹痛

相似祛湿剂功效主治的比较，见表44－2。

表44－2 相似祛湿剂功效主治比较

药名	共同点	不同点
平胃散	祛湿和胃，主治湿滞脾胃证	苍术配伍厚朴、陈皮等，燥湿运脾，行气和胃，以燥化湿浊为主，是治疗湿滞脾胃的基础方
藿香正气散		以外能辛温解表，内能芳香化浊的藿香为君药，配伍白术、茯苓、半夏、陈皮、厚朴等理气和中健脾，桔梗开宣肺气，大腹皮降气利水，通调上、中、下三焦而除湿；配伍白芷、紫苏既可助藿香发散风寒，又能行气化湿，全方表里同治，重在化湿和胃，主治外感风寒，内伤湿滞证。

本 章 小 结

平胃散由苍术、厚朴、陈皮、炙甘草配伍而成，方中苍术燥湿健脾，厚朴行气和胃，燥湿与行气并用，燥湿以健脾，行气以祛湿，是治疗湿滞脾胃的基础方。藿香正气散外散在表之寒邪，内化脾胃之湿滞，表里双解而重在化湿和中，是治疗夏月伤湿感寒，脾胃失和的常用方。

茵陈蒿汤重用茵陈蒿为君药，配伍栀子和大黄，利湿和泄热相伍，使湿热瘀滞从二便分消，则黄疸自退。八正散集大队苦寒通利之品，利水与泻火并用，使湿热从二便分消，是治疗湿热淋证的常用方。

五苓散由泽泻、猪苓、茯苓、白术、桂枝配伍而成，本方重用泽泻以利水渗湿，配伍桂枝温阳化气兼解表，白术健脾燥湿，主治小便不利及水肿、霍乱、眩晕，证属水湿内盛、膀胱气化不利所致者。

真武汤以附子为君药，具有温补脾肾、利水渗湿功效，主治脾肾阳虚水肿，是温阳利水的名方。

独活寄生汤祛风湿、止痹痛、益肝肾、补气血，祛邪与扶正兼顾，适用于痹证日久，肝肾两虚，气血不足，腰膝酸痛之证。

思考题

1. 祛湿剂的配伍特点和使用注意事项？
2. 平胃散和藿香正气散在组成、功效、主治等方面有何异同？
3. 茵陈蒿汤中大黄的配伍意义？
4. 真武汤的组成、功效、主治及配伍意义？

第四十五章　化痰止咳平喘剂

凡以化痰止咳平喘药为主组成，具有消除痰饮、止咳平喘作用，治疗各种痰饮、咳喘病证的方剂，称为化痰止咳平喘剂。属八法中的"消法"。

痰和饮都是水、湿、津、液不得正常输布所形成的病理产物，较稠浊的称为痰，清稀的称为饮。痰饮也是一种致病因素，停滞于经络、肢节、脏腑而导致多种病证，因此有"百病多由痰作祟"之说。

化痰止咳平喘剂分为燥湿化痰、清热化痰、润燥化痰、治风化痰、止咳平喘五类。

使用本类方剂时，常配伍理气药物，以助化痰，使气顺则痰消。此外，治疗痰饮病证不仅要注意消除已生之痰，还应杜绝生痰之本。津液之输布在肺，水湿之运化在脾，气化之根本在肾，故又常配伍健脾益肾开宣肺气之品，以图标本兼治。

应用化痰止咳平喘剂时，首先辨别痰证的性质，根据寒热燥湿的不同选用相应方剂；同时注意病情，分清标本缓急；咳血或痰黏难咯者，不宜用温热燥烈之品；外感咳嗽初期表邪未解，慎用滋润之品，以防留邪，病久不愈。

二陈汤《太平惠民和剂局方》

【组成】 半夏15g，橘红各15g，茯苓9g，炙甘草5g

【用法】 加生姜7片，乌梅1枚，水煎服。

【功效】 燥湿化痰，理气和中。

【主治】湿痰证。症见咳嗽痰多，色白易咯，胸膈痞闷，恶心呕吐，肢体困重，不欲饮食，或头眩心悸，舌苔白腻，脉滑。

【方解】方中半夏燥湿化痰，和胃降逆止呕，为君药。橘红理气燥湿祛痰，使气顺痰自消以助半夏化痰，为臣药。茯苓健脾渗湿，以治"生痰之源"；生姜降逆和胃，又可制半夏之毒；乌梅收敛肺气，以防祛痰药物辛散温燥之性太烈，与半夏配伍，散中有收，使燥湿化痰而不伤正；乌梅得半夏则敛阴而不留邪，共为佐药。甘草，调和药性，兼有健脾和中，为使药。全方标本兼顾，共奏燥湿化痰，理气和中之效，为治痰的基础方。半夏、橘红以陈久者入药为佳，故方名"二陈"。

温胆汤《三因极一病证方论》

【组成】陈皮9g，半夏6g，竹茹6g，枳实6g，茯苓4.5g，甘草3g

【用法】加生姜5片，大枣1枚，水煎服。

【功效】理气化痰，清胆和胃。

【主治】胆胃不和，痰热内扰证。症见虚烦不眠，惊悸不宁，或呕吐呃逆，癫痫等，苔腻微黄，脉弦滑。

【方解】方中半夏燥湿化痰，和胃降逆，使痰随气降，以尊治痰顺气之旨，为君药。竹茹清胆和胃，除烦止呕，又长于清热涤痰，与半夏配伍，可使胆气清肃，胃气和降，为臣药。橘红理气行滞，燥湿化痰；枳实降气化痰，开结除满；茯苓健脾渗湿，以治"生痰之源"，为佐药。生姜、大枣健脾和胃，且生姜又可制半夏之毒；甘草调和药性，兼有健脾和中，共为佐使药。全方共奏理气化痰，清热和胃之效，使痰浊得消，胆胃和顺，心神安宁。

知识拓展

温胆汤的现代研究

温胆汤不仅是化痰良方，同时在临床中也多用于治疗失眠、抑郁等心身疾病。药理研究表明温胆汤具有改善睡眠作用，可提高昆明小鼠戊巴比妥钠阈值下剂量时的入睡率，协同戊巴比妥钠延长小鼠睡眠时间。温胆汤还具有抗脑衰老作用，本方可改善由孤养加慢性不可预见性应激所致抑郁SD大鼠空间记忆能力，降低大鼠海马cAMP含量，增加海马CA3区PKA蛋白表达。

清气化痰丸《医方考》

【组成】瓜蒌仁9g，陈皮9g，黄芩9g，杏仁9g，枳实9g，茯苓9g，胆南星6g，制半夏6g

【用法】姜汁为丸，每服6~9g，温开水送下。亦可加生姜，水煎服。

【功效】清热化痰，理气止咳。

【主治】痰热咳嗽证。症见咳嗽痰黄，咯之不爽，胸膈痞闷，甚则气急呕恶，舌质红，苔黄腻，脉滑数。

【方解】方中胆南星味苦性寒，清热豁痰降火，为君药。瓜蒌仁清肺化痰，黄芩清肺泻火，二者合用助君药清热化痰；半夏降逆化痰止呕，与苦寒甘凉的黄芩等药物相伍，可制其辛温之性，以防半夏性温助热，三药共为臣药。杏仁宣利肺气，止咳平喘；陈皮理气化痰；枳实下气除痞，三药调畅气机使气顺痰消；茯苓健脾渗湿，使脾旺湿去而痰消，共为佐药。姜汁既可和胃化痰止呕，又可制半夏、南星之毒，为佐使药。本方以清热化痰为要，佐以宣肺畅中降气之品，使热清火降，气顺痰消，诸症皆除。

贝母瓜蒌散 《医学心悟》

【组成】贝母9g，瓜蒌6g，天花粉5g，茯苓5g，橘红5g，桔梗5g

【用法】水煎服。

【功效】润肺清热，化痰理气。

【主治】燥痰咳嗽证。症见咳嗽有痰，黏稠难咯，或咽喉干痛，或咽干口燥，舌红，苔白而干。

【方解】方中贝母清热润肺，化痰止咳，为君药。瓜蒌清热涤痰，宽胸散结，为臣药，与贝母相须为用，是润肺清热化痰的常用组合。天花粉清热生津，润燥化痰；茯苓健脾渗湿；橘红理气化痰，共为佐药。桔梗宣利肺气，止咳化痰，为佐使药。诸药配伍，清润宣降，化痰止咳，使肺得清润而燥痰自化，宣降有权而咳逆自止，为润燥化痰之方。

半夏白术天麻汤 《医学心悟》

【组成】半夏9g，天麻6g，茯苓6g，橘红6g，白术18g，甘草3g

【用法】生姜1片，大枣2枚，水煎服。

【功效】燥湿化痰，平肝息风。

【主治】风痰上扰证。症见眩晕头痛，胸膈痞闷，舌苔白腻，脉弦滑。

【方解】方中半夏燥湿化痰，降逆止呕，为治痰要药；天麻平肝息风止眩晕，为治风要药，两药相配，化痰息风而止眩之力尤强，共为君药。臣以白术、茯苓健脾祛湿，以治生痰之源。橘红理气化痰，使气顺则痰消，为佐药。生姜、大枣、甘草益气健脾和中，甘草兼有调和诸药，为佐使药。诸药合用，化痰息风，健脾化湿，使风息痰消，眩晕自愈。

实例解析

　　实例：患者女，50岁，经常因疲劳或情绪波动而眩晕发作，天旋地转，不敢睁眼，伴恶心、呕吐、耳鸣、冷汗出、精神萎靡，此次发作20余日，舌淡苔滑，有齿痕，脉弦滑。予以半夏15g 白术15g 天麻15g 茯苓15g 陈皮15g 钩藤20g 僵蚕15g 石决明30g 菊花15g 桑枝30g 龙骨30g 牡蛎30g 泽泻15g 竹茹15g。3剂后，上症明显减轻，原方续进6剂。

　　解析：本证患者辨证属脾虚生痰，痰聚中焦上泛，肝风挟痰上扰清窍，且多因五志过极伤肝，或过劳伤及脾肾而发。治宜燥湿化痰，平肝息风，选用半夏白术天麻汤加减，方证相符，疗效显著。

止嗽散《医学心悟》

【组成】桔梗 12g，荆芥 12g，紫菀 12g，百部 12g，白前 12g，甘草 4g，陈皮 6g

【用法】共为末，每服 9g，温开水或姜汤送服。亦可作汤剂，水煎服。

【功效】止咳化痰，疏风宣肺。

【主治】风邪犯肺证。咳嗽咽痒，咯痰不爽，或微有恶风发热，舌苔薄白，脉浮。

【方解】方中以甘苦微温的紫菀、百部为君药，均可止咳化痰，对新久咳嗽皆宜。桔梗长于宣利肺气，止咳化痰；白前长于降气化痰，二味药物共为臣药，一宣一降，复肺气之宣发肃降，助君药调理肺气，化痰止咳。荆芥疏风解表；陈皮理气化痰，为佐药。甘草和桔梗利咽止咳，调和诸药为佐使药。诸药合用，温而不燥，润而不腻，使邪散肺畅，气顺痰消，诸症皆除。

实例解析

实例： 患者张某，女，60 岁。咳嗽不断，咽痒，对冷空气、异味敏感，遇之咳甚，舌淡苔薄白，脉弦。治以炙麻黄、杏仁、紫菀、百部、白前、前胡、款冬花、僵蚕、蝉蜕各 10g，7 剂后诸症消失。

解析： 本证患者属于风邪犯肺，气道挛急之风痰咳嗽，治宜疏风宣肺，止咳化痰，故选用止嗽散。

定喘汤《摄生众妙方》

【组成】白果 9g，麻黄 9g，款冬花 9g，制半夏 9g，桑白皮 9g，杏仁 4.5g，苏子 6g，黄芩 4.5g，甘草 3g

【用法】水煎服。

【功效】清热化痰，宣肺降气。

【主治】风寒外束，痰热内蕴之哮喘证。症见哮喘咳嗽，痰多气急，痰稠色黄，微恶风寒，苔黄腻，脉滑数。

【方解】方中麻黄解表散邪，宣肺平喘；白果敛肺定喘，两药合用，一散一收，使宣肺而不耗气，敛肺而不留邪，又能增强平喘之力，共为君药。桑白皮泻肺平喘；黄芩清热化痰，为臣药。杏仁、苏子、款冬、半夏降气平喘，化痰止咳，为佐药。甘草调和药性，兼以止咳，为佐使药。全方外散风寒，内清痰热，宣降肺气，使邪散、气降、肺热清，痰浊化而咳喘平。

其他化痰止咳平喘剂，见表 45-1。

表 45 - 1　其他化痰止咳平喘剂简表

药名	处方组成	功效	主治
复方鲜竹沥液	鲜竹沥、鱼腥草、生半夏、生姜、枇杷叶、桔梗、薄荷素油	清热、化痰、止咳	痰热咳嗽
橘贝半夏颗粒	制半夏、枇杷叶、川贝母、苦杏仁霜、制远志、桔梗、炒款冬花、橘红、前胡、木香	散风清热、健脾祛湿、止咳平喘	外感风邪、肺热脾湿证，或者症见喉痒咽痛，咳嗽痰盛，胸闷哮喘
通宣理肺丸	紫苏叶、前胡、桔梗、苦杏仁、麻黄、甘草、陈皮、制半夏、茯苓、炒枳壳、黄芩	解表散寒、宣肺止咳	风寒束表，肺气不宣所致感冒咳嗽，发热，恶寒，咳嗽，鼻塞流涕，头痛，无汗，肢体酸痛
杏苏止咳颗粒	苦杏仁、紫苏叶、前胡、桔梗等	宣肺气，散风寒，镇咳祛痰	感冒风寒，咳嗽气逆
川贝止咳露	川贝母、枇杷叶、百部、前胡、桔梗、桑白皮、薄荷脑	止嗽祛痰	风热咳嗽，痰多上气或燥咳
强力枇杷露	枇杷叶、罂粟壳、百部、白前、桑白皮、桔梗、薄荷脑、吗啡	养阴敛肺，镇咳祛痰	久咳劳嗽，支气管炎等
蜜炼川贝枇杷膏	川贝母、枇杷叶、南沙参、茯苓、化橘红、桔梗、法半夏、五味子、瓜蒌子、款冬花、远志、苦杏仁、生姜、甘草、薄荷脑、杏仁水	润肺化痰、止咳平喘、护喉利咽	伤风咳嗽、痰稠、痰多气喘、咽喉干痒及声音嘶哑
养阴清肺膏	地黄、麦冬、玄参、川贝母、白芍、牡丹皮、薄荷、甘草	养阴润燥、清肺利咽	阴虚肺燥，咽喉干痛，干咳少痰或痰中带血
二母宁嗽丸	川贝母、知母、石膏、炒栀子、黄芩、蜜桑白皮、茯苓、炒瓜蒌子、陈皮、麸炒枳实、炙甘草、五味子（蒸）	清肺润燥、化痰止咳	燥热蕴肺所致的咳嗽，痰黄而黏不易咳出，胸闷气促，久咳不止，声哑喉痛
蛇胆川贝散	蛇胆汁、川贝母	清肺、止咳、祛痰	肺热咳嗽，痰多
急支糖浆	鱼腥草、金荞麦、四季青、麻黄、紫菀、前胡、枳壳、甘草	清热化痰、宣肺止咳	外感风热所致的咳嗽，发热，恶寒，胸膈满闷，咳嗽痛

相似化痰止咳平喘剂功效主治的比较，见表 45 - 2。

表 45 - 2　相似化痰止咳平喘剂功效主治比较

药名	共同点	不同点
二陈汤		半夏、橘红、茯苓、炙甘草等组成，半夏配伍橘红相须为用，燥湿化痰，理气和中，是治疗湿痰咳嗽的基础方
温胆汤	以二陈汤为基础方，主治痰证	二陈汤去乌梅，加入竹茹、枳实和大枣，半夏配伍竹茹，兼顾化痰与清热，全方理气化痰，清胆和胃，适用于湿痰微有化热，胆胃不和，痰热内扰所致失眠、惊悸、呕吐等
半夏白术天麻汤		二陈汤去乌梅，加入天麻、白术和大枣，半夏配伍天麻化痰息风而止眩之力尤强，全方燥湿化痰，平肝息风，主治素体脾虚多湿痰，复有肝风内动，风痰上扰证

本 章 小 结

　　二陈汤中半夏配伍橘红，二者相须为用，燥湿化痰，理气和中，主治湿痰咳嗽。本方也是治痰的基础方，随证加减，适用于多种痰证。温胆汤以二陈汤去乌梅，加入清胆和胃的竹茹、降逆化痰的枳实和调和脾胃的大枣组成，主治胆胃不和，痰热内扰所致虚烦不眠、眩晕、呕吐及癫痫等。

　　清气化痰丸以二陈汤去乌梅，加入清热化痰降火的胆南星、黄芩、瓜蒌组成，重在清热化痰，顺气降火，是治疗热痰的常用方剂。

　　贝母瓜蒌散具有润肺清热，理气化痰功效，是治疗燥痰咳嗽的常用方之一。

　　半夏白术天麻汤是由二陈汤去乌梅，加入平肝息风之天麻，健脾燥湿之白术，而组成的治疗风痰眩晕、头痛的常用方。全方风痰并治，标本兼顾，以息风化痰治标为主，平肝健脾治本为辅。

　　止嗽散以紫菀、百部为君药，具有止咳化痰，疏风宣肺功效，适用于风痰咳嗽。对于新久咳嗽，咯痰不爽者，加减运用得宜，均可应用。

　　定喘汤宣肺降气，清热化痰，适用于外有寒邪，内有痰热之喘咳。

思考题

1. 化痰止咳平喘剂的配伍特点？
2. 二陈汤的组成、功效、主治及配伍意义？
3. 半夏白术天麻汤的组成、功效、主治及配伍意义？

第四十六章　消食导滞剂

学习导引

知识要求

1. **掌握** 保和丸的组成、功效、主治、用法、配伍意义及临床运用。
2. **熟悉** 消食导滞剂的概念、分类、使用注意；健脾丸的组成、功效、主治及配伍意义。
3. **了解** 消食导滞剂的组方配伍特点。

能力要求

具备应用消食导滞剂组成、功效主治的知识，达到为临床治疗各类食积证合理推荐消食导滞剂的能力。

凡由消食药物组成的以消食健脾，除痞化积为主要作用，主治食积证候的方剂，称为消食导滞剂。"结者散之""通可去滞"，体现了"八法"中的"消法"。

消食导滞剂主治饮食内停所致的病证，食积内停，易伤脾胃，脾胃虚弱，运化无力，又可导致食积内停，脾虚食滞，按病证特点，消食导滞剂分为消食导滞和消积健脾二类。

消食导滞剂应辨清寒热虚实，区别兼夹合邪，权衡主次，合理配伍。积滞内停，易致气机不畅，故常配伍理气行滞之品；脾胃素虚，正虚而邪实者，多配伍补益之品。此外，因本类方剂所主证多为以脾胃为中心、渐进形成的虚实夹杂类病证，治宜渐消缓散，故多用丸剂。

使用本类方剂时，首先应当辨清有形之邪的轻重缓急，正确使用消食导滞剂和泻下剂，消食导滞剂多属渐消缓散之剂，适用于病势较缓的食积证；而泻下剂多属攻逐之剂，适用于病势较急，积滞较重之食积证。消食剂虽较缓和，但终属攻伐之方，故不宜长期服用，纯虚无实者更当禁用或慎用。

健脾丸《证治准绳》

【组成】白术75g，木香22g，黄连22g，甘草22g，白茯苓60g，人参45g，神曲30g，陈皮30g，砂仁30g，麦芽30g，山楂30g，山药30g，肉豆蔻30g

【用法】为细末，糊丸或水泛小丸，每服6~9g，温开水送服，每日2次。

【功效】健脾和胃，消食止泻。

【主治】脾胃虚弱，食积内停证。症见食少难消，脘腹痞闷，大便溏薄，倦怠乏力，苔腻微黄，脉虚弱。

【方解】方中重用白术、茯苓，健脾祛湿止泻为君药。山楂、神曲、麦芽消食和胃以除积；人参、山药补脾养胃，为臣药。木香、砂仁、陈皮理气开胃，醒脾化湿；肉豆蔻苦温，涩肠止泻；小量黄连，燥湿厚肠健胃，兼清食积所化之热；皆为佐药。甘草补中和药，为佐使。各药合用，共奏健脾消食，理气行滞，涩肠止泻之功。

知识拓展

健脾丸的现代研究

药理研究表明，健脾丸对利血平引起的小鼠小肠推进功能亢进有明显抑制作用；可明显改善可的松致小鼠腹腔巨噬细胞吞噬功能低下的作用，能够延长小鼠游泳时间；可改善大黄脾虚小鼠的脾虚症状，具有明显止泻作用。上述研究结果为认识健脾丸健脾和胃、消食止泻的功效提供了一定的实验依据。

保和丸《丹溪心法》

【组成】焦山楂300g，六神曲100g，半夏100g，茯苓100g，陈皮50g，连翘50g，莱菔子50g，炒麦芽50g

【用法】共为末，水泛为丸，每服6~9g，温开水送服；或水煎服，用量按原方比例酌减。

【功效】消食和胃。

【主治】食积证。症见脘腹痞满胀痛，嗳腐吞酸，恶食呕逆，或大便泄泻，舌苔厚腻，脉滑。

【方解】方中山楂消一切饮食积滞，尤善消肉食油腻之积，重用为君药。神曲消食健胃，善化酒食陈腐之积；莱菔子下气消食，长于消谷面之积，合为臣药。陈皮、半夏行气化滞，和胃止呕；茯苓渗湿健脾，和中止泻；连翘开郁清热，散结消积，共为佐药。各药合用，共奏消食和胃之功。

实例解析

实例：患者张某，男，18岁。症见2天前于饱餐后出现胃脘胀满隐痛，未作处理，后胀痛加重，并呕吐大量未消化食物，吐后胀痛稍减。现胃脘胀痛，嗳气酸腐，矢气频转，泛吐酸水，不思饮食，大便日行2~3次，排出不爽。舌苔厚腻，脉滑有力。用保和丸加减治疗：山楂15g，神曲15g，莱菔子15g，半夏12g，陈皮12g，云苓15g，连翘10g，木香10g，枳实10g。

解析：患者因饮食不节，出现典型食积内停之症状，治宜消食和胃，故用保和丸治疗，药证相合，诸症立减。

其他消食导滞剂，见表46-1。

表 46 - 1　其他消食导滞剂简表

药名	处方组成	功效	主治
枳实导滞丸	炒枳实、大黄、姜汁炙黄连、黄芩、炒六神曲、炒白术、茯苓、泽泻	消积导滞 清利湿热	饮食积滞湿热内阻所致脘腹胀痛，不思饮食，大便秘结，痢疾里急后重
枳术丸	枳实、麸炒白术	健脾消食 行气化湿	脾胃虚弱，食少不化，脘腹痞满
六味安消散	藏木香、大黄、山柰、北寒水石（煅）、诃子、碱花	和胃健脾 消积导滞 活血止痛	脾胃不和积滞内停之胃痛胀满、消化不良、便秘、痛经
开胃健脾丸	白术、党参、茯苓、木香、黄连、炒六神曲、陈皮、砂仁、炒麦芽、山楂、山药、煨肉豆蔻、炙甘草	健脾和胃	脾胃虚弱，中气不和之泄泻、痞满。症见食欲不振、嗳气吞酸、腹胀泄泻；消化不良见上述证候者

┌ 本 章 小 结 ┐

　　消食导滞剂主要为饮食停滞之证而设。保和丸和健脾丸均可治疗饮食停滞之证。但保和丸长于治疗因暴饮暴食，致脾胃运化不良之食积内停证，主要临床表现为脘腹胀满，嗳腐厌食，苔厚腻，脉滑等。健脾丸则主治由于素体脾胃虚弱，易于饮食停积，蕴而化热之证，临床主要表现为脘腹痞闷，食少难消，大便溏薄，苔腻微黄，脉象虚弱等。

思考题

1. 保和丸的主治病证是什么？方中配伍连翘的意义是什么？
2. 健脾丸的主治病证是什么？其配伍特点是什么？

第四十七章 驱 虫 剂

学习导引

知识要求

1. **掌握** 乌梅丸的组成、功效、主治、用法、配伍意义及临床运用。
2. **熟悉** 驱虫剂的概念、使用注意。
3. **了解** 驱虫剂的配伍组方特点。

能力要求

具备应用驱虫剂组成、功效主治的知识，达到为临床治疗各类人体消化道寄生虫病而合理推荐驱虫剂的能力。

凡由驱虫药为主组成的、以驱虫或者杀虫为主要作用而主治人体消化道寄生虫病的方剂，称为驱虫剂。

人体消化道寄生虫病种类很多，如蛔虫、绦虫、蛲虫等。其成因多由于饮食不洁，虫卵随饮食入口而引起。主要临床表现为脐腹作痛，时发时止，痛而能食，面色萎黄或青或白，或生虫斑。若蛔虫钻入胆道，又会出现呕吐蛔虫、右上腹钻顶样疼痛、阵发阵止、手足厥冷等蛔厥症状。

驱虫剂的药物配伍多以安蛔止痛的乌梅配伍有针对性的驱虫药物，如针对蛔虫的使君子，针对绦虫的槟榔，针对钩虫的榧子等。另外由于虫留体内，易阻气机、酿郁热，或损脾胃、伤阴阳，故本类方剂又常配伍理气和中、清热祛邪、导滞攻积、健脾养胃、温里祛寒等药味。

使用本类方剂时，首先应通过相应的理化检查以明确寄生虫病的诊断以及寄生虫类型；服药以空腹为宜，并忌食油腻之物；方剂中含有毒性药物时注意剂量适当，以免过轻而虫积难去，过重致耗损正气；对于年老体弱、孕妇等，慎用攻伐之药；若虫去而脾胃虚弱者，宜调补脾胃以善其后。

乌梅丸《伤寒论》

【组成】乌梅肉120g，细辛18g，干姜30g，黄连48g，当归12g，附子（制）18g，花椒12g，桂枝18g，人参18g，黄柏18g

【用法】用50%醋浸乌梅一宿，去核打烂，和余药打匀，烘干或晒干，研末，加蜜制丸，每次9g，每日3次，空腹温开水送下。亦可水煎服，用量按原方比例酌减。

【功效】温脏安蛔。

【主治】蛔厥。症见腹痛，时发时止，心烦呕吐，食入吐蛔，手足厥冷；或久泻久痢。

【方解】方中重用乌梅为君，以醋浸渍，酸味越浓安蛔力越强，蛔静则腹痛止。配伍辛温之细辛、花椒，辛可伏蛔，温以散寒，花椒并有杀虫驱蛔之功；再配黄连、黄柏之苦寒，苦能下蛔，寒以胜热，同为臣药。附子、干姜、桂枝温脾肾之阳以散寒，人参、当归补气养血以扶正，俱为佐药。诸药相合，使"蛔得酸则静，得辛则伏，得苦则下"。

实例解析

实例：患者杨某，女，34岁。症见右上腹部呈阵发性剧烈疼痛，发射至肩背，甚则呕吐，今晨吐蛔1条，巩膜无黄染，四肢厥冷，上腹部偏右明显压痛，面色乍青乍白，脉乍迟乍数，体温36.7℃。素有腹痛史。处方：乌梅30g，川椒6g，干姜9g，附子6g，桂枝6g，黄连6g，黄柏6g，当归9g，川楝子9g，木香（后下）9g，枳壳9g，党参9g，细辛2g。三诊后疼痛止。

解析：患者表现属于典型蛔厥证，治宜安蛔止痛，用乌梅丸治疗。药证相合，诸症立减。

其他驱虫剂，见表47-1。

表47-1 其他驱虫剂简表

药名	处方组成	功效	主治
连梅安蛔汤	胡黄连、川椒炒、白雷丸、乌梅肉、生川柏、尖槟榔	清热安蛔	虫积腹痛，不欲饮食，食则吐蛔，面赤心烦，口燥舌赤，脉数身热，甚则烦躁，厥逆
肥儿丸	煨肉豆蔻、木香、炒六神曲、炒麦芽、胡黄连、槟榔、使君子仁	健脾消积驱虫	小儿消化不良，虫积腹痛面黄肌瘦，食少腹胀泄泻
使君子丸	使君子、天南星、槟榔	消疳驱虫	小儿疳积，虫积腹痛

本 章 小 结

驱虫剂是为治疗消化道寄生虫病而设。乌梅丸酸苦辛同用而重用乌梅之酸，功擅安蛔止痛，配伍细辛、蜀椒、附子、干姜、桂枝与黄连、黄柏以调寒热，再入人参、当归以补气血，全方温清消补兼施而以驱虫消积、温里祛寒为主，主治蛔虫内扰，脾肾虚寒，寒中蕴热，腹痛时作，烦闷呕吐，手足厥冷之蛔厥证。

思考题

1. 简述驱虫剂的使用注意事项。

2. 乌梅丸方中药味是如何配伍治疗蛔厥证的？

第四十八章 痈疡剂

学习导引

知识要求

1. **掌握** 仙方活命饮的组成、功效、主治、用法、配伍意义及临床运用。

2. **熟悉** 痈疡剂的概念、分类、使用注意；阳和汤、大黄牡丹汤的组成、功效、主治及配伍意义。

3. **了解** 痈疡剂的组方配伍特点；大黄牡丹汤的现代研究。

能力要求

具备应用痈疡剂组成、功效主治的知识，达到为临床治疗各类疮疡而合理推荐痈疡剂的能力。

凡由清热解毒或温散寒凝药物组成的以解毒消肿、消散疮疡为主要作用，主治疮疡初期尚未成脓或脓成未溃的方剂，称为痈疡剂。"结者散之，坚者削之"，体现了"八法"中的"消法"。

疮疡病证临床表现复杂，病位有在表在里之分，病性又有阴、阳、寒、热之异。临床对体表疮疡首辨阴阳，阳证疮疡常见局部红肿热痛，发热，口渴，或有便秘溲赤，舌红苔黄，脉滑数有力等；阴证疮疡常见漫肿硬结，不红不热，隐隐作痛，口淡不渴，苔白脉缓等。体内疮疡如肠痈、肺痈等。

痈疡剂的配伍特点根据痈疡的性质和部位不同，配伍组方也各异。阳证痈疡常用清热解毒药配伍活血理气之品组方；阴证疮疡常用温散寒凝药为主组方；体内疮疡多以清热解毒药为主，配伍化浊行瘀之品组方。

使用本类方剂时，首先应辨明痈疡所在的部位，选择相应的治疗方法，其次应辨清证候的寒热虚实，区别兼夹合邪，权衡主次，合理配伍。痈疡剂终究为克伐之剂，不宜长期或者过量服用，以免损伤正气。

仙方活命饮 《校注妇人良方》

【组成】白芷6g，贝母6g，防风6g，赤芍6g，当归尾6g，甘草节6g，炒皂角刺6g，炙穿

山甲6g，天花粉6g，乳香6g，没药6g，金银花25g，陈皮9g

【用法】水煎服。

【功效】清热解毒，消肿溃坚，活血止痛。

【主治】痈疡肿毒初起，热毒壅聚，气滞血瘀。症见红肿焮痛，或身热凛寒，苔薄白或黄，脉数有力。

【方解】方中重用有"疮家圣药"之誉的金银花发挥清热解毒的作用，为君药。当归尾、赤芍活血和营；乳香、没药散瘀消肿止痛；陈皮理气行滞，有利于消肿止痛，五药合用，共为臣药。白芷、防风疏散外邪；贝母、天花粉清热化痰散结；穿山甲、皂角刺透脓溃坚，解毒消肿，六药合用，共为佐药。甘草清热解毒，调和诸药，煎药加酒，助药力直达病所，两药共为使药。各药合用，共奏清热解毒，消肿溃坚，活血止痛之功。

实例解析

实例： 患者，男，61岁。症见风湿性关节炎5年，近2月来四肢关节肿痛，足不能立，手不能握，红肿热痛，尤以腕踝关节明显。心烦不眠，饮食无味，大便干结，小便黄赤。舌红，边有瘀点，苔黄腻，脉弦。平素嗜烟酒。用仙方活命饮加黄柏、苍术、地龙各10g，牛膝15g。七剂后，关节红肿热痛明显减轻，能站立缓行，饮食有味。原方去皂角刺、天花粉，继续服用7剂。药后肿消痛止。

解析： 患者虽不是疮疡初起，但因其平素嗜酒致湿热内蕴，气滞血瘀，治宜清热解毒，活血止痛。用仙方活命饮加味，使气血通达，湿去热除，则痹痛自止。

阳和汤《外科证治全生集》

【组成】熟地30g，鹿角胶9g，白芥子6g，肉桂3g，炮姜炭2g，麻黄2g，甘草3g

【用法】水煎服。

【功效】温阳补血，散寒通滞。

【主治】阳虚血亏，寒凝痰滞之阴疽。症见患处漫肿无头，皮色不变，酸痛无热，口中不渴，舌淡苔白，脉沉细或迟细；或贴骨疽、脱疽、流注、痰核、鹤膝风等。

【方解】方中重用熟地温补营血，填精补髓；鹿角胶温肾阳，益精血，壮筋骨，两药共为君药。肉桂、炮姜温阳散寒以通血脉，共为臣药。以少量麻黄开肌腠，散寒凝；白芥子善消皮里膜外之痰，两味共为佐药。生甘草解毒，调和诸药。各药相合，共奏助阳补血，温经散寒，除痰通滞之效。

大黄牡丹汤《金匮要略》

【组成】大黄18g，牡丹9g，桃仁12g，冬瓜子30g，芒硝9g

【用法】水煎服。

【功效】泻热破瘀，散结消肿。

【主治】湿热瘀滞之肠痈初起证。症见右下腹疼痛拒按，甚或局部肿痞，或右足屈而不伸，伸则痛剧，小便正常；或时时发热，自汗恶寒，舌苔黄腻，脉滑数。

【方解】方中大黄荡涤肠中湿热瘀结之毒；牡丹皮凉血活血，散瘀消肿，两药共为君药。芒硝清热泻下，软坚散结；桃仁破血散瘀，润肠通滞，共为臣药。冬瓜仁甘寒滑利，清肠中湿热，排脓散结，为治内痈要药，为佐药。各药合用，共奏泻热破瘀，散结消痈之效。

知识拓展

大黄牡丹汤的现代研究

药理研究表明，大黄牡丹汤体外对葡萄球菌、大肠杆菌均有一定的抑制作用；能使在体家兔及犬的阑尾节律性收缩及结肠蠕动增强，可增强蛙肠管灌流的流出液，扩张犬在位肠管，改善其肠管及阑尾的血运状态。大黄牡丹汤抗菌、抗炎、增强肠蠕动和改善肠管血运及调整机体免疫功能等作用，为理解其泻热破瘀、散结消肿等作用提供了药理学依据。

其他痈疡剂，见表48-1。

表48-1　其他痈疡剂简表

药名	处方组成	功效	主治
连翘败毒丸	连翘、金银花、苦地丁、天花粉、黄芩、黄连、大黄、苦参、荆芥穗、防风、白芷、羌活、麻黄、薄荷、柴胡、当归、赤芍、甘草	清热解毒散风消肿	脏腑积热，风热湿毒引起的疮疡初起，红肿疼痛，憎寒发热，风湿疙瘩，遍身刺痒，大便秘结
牛黄醒消丸	人工牛黄、人工麝香、制乳香、制没药、雄黄	清热解毒消肿止痛	痈疽发背，瘰疬流注，乳痈乳岩，无名肿毒
如意金黄散	姜黄、大黄、黄柏、苍术、厚朴、陈皮、甘草、生天南星、白芷、天花粉	清热解毒消肿止痛	热毒瘀滞肌肤所致疮疡肿痛，丹毒流注，症见肌肤红、肿、热、痛，亦可用于跌打损伤
生肌玉红膏	白芷、甘草、归身、瓜儿、血竭、轻粉、蜂蜡、紫草、麻油	活血祛腐解毒生肌	痈疽、发背等疮，溃烂流脓，以及需长肉收口者
紫草膏	紫草、当归、防风、地黄、白芷、乳香、没药	化腐生肌	疮疡，痈疽已溃
拔毒生肌散	冰片、煅炉甘石、煅龙骨、红粉、黄丹、轻粉、虫白蜡、煅石膏	拔毒生肌	疮疡阳证已溃，脓腐未清，久不生肌

本章小结

痈疡剂是为治疗疮疡肿毒而设。仙方活命饮具有清热解毒、消疮散痛的作用，适用于热毒壅结，气血郁滞所致的痈疮肿毒证。方中重用金银花清热解毒，配伍活血行气、化痰散结、消肿溃坚及疏散透邪，为治阳证痈疮肿毒初起之良方。阳和汤可治痈疽疮疡之阴证，以温阳补血药与辛散行滞药相伍，温补通散兼行，适用于阳虚血弱、寒痰凝滞肌肉筋骨证。大黄牡丹汤主用大黄，配伍芒硝通腑泻热破瘀，用桃仁、冬瓜仁破血排脓，主治湿热或热毒瘀滞之肠痈。

思考题

1. 简述仙方活命饮的制方原理。
2. 简述阳和汤中配伍麻黄的意义。
3. 大黄牡丹汤主治证是现代医学之阑尾炎吗？为什么？

主要参考文献

[1] 国家药典委员会．中华人民共和国药典·一部（2015 年版）．北京：中国医药科技出版社，2015

[2] 国家中医药管理局《中华本草》编委会．中华本草．上海：上海科学技术出版社，1998

[3] 王建，王诗源．中药学．北京：中国医药科技出版社，2015

[4] 钟赣生．中药学．北京：中国中医药出版社，2012

[5] 李冀．方剂学．北京：中国中医药出版社，2012

[6] 高学敏．中药学．北京：中国中医药出版社，2010

[7] 谢鸣，周然．方剂学．第 2 版．北京：人民卫生出版社，2012

[8] 李飞．方剂学．北京：人民卫生出版社，2002

[9] 邓中甲．方剂学．第 2 版．北京：中国中医药出版社，2010

[10] 连建伟，李冀．方剂学．北京：科学出版社，2007

[11] 倪诚．新编方剂学（张德超治验）．北京：人民卫生出版社，2006

[12] 陈蔚文．中药学．北京：人民卫生出版社，2012

[13] 张廷模，彭成．中华临床中药学．第 2 版．北京：人民卫生出版社，2015

[14] 陆茵，张大方．中药药理学．北京：人民卫生出版社，2012

[15] 翟华强，王燕平．中医药学概论．北京：中国中医药出版社，2013

[16] 沈映君，陈长勋．中药药理学．上海：上海科学技术出版社，2008

[17] 何明镜．中医内科学教学病案精选．长沙：湖南科学技术出版社，2000

[18] 李德新．中医基础理论．北京：人民卫生出版社，2001

[19] 李莉．中医药学概论．北京：人民卫生出版社，2008

[20] 陆付耳．基础中医学．北京：科学出版社，2003

[21] 李梅．中医药学基础．北京：中国医药科技出版社，2009

[22] 张登本．中医学基础．第 2 版．北京：中国中医药出版社，2007

[23] 杨百茀，李培生．实用经方集成．北京：人民卫生出版社，1996

[24] 国家药典委员会．中华人民共和国药典临床用药须知中药饮片卷（2010 年版）．北京：中国医药科技出版社，2011

[25] 王建，张冰．临床中药学．北京：人民卫生出版社，2012

[26] 晁恩祥．晁恩祥临证方药心得．北京：科学技术出版社．2012

[27] 王建．中医药学概论．第 7 版．北京：人民卫生出版社，2012

［28］朱文锋．中医诊断学．北京：中国中医药出版社，2002

［29］孙广仁．中医基础理论．北京：中国中医药出版社，2012

［30］董建华．中国现代名中医医案精华（刘渡舟医案）．北京：北京出版社，1990

［31］刘俊士．古妙方验案精选．北京：人民军医出版社，1992

［32］焦树德．方剂心得十讲．北京：人民卫生出版社，1995

［33］郭娇．中医药学概论．北京：中国医药科技出版社，2015

中药（方剂）名索引

（以汉语拼音字母为序）